糖尿病与心房颤动

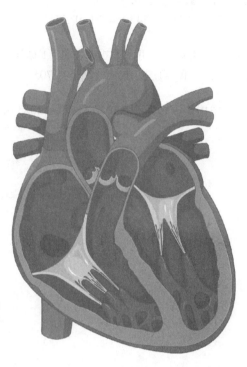

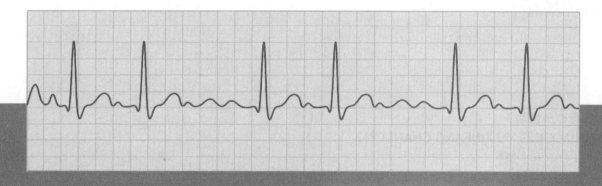

主 编 刘 彤

天津出版传媒集团

天津科技翻译出版有限公司

图书在版编目(CIP)数据

糖尿病与心房颤动 / 刘彤主编. —天津：天津科
技翻译出版有限公司, 2023.7
ISBN 978-7-5433-4371-9

Ⅰ. ①糖… Ⅱ. ①刘… Ⅲ. ①糖尿病-关系-心房纤
颤-治疗 Ⅳ. ①587.105 ②R541.705

中国国家版本馆 CIP 数据核字(2023)第 112310 号

糖尿病与心房颤动

TANGNIAOBING YU XINFANG CHANDONG

出　　　版:天津科技翻译出版有限公司
出 版 人:刘子媛
地　　　址:天津市南开区白堤路 244 号
邮政编码:300192
电　　　话:(022)87894896
传　　　真:(022)87893237
网　　　址:www.tsttpsc.com
印　　　刷:高教社(天津)印务有限公司
发　　　行:全国新华书店
版本记录:880mm×1230mm　16 开本　12 印张　300 千字
　　　　　2023 年 7 月第 1 版　2023 年 7 月第 1 次印刷
　　　　　定价:98.00 元

(如发现印装问题,可与出版社调换)

编者名单

主　编　刘　彤

副主编　富华颖　刘长乐　邱久纯　张晓伟

编　者　（按姓氏汉语拼音排序）

陈子良　富华颖　高　攀　谷云飞　霍　宁

李龙炎　李寅玲　刘　彤　刘　莹　刘长乐

刘岱麒　吕童莲　娜菲莎·吐尔松买买提

邱久纯　邵清淼　宋文华　宋艳梅　王天真

王婷婷　王玥莹　谢冰歆　余　琳　张美娟

张小雪　张晓伟　张云鹏　张志伟　赵　辉

赵建平　周　璐　周贤惠

序 言

　　代谢性和代谢相关性疾病已经成为我国 21 世纪以来的主要疾病,糖尿病是代谢性疾病中最常见、与心血管疾病最密切相关的重大疾病之一。

　　20 世纪初叶以后,随着抗生素和抗结核药物应用于临床,感染性疾病对人类生命健康的威胁逐渐被非感染性疾病所取代,特别是伴随人们生活方式的改变,高血压、高脂血症和糖尿病成为心血管疾病最重要的危险因素。据《中国心血管健康与疾病报告(2020)》显示,心脑血管疾病一直是我国近十年来第一位致死的疾病原因,超过了恶性肿瘤的致死率,而且还呈现上升趋势。我国农村地区以往的心血管疾病患病率较低,但目前其心血管疾病的患病率和死亡率已经超过城市。我国糖尿病的总患病人数已经超过 1 亿。

　　心律失常和心力衰竭是绝大多数心血管疾病的临床表现。心房颤动是临床上最常见的快速性心律失常,其发病机制复杂,相关危险因素很多,许多心血管疾病和非心血管疾病的心血管损害均可以成为心房颤动的病因和促发因素。糖尿病除了导致血管病变继而引发血管疾病、导致动脉粥样硬化继而引发冠心病以外,糖尿病疾病过程中的炎症、氧化应激、线粒体功能和代谢异常等均与心房颤动密切相关。

　　刘彤教授是国内和国际知名的中青年心血管病专家,在临床、教学、科研和人才培养等诸多方面均有建树,近年来一直致力于心律失常和肿瘤心脏病学的临床和科研工作,发表了 100 余篇 SCI 论文并被国际重大指南和权威心脏病学教科书引用,而其中糖尿病和心房颤动的研究就是刘彤教授和我学科一批优秀中青年专家的主要研究方向之一。刘彤教授联合富华颖、刘长乐、邱久纯和张晓伟主任以及优秀的博士研究生们汇总了近年来在糖尿病和心房颤动领域做的一些临床和科研工作并编辑成册。我浏览了全书,拜读了部分章节,获益良多,同时也深为他们踏实的临床和科研工作所触动,因此愿意为本书不吝拙笔代为写序。

　　本书可以作为临床工作的指导手册和科研的参考资料,也可以作为医学生初入临床和科研工作的引路之作。

　　我非常期待该书的出版。

李军

2023 年 5 月 于天津心脏病学研究所

前　言

心房颤动(简称"房颤")是临床上最常见的持续性心律失常,Framingham 研究显示 55 岁以上人群房颤终身患病风险约为 37%。2022 年《柳叶刀》(The Lancet)子刊的最新房颤横断面调查结果显示,我国成人年龄标准化房颤患病率为 1.6%,较既往资料显示的患病率增加 1 倍以上。据此估算,中国现患房颤人数接近 2000 万。房颤增加脑卒中、血栓栓塞及心力衰竭风险,使死亡风险增加 2 倍,严重危害我国人民生命健康。

糖尿病是严重危害人类健康的全身性代谢疾病。我国糖尿病防控形势十分严峻。最新流行病学数据显示,我国成人糖尿病患病率为 10.9%,糖尿病前期患病率为 35.7%。我国约有 1.1 亿糖尿病人群,3.88 亿糖尿病前期人群,位居全球首位。

多项大规模流行病学研究证实,糖尿病是房颤发生的独立危险因素。目前观点认为,氧化应激和炎症激活是糖尿病导致房颤的主要原因,然而糖尿病导致房颤发生、发展的具体机制尚不十分明确,目前亟待加强糖尿病导致心房重构和房颤发生的相关机制研究,明确糖尿病心房重构发生、发展过程中的关键环节及药物潜在干预靶点。同时,糖尿病合并房颤患者的临床管理对于心血管内科医生和内分泌科医生来说都是重要挑战。

在国家自然科学基金委员会的连续资助下,笔者多年来带领团队致力于糖尿病相关房颤发生机制研究,并深入临床实践,探索适应我国国情的糖尿病合并房颤患者的临床管理策略,本书也是对笔者团队 15 年来在该领域基础和临床工作成果和经验体会的整体梳理和呈现。

特别感谢本书的四位副主编——天津医科大学第二医院心脏科富华颖、刘长乐、邱久纯和张晓伟主任,感谢郑州大学附属洛阳中心医院谷云飞教授,新疆医科大学附属第一医院周贤惠教授,感谢笔者团队朝气蓬勃、团结奋进的博士和硕士研究生们,回忆我们并肩奋战在实验台前尝试不同糖尿病动物模型的日子,回忆我们为糖尿病房颤患者制订诊疗方案和临床随访的日日夜夜,同时也感谢他们为本书的校对及成稿付出了卓有成效、辛勤的工作。

衷心感谢天津科技翻译出版有限公司的编辑们,没有她们出色的编辑工作,本书难以完整和圆满地完成。特别感谢我的恩师李广平教授为本书作序,并作为主审为本书提出宝贵意见。

糖尿病相关房颤领域一直是国内外研究的热点问题,其前沿进展更新迅速,吾辈将继续努力,坚持守正创新,书中不当和疏漏之处,敬请各位同仁批评指正。

本书的出版获得以下 4 个国家自然科学基金项目的资助:

1. 罗格列酮对糖尿病兔心房重构的影响及机制研究(青年科学基金项目,编号:30900618)

2. 氧化应激及细胞内钙信号通路在糖尿病心房重构中的作用及抗氧化剂的干预研究(面上项目,编号:81270245)

3. 线粒体氧化应激和稳态重构在糖尿病心房重构中的作用及上游调控机制研究（面上项目，编号：81570298）

4. 复合体介导内质网应激—MAMs—线粒体氧化应激对糖尿病心房重构的调控作用及机制研究（面上项目，编号：81970270 IP3R1/GRP75/VDAC1）

2023 年 5 月 于天津心脏病学研究所

微信扫码

操作步骤指南

第一步

微信扫码直接使用资源，无须额外下载任何软件。

第二步

如需重复使用，可再次扫码。或将需要多次使用的资源、工具、服务等添加到微信"收藏"功能。

◆ 读书笔记 ◆

边学边记录学习要点，生成专属笔记

★★★

◆ 医学社群 ◆

与同读本书的读者交流阅读心得

★★★

◆ 书单推荐 ◆

精选优质医学书单，助力提高医术水平

★★★

目　录

第 1 篇 糖尿病与心房颤动

第1章
糖尿病与心房颤动流行病学

王玥莹　刘莹　刘彤

1.1 引言

糖尿病是临床最常见的慢性疾病之一,也是重要的心血管疾病危险因素,与心血管事件及死亡风险增加密切相关。虽然大多数心血管事件的发生与糖尿病导致的动脉粥样硬化和凝血功能异常有关,但也有相当一部分心血管事件是与心房颤动(房颤,AF)相关的血栓栓塞。房颤是最常见的持续性心律失常,糖尿病患者的房颤发病率较高。糖尿病可促进房颤的发生和持续,并与患者临床症状负担增加、生活质量下降、住院和死亡率增加有关。诸多流行病学研究已经证实糖尿病对房颤的发病有一定的影响。本章汇总了糖尿病及房颤的流行病学数据,探讨了糖尿病合并房颤的发生风险。

1.2 糖尿病的流行病学

糖尿病正在成为 21 世纪威胁人类生命健康的慢性重大疾病之一,是世界性严重公共卫生问题,也是导致心血管疾病死亡的重要原因。2021 年,全球成年人糖尿病患病率达 10.5%(5.37 亿人),约 1/10 的成年人受到糖尿病的影响。相比 2019 年,糖尿病患者增加了 7400 万,增幅 16%,突显全球糖尿病患病率的惊人增长[1]。随着肥胖患病率的增加和人口持续老龄化,到 2030 年和 2045 年,预计全球糖尿病患病率将达到 11.3%(6.43 亿人)和 12.2%(7.83 亿人)。其中亚太地区糖尿病患病人数最多,近几十年来该地区糖尿病患病率急剧上升[2,3]。我国是目前世界范围内受糖尿病影响人数最多的国家[4]。国际糖尿病联合会(IDF)官网发布的《2021IDF 全球糖尿病地图(第 10 版)》数据显示,我国约 1.4 亿人口罹患糖尿病。此外,我国也是全球糖尿病患病率增长最快的国家之一,过去 10 年间(2011—2021 年),我国糖尿病患病人数由 9000 万增至 1.4 亿,增幅达56%。据调查,1980 年我国糖尿病患病率不足 1%,但过去几年进行的一系列大规模人口调查表明,我国糖尿病患病率急剧增至 9%~12%[5-7]。最新研究纳入 170 287 例参与者,结果显示,糖尿病患病率为 10.9%,然而,超过 60% 的糖尿病患者不知道自己患有糖尿病,另有 35.7% 的患者存在葡萄糖耐量异常,这也表明目前存在大量糖尿病高危人群[6]。未来 20 余年,虽然我国糖尿病患病率增幅会趋于下降,但患者总数将增加到 2030 年的 1.64 亿和 2045年的 1.75 亿。

1.2.1 心房颤动的流行病学

房颤是成人最常见的持续性心律失常,在全球范围内,房颤的患病率正在增加。根据 Framingham 心脏研究数据,房颤患病率在过去 50 年间增加了 3倍[8]。在一般人群中,每 100 人中有 2 人受房颤影响;在 80 岁以上人群中,每 100 人中就有 17 人患房颤[9]。房颤使脑卒中风险增加 5 倍,心力衰竭风险增加 3 倍,死亡率增加 40%~90%[10]。2016 年,全球范围内约 4630 万人患有房颤[11]。未来 30 年里,房颤患病率预计将增加 1 倍以上[12],到 2050 年,将有 7200 万亚洲人被诊断为房颤,其中 300 万人患与房颤相关的脑卒中[13]。

房颤的发病具有种族差异,亚洲人房颤患病率似乎更低。来自加州健康计划的数据显示,与白人相比,黑人(OR,0.49;95% CI,0.47~0.52)、亚洲人(OR,0.68;95% CI,0.64~0.72)和西班牙裔(OR,0.58;95% CI,0.55~0.61)的房颤患病风险显著下降[14]。另一项研究的结论与之相似,动脉粥样硬化多民族研究的调查人员评估了年龄和性别校正后的住院房颤发病率,白人的房颤发病率为11.2/1000人年(9.8~12.8),西班牙裔为6.1/1000人年(4.7~7.8),黑人为5.8/1000人年(4.8~7.0),中国人为3.9/1000人年(2.5~6.1)[15]。即便如此,根据《中国心血管健康与疾病报告2020》报道,我国仍然有房颤患者487万[16]。2012—2015年中国高血压调查发现,我国35岁及以上居民的房颤患病率为0.7%,其中34.0%为新发房颤,患者本人并不知晓,75岁及以上居民患病率高达2.4%[17]。此外,我国房颤患者的终身风险也居高不下。来自我国云南省的一项医保数据库研究显示,55岁时女性患房颤的终身风险为21.1%(95% CI,19.3%~23.0%),男性为16.7%(95% CI,15.4%~18.0%)[18]。一项中国台湾的研究中,男性患房颤的终身风险估计为16.9%(95% CI,16.7%~14.2%),女性为14.6%(95% CI,14.4%~14.9%)[19]。

1.2.2 糖尿病合并心房颤动的流行病学证据

由于糖尿病和房颤在一般人群中的患病率均较高,两者常常合并存在。最新流行病学数据表明,糖尿病和房颤的关联不仅仅是简单的巧合,与非糖尿病患者相比,房颤在糖尿病患者中似乎更为常见。同时,糖尿病和房颤也与多种合并疾病及脑卒中和死亡风险增加有关。因此,重要的是认识到这两种疾病的合并存在,以提高认识并密切监测。

诸多流行病学研究已经证实糖尿病和房颤之间的联系。高达20%的房颤患者同时患有糖尿病[20],糖尿病患者的房颤发生风险是非糖尿病患者的3倍[21]。即使是糖尿病前期状态,也依然会增加房颤的发生风险。最新研究纳入瑞典载脂蛋白相关死亡风险(AMORIS)队列的294 057例既往无心血管疾病的人群,随访19.1年,发现空腹血糖受损(HR,

1.19;95% CI,1.13~1.26)、糖尿病前期(HR,1.23;95% CI,1.15~1.32)、确诊糖尿病(HR,1.30;95% CI,1.21~1.41)均为房颤的独立危险因素[22]。此外,一项纳入34项研究的荟萃分析结果显示,糖尿病前期和确诊糖尿病分别使房颤风险增加20%和28%,血糖升高和房颤之间存在剂量反应关系[23]。亦有研究发现,对于糖尿病患者而言,即使校正多个与房颤发生有关的混杂因素,房颤发生风险依然会增加35%~60%[24-26]。另一项研究结果纳入7项队列研究和4项病例对照研究的荟萃分析表明,糖尿病患者比非糖尿病人群发生房颤的风险高约40%(RR,1.39;95% CI,1.10~1.75),校正多个危险因素和发表偏倚后,仍然有24%的增长[27]。

不同研究中,糖尿病合并房颤的发病率依然存在差异。据VALUE研究报道,在从未患糖尿病、新发糖尿病和基线糖尿病的人群中,房颤患病率分别为3.8%、5.4%和4.1%(随访4年以上),糖尿病使新发房颤的相对风险增加49%[25]。在社区动脉粥样硬化风险(ARIC)研究中,糖尿病患者的房颤发病率是非糖尿病患者的两倍(9.02/1000人年对4.51/1000人年)[28]。Ostgren等在其基于社区的横断面研究中发现,糖尿病合并高血压患者的房颤患病率最高(6%),而单纯糖尿病患者的患病率为4%,对照组为2%[29]。然而,在另一些研究中,房颤的发病率则更低。在PROactive研究中,经过34.5个月随访,每年约0.87%的2型糖尿病患者发生房颤[30]。Nichols等报道Kaiser Permanente注册研究中糖尿病患者新发房颤发病率为每年0.9%[31]。ADVANCE研究人群中房颤的发病率为每年0.7%[32]。不同研究间对房颤定义的不同和房颤筛查间隔时间的差异可能导致糖尿病患者房颤发病率的波动,例如Nichols等[31]的研究完全基于医疗记录中国际疾病分类来定义房颤,而ADVANCE研究[32]对房颤的诊断依赖于当地医疗人员对心电图的判读。由于阵发性房颤在临床上往往不引人注意,不易被发现,房颤病例可能普遍被低估,如PROactive研究[30],即使每年随访时都对静息心电图进行评估,也可能会低估房颤的真实发病率,因此,需要进一步研究来确定房颤的最佳评估方式和心电图筛查间隔时间。

在我国,虽然1型糖尿病患者占糖尿病病例总数的比例不到5%,但是1型糖尿病患者中房颤的发生风险增加同样不容忽视。一项前瞻性病例对照研究发现,1型糖尿病患者房颤发生风险不同性别中有所差异,在男性中仅轻微增加,而女性发生风险增加50%[33]。

此外,糖尿病患者的房颤患病率也呈逐年上升趋势。研究者使用英国健康改善网络数据库(2001—2016年)调查2型糖尿病患者的房颤年患病率,房颤患病率从2001年的2.7/100人年(95% CI,2.5~2.8)增加至2016年的5.0/100人年(95% CI,4.9~5.1)[34]。多年来糖尿病患者房颤患病率的增加可能与临床医生的敏感性提高及对房颤更积极诊断与救治有关。

糖尿病是房颤的独立危险因素,尤其在年轻患者中[35,36]。一项来自丹麦的注册队列研究共纳入5 081 087例成年人,并根据年龄分为4组(18~39岁、40~64岁、65~74岁、75~100岁),研究发现,糖尿病人群的房颤发病率分别为0.13/1000人年(0.09~0.20)、2.10/1000人年(2.00~2.20)、8.41/1000人年(8.10~8.74)、20.1/1000人年(19.4~20.8),而相比于无糖尿病组,各年龄段糖尿病人群的校正房颤发病率分别为2.34/1000人年(1.52~3.60)、1.52/1000人年(1.47~1.56)、1.20/1000人年(1.18~1.23)、0.99/1000人年(0.97~1.01),提示与同龄人相比,年轻糖尿病患者是房颤的高风险人群[37]。相比于正常体重人群,体重不足(体重指数<18.5kg/m²)的2型糖尿病患者具有最高房颤风险(HR,1.52,95% CI,1.25~1.87)[38]。此外,房颤发病率还随着糖尿病微血管病变(视网膜病变、糖尿病肾病)严重程度的增加而增加[39]。强化降糖治疗并不影响糖尿病患者的房颤发病率[40],但二甲双胍和吡格列酮可能与糖尿病患者较低的长期房颤风险有关[41],而罗格列酮相关研究未证实这一点[42]。目前也没有明确证据表明胰高血糖素样肽-1激动剂、钠-葡萄糖共转运体2抑制剂和二肽基肽酶-4抑制剂影响房颤的进展[43]。长期糖尿病持续状态似乎也会导致房颤的发病风险增加。一项基于人群的病例对照研究中,311例接受治疗的糖尿病患者,每年发生房颤风险增加3%[44]。

低血糖是糖尿病患者最常见的并发症之一,但糖尿病患者的低血糖和房颤的发生之间是否存在因果关系,这一问题存在争议。ARIC研究的1209例参与者中没有发现严重低血糖和新发房颤之间的联系[45]。然而,有学者使用韩国国家健康保险服务数据库研究严重低血糖和新发房颤之间的关系,在1 509 280例受试者中,10 864例(0.72%)患者发生低血糖,共48 916例(3.24%)首次发生房颤,低血糖组患者房颤发病率和全因死亡率显著高于无低血糖组[46]。

流行病学数据还表明,糖尿病合并房颤的患者预后可能比单独存在一种疾病的患者预后更差。一项前瞻性研究中,与窦性心律的2型糖尿病患者相比,糖尿病伴房颤患者的总死亡率增加61%,心血管死亡率增加77%,心力衰竭死亡率增加68%[32]。房颤合并2型糖尿病的最大风险是血栓栓塞风险增加79%,特别是脑卒中风险[47]。同样,在ORBIT-AF研究中,与非糖尿病房颤患者相比,糖尿病合并房颤患者的住院率、心血管死亡率和全因死亡率明显更高,症状更严重,生活质量更低[48]。糖尿病患者持续性和永久性房颤负担更重,合并疾病(如心力衰竭、慢性肾脏疾病和冠状动脉疾病)发病率更高,这可能是糖尿病合并房颤患者预后更差的原因之一。综上所述,总体流行病学证据支持糖尿病和房颤之间的密切联系。

1.3　结语

无论是糖尿病,还是房颤,患病人数都为逐年上升趋势。糖尿病合并房颤的患病率也在不断增加,糖尿病是房颤的独立危险因素,两者的合并存在也可能导致不良预后。糖尿病合并房颤预计在不久的将来会成为一个更大的临床问题。尽管已有大量流行病学数据支持糖尿病与房颤的关系,但明确支持糖尿病与房颤发生的直接因果关系的证据是流行病学研究无法提供的,需要进一步探究其具体发生机制。

参考文献

[1] Saeedi P, Petersohn I, Salpea P, et al. Global and regional

diabetes prevalence estimates for 2019 and projections for 2030 and 2045: Results from the International Diabetes Federation Diabetes Atlas, 9(th) edition[J]. Diabetes Res Clin Pract, 2019,157:107843.

[2] Ramachandran A, Ma RC, Snehalatha C. Diabetes in Asia [J]. Lancet, 2010,375(9712):408 - 418.

[3] Nanditha A, Ma RC, Ramachandran A, et al. Diabetes in Asia and the Pacific: Implications for the Global Epidemic [J]. Diabetes Care, 2016,39(3):472 - 485.

[4] Ma R. Epidemiology of diabetes and diabetic complications in China[J]. Diabetologia, 2018,61(6):1249 - 1260.

[5] Xu Y, Wang L, He J, et al. Prevalence and control of diabetes in Chinese adults[J]. JAMA, 2013,310(9):948 - 959.

[6] Wang L, Gao P, Zhang M, et al. Prevalence and Ethnic Pattern of Diabetes and Prediabetes in China in 2013[J]. JAMA, 2017,317(24):2515 - 2523.

[7] Yang W, Lu J, Weng J, et al. Prevalence of diabetes among men and women in China[J]. N Engl J Med, 2010, 362(12):1090 - 1101.

[8] Schnabel RB, Yin X, Gona P, et al. 50 year trends in atrial fibrillation prevalence, incidence, risk factors, and mortality in the Framingham Heart Study: a cohort study[J]. Lancet, 2015,386(9989):154 - 162.

[9] Zoni-Berisso M, Lercari F, Carazza T, et al. Epidemiology of atrial fibrillation: European perspective[J]. Clin Epidemiol, 2014,6:213 - 220.

[10] Benjamin EJ, Wolf P A, D'Agostino RB, et al. Impact of atrial fibrillation on the risk of death: the Framingham Heart Study[J]. Circulation, 1998,98(10):946 - 952.

[11] Virani SS, Alonso A, Benjamin EJ, et al. Heart Disease and Stroke Statistics - 2020 Update: A Report From the American Heart Association [J]. Circulation, 2020, 141 (9):e139 - e596.

[12] Colilla S, Crow A, Petkun W, et al. Estimates of current and future incidence and prevalence of atrial fibrillation in the U. S. adult population[J]. Am J Cardiol, 2013,112 (8):1142 - 1147.

[13] Chiang CE, Wang KL, Lip GY. Stroke prevention in atrial fibrillation: an Asian perspective[J]. Thromb Haemost, 2014,111(5):789 - 797.

[14] Shen AY, Contreras R, Sobnosky S, et al. Racial/ethnic differences in the prevalence of atrial fibrillation among older adults-a cross-sectional study[J]. J Natl Med Assoc,

2010,102(10):906 - 913.

[15] Rodriguez CJ, Soliman EZ, Alonso A, et al. Atrial fibrillation incidence and risk factors in relation to race-ethnicity and the population attributable fraction of atrial fibrillation risk factors: the Multi-Ethnic Study of Atherosclerosis [J]. Ann Epidemiol, 2015,25(2):71 - 76.

[16] 中国心血管健康与疾病报告编写组. 中国心血管健康与疾病报告 2020 概要[J]. 中国循环杂志, 2021,36 (6):521 - 545.

[17] Wang Z, Chen Z, Zhang L, et al. Status of Hypertension in China: Results From the China Hypertension Survey, 2012 - 2015[J]. Circulation, 2018,137(22):2344 - 2356.

[18] Engelman D, Wheaton GR, Mataika RL, et al. Screening-detected rheumatic heart disease can progress to severe disease[J]. Heart Asia, 2016,8(2):67 - 73.

[19] Bertaina G, Rouchon B, Huon B, et al. Outcomes of borderline rheumatic heart disease: A prospective cohort study [J]. Int J Cardiol, 2017,228:661 - 665.

[20] Pallisgaard JL, Lindhardt TB, Olesen JB, et al. Management and prognosis of atrial fibrillation in the diabetic patient[J]. Expert Rev Cardiovasc Ther, 2015,13(6):643 - 651.

[21] Staszewsky L, Cortesi L, Baviera M, et al. Diabetes mellitus as risk factor for atrial fibrillation hospitalization: Incidence and outcomes over nine years in a region of Northern Italy[J]. Diabetes Res Clin Pract, 2015,109(3):476 - 484.

[22] Lind V, Hammar N, Lundman P, et al. Impaired fasting glucose: a risk factor for atrial fibrillation and heart failure [J]. Cardiovasc Diabetol, 2021,20(1):227.

[23] Aune D, Feng T, Schlesinger S, et al. Diabetes mellitus, blood glucose and the risk of atrial fibrillation: A systematic review and meta-analysis of cohort studies[J]. J Diabetes Complications, 2018,32(5):501 - 511.

[24] Huxley RR, Alonso A, Lopez FL, et al. Type 2 diabetes, glucose homeostasis and incident atrial fibrillation: the Atherosclerosis Risk in Communities study [J]. Heart, 2012,98(2):133 - 138.

[25] Aksnes TA, Schmieder RE, Kjeldsen SE, et al. Impact of new-onset diabetes mellitus on development of atrial fibrillation and heart failure in high-risk hypertension (from the VALUE Trial)[J]. Am J Cardiol, 2008,101(5):634 - 638.

[26] Benjamin EJ, Levy D, Vaziri SM, et al. Independent risk factors for atrial fibrillation in a population-based cohort.

The Framingham Heart Study [J]. JAMA, 1994, 271 (11):840 – 844.

[27] Huxley RR, Filion KB, Konety S, et al. Meta-analysis of cohort and case-control studies of type 2 diabetes mellitus and risk of atrial fibrillation[J]. Am J Cardiol, 2011,108 (1):56 – 62.

[28] Huxley RR, Alonso A, Lopez FL, et al. Type 2 diabetes, glucose homeostasis and incident atrial fibrillation: the Atherosclerosis Risk in Communities study [J]. Heart, 2012,98(2):133 – 138.

[29] Ostgren CJ, Merlo J, Råstam L, et al. Atrial fibrillation and its association with type 2 diabetes and hypertension in a Swedish community[J]. Diabetes Obes Metab, 2004,6 (5):367 – 374.

[30] Pfister R, Michels G, Cairns R, et al. Incidence of new onset bundle branch block and atrial fibrillation in patients with type 2 diabetes and macrovascular disease: an analysis of the PROactive study[J]. Int J Cardiol, 2011,153 (2):233 – 234.

[31] Nichols GA, Reinier K, Chugh SS. Independent contribution of diabetes to increased prevalence and incidence of atrial fibrillation[J]. Diabetes Care, 2009,32(10):1851 – 1856.

[32] Du X, Ninomiya T, de Galan B, et al. Risks of cardiovascular events and effects of routine blood pressure lowering among patients with type 2 diabetes and atrial fibrillation: results of the ADVANCE study[J]. Eur Heart J, 2009,30 (9):1128 – 1135.

[33] Dahlqvist S, Rosengren A, Gudbjörnsdottir S, et al. Risk of atrial fibrillation in people with type 1 diabetes compared with matched controls from the general population: a prospective case-control study[J]. Lancet Diabetes Endocrinol, 2017,5(10):799 – 807.

[34] Alwafi H, Wong I, Banerjee A, et al. Epidemiology and treatment of atrial fibrillation in patients with type 2 diabetes in the UK, 2001 – 2016[J]. Sci Rep, 2020,10(1):12468.

[35] Rowin EJ, Hausvater A, Link MS, et al. Clinical Profile and Consequences of Atrial Fibrillation in Hypertrophic Cardiomyopathy[J]. Circulation, 2017,136(25):2420 – 2436.

[36] Hindricks G, Potpara T, Dagres N, et al. 2020 ESC Guidelines for the diagnosis and management of atrial fibrillation developed in collaboration with the European Association for Cardio-Thoracic Surgery (EACTS): The Task Force for the diagnosis and management of atrial fibrillation of the European Society of Cardiology (ESC) Developed with the special contribution of the European Heart Rhythm Association (EHRA) of the ESC[J]. Eur Heart J, 2021, 42(5):373 – 498.

[37] Pallisgaard JL, Schjerning AM, Lindhardt TB, et al. Risk of atrial fibrillation in diabetes mellitus: A nationwide cohort study[J]. Eur J Prev Cardiol, 2016,23(6):621 – 627.

[38] Hsu JC, Yang YY, Chuang SL, et al. Underweight is a major risk factor for atrial fibrillation in Asian people with type 2 diabetes mellitus[J]. Cardiovasc Diabetol, 2021, 20(1):226.

[39] Klopotowski M, Kwapiszewska A, Kukula K, et al. Clinical and echocardiographic parameters as risk factors for atrial fibrillation in patients with hypertrophic cardiomyopathy[J]. Clin Cardiol, 2018,41(10):1336 – 1340.

[40] Fatemi O, Yuriditsky E, Tsioufis C, et al. Impact of intensive glycemic control on the incidence of atrial fibrillation and associated cardiovascular outcomes in patients with type 2 diabetes mellitus (from the Action to Control Cardiovascular Risk in Diabetes Study)[J]. Am J Cardiol, 2014,114(8):1217 – 1222.

[41] Chang SH, Wu LS, Chiou MJ, et al. Association of metformin with lower atrial fibrillation risk among patients with type 2 diabetes mellitus: a population-based dynamic cohort and in vitro studies[J]. Cardiovasc Diabetol, 2014, 13:123.

[42] Zhang Z, Zhang X, Korantzopoulos P, et al. Thiazolidinedione use and atrial fibrillation in diabetic patients: a meta-analysis [J]. BMC Cardiovasc Disord, 2017, 17 (1):96.

[43] Bell D, Goncalves E. Atrial fibrillation and type 2 diabetes: Prevalence, etiology, pathophysiology and effect of anti-diabetic therapies[J]. Diabetes Obes Metab, 2019, 21(2):210 – 217.

[44] Dublin S, Glazer NL, Smith NL, et al. Diabetes mellitus, glycemic control, and risk of atrial fibrillation[J]. J Gen Intern Med, 2010,25(8):853 – 858.

[45] Lee AK, Warren B, Lee CJ, et al. The Association of Severe Hypoglycemia With Incident Cardiovascular Events and Mortality in Adults With Type 2 Diabetes[J]. Diabetes Care, 2018,41(1):104 – 111.

[46] Ko SH, Park YM, Yun JS, et al. Severe hypoglycemia is

a risk factor for atrial fibrillation in type 2 diabetes mellitus：Nationwide population-based cohort study[J]. J Diabetes Complications，2018，32(2)：157 - 163.

[47] Mozaffarian D，Benjamin EJ，Go AS，et al. Heart disease and stroke statistics - 2015 update：a report from the American Heart Association [J]. Circulation，2015，131 (4)：e29 - e322.

[48] Echouffo-Tcheugui JB，Shrader P，Thomas L，et al. Care Patterns and Outcomes in Atrial Fibrillation Patients With and Without Diabetes：ORBIT-AF Registry[J]. J Am Coll Cardiol，2017，70(11)：1325 - 1335.

第2章
糖尿病患者发生心房颤动的危险因素

赵建平　赵辉

2.1 引言

随着现代社会的发展及人们精神压力的增加，糖尿病患病率逐年增加，糖尿病已成为最常见的慢性疾病之一[1]。房颤是目前最常见的持续性心律失常，不仅降低了患者生活质量，还容易导致多种合并疾病，如心力衰竭、脑卒中等[2]。糖尿病患者的房颤发病率较正常人显著增高，现已认为糖尿病是房颤的独立危险因素[3]。但糖尿病发病机制对房颤的影响仍在进一步研究中[4]。目前认为房颤的发生机制与心房结构重构、电重构及自主神经张力相关。代谢综合征及肥胖患者易发生心肌脂肪性变，导致心肌细胞凋亡和纤维化[5]。糖尿病会导致心房电重构，病程较长的糖尿病患者在房颤导管消融过程中进行心房电标测显示，心房激动时间明显延长。笔者既往的动物实验通过建立四氧嘧啶家兔糖尿病模型来研究糖尿病导致房颤的发生机制，结果显示糖尿病可诱发心房结构重构及电重构[6]。同样有动物实验证明，持续高血糖使得心房有效不应期延长，进一步导致动作电位时间延长，糖尿病诱导的动物模型更容易发生房颤[7]。较长时间的阵发性房颤又会进一步加重心房电重构，心房电重构又会使房颤频繁发作，最终导致阵发性房颤进展为持续性房颤或永久性房颤。长期糖尿病会导致许多并发症，自主神经病变是其最主要并发症，随着病程进展，糖尿病患者交感神经和副交感神经活动持续不平，最终导致房颤发生、发展。动物研究表明，对糖尿病小鼠增加交感神经刺激，破坏自主神经的平衡会导致房颤

的发生率增加及房颤进展[8]。

研究表明，有多种危险因素促进糖尿病患者房颤的发生，如吸烟、饮酒、性别、BMI、高血压、血脂异常、血糖异常、高尿酸血症、胆红素等[9-11]。房颤的发生不仅增加了医疗负担，而且还降低了患者的生活质量，因此，有效控制房颤发生的危险因素将成为房颤管理的重要环节和基石。本章将对糖尿病合并房颤的多种危险因素进行讨论。

2.2 糖尿病合并房颤的危险因素

2.2.1 肥胖

随着现代饮食结构的改变，肥胖人群越来越多。目前通常采用体重指数[BMI = 体重/身高(kg/m^2)]来评价肥胖的严重程度：正常体重（BMI = 18.5 ~ 24.99kg/m^2）、超重（BMI = 25 ~ 29.99kg/m^2）、肥胖（BMI ≥ 30kg/m^2）。肥胖与多种心血管危险因素密切相关[12]，如脂代谢异常、糖代谢异常、高血压及全身炎性反应[13-15]。长期肥胖可导致糖尿病，因为脂肪堆积会导致糖代谢异常，引发高胰岛素血症和胰岛素抵抗，以及肌肉等组织对葡萄糖利用率降低造成糖耐量异常，这是肥胖导致糖尿病的主要原因[16-17]。

肥胖增加房颤发生风险的作用机制尚未完全明确，目前认为肥胖患者易发生心肌脂肪性变，细胞内累积的甘油三酯会导致游离脂肪酸水平的升高和有毒脂质的形成（如神经酰胺），从而导致心肌细胞凋亡和纤维化[5]，最终导致心房结构重构，从而增加房

颤风险。

糖尿病伴有肥胖的患者更易诱发房颤。目前肥胖是一个公认的可调整的糖尿病危险因素[18]。来自瑞典的一项回顾性研究入选了 7169 例糖尿病患者,平均年龄 60 岁,平均 BMI 为 30.2kg/m²,随访期间 287 例患者发生房颤,超重和肥胖的患者发生房颤的风险分别比 BMI 正常的患者高 1.9 倍和 2.9 倍。体重不断增加的糖尿病患者发生房颤的风险为 BMI 正常或较轻体重患者的 1.5 倍。因此,糖尿病患者通过严格控制体重,预防肥胖,可能减少房颤发生[19]。

来自中国台湾的一项回顾性研究搜集了 2014—2019 年 64 339 例成年 2 型糖尿病患者,按照 BMI 分为体重不足(BMI < 18.5kg/m²)、正常(18.5kg/m² ≤BMI <24kg/m²)、超重(24kg/m² ≤BMI <27kg/m²)、1 类肥胖(27kg/m² ≤ BMI < 30kg/m²)、2 类肥胖(30kg/m² ≤ BMI < 35kg/m²) 或 3 类肥胖(BMI ≥35kg/m²)。1000 例糖尿病患者每年有 1.97 人发生房颤。体重不足组房颤风险最高,其次是 3 类肥胖组,超重组房颤发病率最低[20]。另外,体重变异性也是房颤的一个危险因素,体重变异性最高的患者发生房颤的风险明显升高(HR, 1.16; 95% CI, 1.12~1.20),且独立于传统心血管危险因素,这种关联在体重过轻和晚期糖尿病患者中更强[21]。糖尿病患者应避免体重过轻、过重及体重明显波动,这样更有利于预防房颤。

2.2.2 性别

Framingham 心脏研究相关数据表明,1958—2007 年男性和女性的房颤发病率均有所增加[22]。Bisson 等搜集了 2013 年于法国医院随诊 5 年的 2 921 407 例无房颤病史的患者(55% 为女性),结果发现,1 型或 2 型糖尿病患者的房颤发病率均高于非糖尿病患者,并随着年龄的增长而增加。通过对糖尿病和非糖尿病患者进行性别比较发现,女性发生房颤的风险比(HR)高于男性,女性 2 型糖尿病患者的房颤发生风险比为 1.17、男性 2 型糖尿病患者房颤发生风险比为 1.10。同时发现女性 2 型糖尿病患者因房颤住院的发生率高于男性糖尿病患者[23]。Méndez 等对西班牙公立医院 2004—2013 年 2 型糖尿病患者中女性和男性房颤发病率和结局的趋势进行了一项回顾性研究,结果发现 2 型糖尿病女性房颤的发病率明显高于男性(IRR, 1.33; 95% CI, 1.31~1.35)。同其他研究一样,女性糖尿病患者因房颤住院的人数较男性明显增加[24]。多数研究中女性糖尿病患者年龄相对男性较大,常常伴随肥胖、高血压,且女性就诊率较低,住院接受导管消融或起搏器治疗比男性患者少,因此,不能排除导致女性糖尿病患者房颤发病率及住院率高的其他因素。Vallakati 等对 20 项房颤射频消融术后复发的风险进行了荟萃分析,发现女性患者房颤复发的风险比男性高 20%。但该研究中女性仅占总人数的 21.2%,与既往研究入选人群一致,即女性在房颤消融人群中的代表性不足[25]。因此,女性虽可以作为糖尿病患者房颤的危险因素,但仍需进一步研究。

2.2.3 吸烟

中国糖尿病患者约占 10%,而中国男性吸烟者超过 60%(吸烟定义为持续主动吸烟≥1 年,并且吸烟量≥100 支),但吸烟与糖尿病是否相关仍在进一步研究中。一项上海的研究纳入了 51 464 例 40~74 岁无糖尿病、冠心病和脑卒中男性,每 2 ~3 年随访 1 次是否发生了糖尿病。经过 5 年的随访,共 1304 例患者发展为糖尿病(通过自我报告确定),其中每天吸烟≥20 支男性患糖尿病的风险明显增加(HR, 1.25; 95% CI, 1.00~1.56);吸烟超过 40 包/年的男性糖尿病患者房颤风险也明显增加(HR, 1.28; 95% CI, 1.04 ~ 1.57);吸烟较少的男性中很少见糖尿病患者[26]。Jackson 心脏研究中心同样发现中重度吸烟指数(吸烟指数 = 每天吸烟支数 × 吸烟年数,轻度吸烟指数≤400、中度吸烟指数为 400~800、重度吸烟指数≥800)与黑人患糖尿病的风险增加有关[27]。中国成年人群中,吸烟与糖尿病风险增加相关,而自愿戒烟人群的糖尿病风险下降[28]。

烟草中的重要组成部分包括一氧化碳和尼古丁,其中一氧化碳导致缺氧、损伤肌红蛋白储氧功能、降低心肌细胞的自律性;尼古丁加快心房纤维化,心房纤维化是房颤发生的重要病理生理学基础;尼古丁刺激机体分泌儿茶酚胺等激素,激活交感神经系统,导致吸烟者血压和心率升高。虽然这些影响是慢性作用,但其累积作用不可忽视。Imtiaz 等[29]在随访的 11 047 例患者中发现 954 例房颤病例,吸烟者房颤的检出率为 9.5%,而非吸烟者为 7.8%。Aune 等[30]对 30 项前瞻性研究进行荟萃分析发现,与从未吸烟者比较,现在吸烟、过去吸烟而现在不吸烟和曾经吸烟(过去、现在均吸烟)者房颤的风险分别增加 32%、9% 和 21%,而且吸烟数量和年限的增加与房颤风险成正相关。吸烟与其他心血管危险因素的关系非常复杂,吸烟者往往生活方式更不健康、体力活动更少,且腹部肥胖、动脉粥样硬化和高血压更多。吸烟可增加糖尿病、慢性阻塞性肺疾病、冠心病和心力衰竭的风险[31-32]。这些都可以间接导致房颤的发生。因此,可以推断糖尿病患者吸烟更容易诱发房颤,糖尿病患者应避免烟草暴露并主动戒烟,以降低房颤风险。

2.2.4 饮酒

饮酒是多种疾病的危险因素,也是糖尿病患病的重要危险因素。Ahmed 等[33]收集了 1 年内不同饮酒量人群的糖化血红蛋白数据,在调整了性别、年龄等影响血糖的相关影响因素后,结果显示少量饮酒可以降低糖尿病患病率,而大量饮酒可以增加糖尿病的患病风险。Koppes 等[34]的分析纳入 6 项队列研究,包括 3198 例无心血管疾病的糖尿病患者,研究发现饮酒量和糖尿病患病之间呈 U 形曲线,即随着饮酒量的增加,糖尿病患病率先降低再逐渐增加,大量饮酒患者糖尿病的患病风险较高。

早在 40 年前就发现饮酒与房颤密切相关,随后研究也表明饮酒与房颤的发生发展相关。大量饮酒是新发房颤的一个确定危险因素。Susanna 等[35]对瑞典男性和女性饮酒导致房颤的前瞻性研究进行了荟萃分析,发现饮酒导致的房颤与性别无关,与每周饮酒 <1 次(每次约 12g 酒精)相比,随着每日饮酒量的增加,房颤患病率逐渐增加:每周饮酒 1~6 次(RR,1.01;95% CI,0.94~1.09),每周饮酒 7~15 次(RR,1.07;95% CI,0.98~1.17),每周饮酒 15~21 次(RR,1.14;95% CI,1.01~1.28),每周 >21 次(RR,1.39;95% CI,1.22~1.58)。排除酗酒(每次 >60g 酒精)者后以上结果无明显改变。这些发现表明,饮酒与房颤呈线性相关,并非 U 形曲线,即使

是适度饮酒也是房颤的一个危险因素[35]。临床研究通过心房电标测发现定期中度饮酒,而非轻度饮酒,是房颤及心房低电压和传导速度减慢的重要可调整危险因素。这些电重构及结构重构是中度饮酒患者新发房颤的重要原因[36]。酒精与房颤风险之间的相关性,其中 24% 可以用左心房扩大来解释,左心房扩大可能是长期饮酒与房颤之间的因果关系的中间表型[37]。Kim 等[38]的研究表明,与每周饮酒 2 次的患者相比,每周饮酒 1 次发生房颤的风险更低(HR,0.933;95% CI,0.916~0.950),每天饮酒的患者新发房颤风险最高(HR,1.412;95% CI,1.373~1.453)。然而,每次饮酒的酒精摄入量与新发房颤无任何关联。因此,避免摄入少量但频繁饮酒的习惯有助于预防房颤[38]。

韩国的一项大规模回顾性研究发现,随访 4 年内,175 100 例新诊断的无房颤的糖尿病患者中 4174 例患者发生新发房颤。糖尿病诊断前大量饮酒(≥40g/d)的患者与未饮酒者相比,发生新发房颤的风险更高(HR,1.22;95% CI,1.06~1.41);糖尿病诊断后,与经常饮酒者相比,曾经中度至重度饮酒(≥20g/d)现已戒酒的患者发生房颤的风险较低(HR,0.81;95% CI,0.68~0.97);所有亚组中,戒酒可降低房颤风险,并且在男性、年龄 >65 岁、CHADS-VASc 评分 <3 分、非胰岛素使用者和 BMI <25kg/m² 中均有统计学意义[39]。因此,对糖尿病患者而言,对生活方式进行调整,如戒酒、戒烟,均可以降低房颤风险,且避免频繁饮酒或酗酒更为重要。

2.2.5 高血压

高血压和房颤相互依存。房颤可被视为高血压靶器官损伤的表现,高血压占房颤患者总数的 80%[40-41],高血压也是房颤最常见的独立危险因素,占房颤病因的 15% 以上[42]。高血压患者的血流动力学改变导致左心室肥厚,进一步导致左心室舒张功能障碍和左心房压力增加,心房压力超负荷导致心房肌拉伸,心房扩大,最终发生心房结构性重构,这是导致房颤发生的重要机制。动物实验和临床研究显示,高血压可以促进心房成纤维细胞增殖和活化、心房肌细胞增生等心房组织学改变,出现房室传导阻滞、折返。此时,来自肺静脉肌袖的异位搏

动触发房颤。一项队列研究显示,亚裔人群中高血压患者房颤患病率为34.6%[43]。Framingham 心脏研究中心提出,高血压患者较健康人群房颤发生风险增加1倍[44],同时,MESA 研究结果提示正常血压高值也会促进房颤的发生[45]。Kim 等[46]的研究提示,高血压的程度和持续时间及高血压的存在是新发房颤的重要因素。将处于不同阶段的高血压分为如下5种:无高血压、正常高值血压、高血压未服用药物、用药<5年的高血压和用药≥5年的高血压。随访80 130 161 例高血压人群,有196 136 例出现新发房颤。随着不同阶段的高血压状态,新发房颤 HR 分别为1、1.145、1.390、1.853 和2.344。随着血压值的升高,新发房颤的风险也逐步升高,两者之间呈线性关系。Larstorp 等[47]的研究提示,存在房颤极高风险的高血压人群血压控制情况与房颤的关系密切,主要探讨严格控制血压[<130mmHg(1mmHg≈0.133kPa)]、标准降压(131~141mmHg)及降压不足(≥142mmHg)人群与房颤事件发生之间的关系,结果显示,与降压不足者相比,标准降压组与严格控制血压组新发房颤风险分别降低了24%与40%。另外,脉压增大与高血压患者房颤发生也有一定相关性。Mitchell 等[48]研究发现,脉压每升高20mmHg,房颤的发病率增加约26%。

关于高血压对糖尿病患者发生房颤风险的研究较少,但高血压、肥胖、血糖异常及血脂异常为代谢综合征的关键因素。病理生理学上,代谢综合征以及胰岛素抵抗均可导致炎症、内皮功能障碍、心肌脂肪变性和交感神经活动增强,导致心房扩张,进一步发生结构重构和电重构,最终导致房颤发生。韩国一项大型前瞻性研究纳入了227 102 名健康人群,收集 BMI、血压、空腹血糖等指标。结果显示,空腹血糖受损的受试者有更高的房颤风险(HR,1.16;P=0.017),舒张压是比收缩压更强的房颤发病率预测指标(HR,1.11;P=0.045)。同时,有空腹血糖受损和高血压前期的受试者有更大的房颤风险(HR,1.27;P=0.016)。具体来说,当高血压前期(收缩压和舒张压)与空腹血糖受损合并存在时,新发房颤的风险增加[49]。因此,糖尿病患者严格控制血压、降低脉压可预防房颤发生。

2.2.6 血糖

糖化血红蛋白(HbA1c)是血红蛋白与糖类接触并结合的产物,目前主要反映糖尿病患者最近2~3个月的血糖控制水平。研究表明,血浆 HbA1c 水平可作为糖尿病患者发生房颤的预测指标[50]。Fatemi 等[51]比较了强化血糖控制方案和普通血糖控制方案对房颤发生的影响,其中强化血糖控制方案目标为 HbA1c<6%,标准血糖控制方案目标 HbA1c 为7%~7.9%,1.58%患者发生房颤,强化血糖控制组每年每1000 例患者发生5.9 例房颤,普通血糖控制组为每年每1000 例患者发生6.37 例房颤(P=0.52),提示强化血糖控制并不能减少新发房颤。此外,糖尿病患者发生房颤可能并非由血糖控制情况单一因素决定,而是多种危险因素共同作用。糖尿病患者容易合并代谢综合征、高血压、高尿酸血症、肥胖等,这些都是糖尿病合并房颤的相关危险因素[52]。糖尿病患者多合并肥胖,心外膜脂肪组织是促炎性细胞因子的来源,而促炎性细胞因子可导致微血管功能障碍和心肌纤维化、心房心肌病变、电重构、机械重构,从而导致房颤发生[5]。研究表明,代谢综合征合并高血压患者房颤发生的 HR 为19.5,合并空腹血糖升高患者房颤发生的 HR 为11.6[53]。

对成年2型糖尿病患者严重低血糖(SH)和新发房颤及全因死亡率之间的关系进行研究发现,在1 509 280 例受试者中,10 864 例(0.72%)患者在健康检查前3年发生了 SH 事件,8.5 年的随访期间,共有48 916 例(3.24%)患者首次房颤发作。SH 组房颤发病率明显高于无 SH 组。经多变量调整后,既往 SH 是房颤发展的重要危险因素(HR,1.10;95% CI,1.01~1.19)。与无 SH 事件的患者相比,既往发生 SH 事件和既往发生 SH 并随后发生房颤的患者的全因死亡率也显著增加[54]。

与持续性高血糖导致的 HbA1c 升高比较,血糖波动的危害可能更大,会导致糖尿病相关房颤风险增加。血糖波动可导致心肌凋亡、纤维化及心肌电重构、机械重构,从而导致房颤发生。血糖波动上调硫氧环蛋白相互作用蛋白,导致活性氧(ROS)增加,这可能是心肌凋亡和纤维化发生的分子机制之一[55]。对糖尿病患者而言,不仅 HbA1c 是房颤的危险因素,低血糖及血糖波动均可以诱发房颤,因此,糖尿病患者降糖治疗需要保持血糖水平稳定,预防低血糖,从而预防房颤发生。

2.2.7　血脂

动脉粥样硬化的危险因素包括年龄、性别、高血压、肥胖和糖尿病等,多被认为是房颤的主要危险因素。高胆固醇血症是心血管疾病的危险因素,按照常理,其也应该是房颤发生的危险因素之一。事实上,研究显示,高密度脂蛋白胆固醇(HDL – C)下降可使房颤发病率增加 20% ~ 40%,然而,总胆固醇(TC)和(或)低密度脂蛋白胆固醇(LDL – C)水平下降的患者房颤的发病率增加,这一现象称为"胆固醇悖论"[56]。有关血脂异常和房颤之间关系的横断面研究结果不同,而且纵向研究较少。一项来自日本的前瞻性研究发现,TC 和 LDL – C 水平与房颤发生呈负相关。LDL – C 水平每增加 10%,房颤风险就会下降 8%。在女性人群中,HDL – C 水平每降低10%,房颤风险增加 28%。与 HDL – C ≥ 40mg/mL (1.04mmol/L)的患者比较,HDL – C < 40mg/mL 的患者房颤风险增加 2.4 倍[57]。一项关于中国社区高血压患者 LDL – C 水平与房颤关系的研究发现,多变量逻辑回归分析显示,当 LDL – C 作为连续变量时,与新发房颤发生呈负相关(OR,0.99;95% CI, 0.98 ~ 1.00;$P = 0.018$)。调整混杂因素将 LDL – C 作为分类变量时,LDL – C 与房颤之间的负相关性减弱,血浆 LDL – C 水平下降与中国社区高血压人群房颤发病率升高相关[58]。另一项研究也表明,血脂水平与房颤之间呈反向关系。HDL – C 水平升高与房颤之间呈负相关[59]。

虽然血脂水平与房颤之间的关系存在一定的争议,但同前所述,代谢综合征及胰岛素抵抗均可导致心房结构重构和电重构,最终导致房颤发生。低密度脂蛋白水平反映脂代谢的效率,也是房颤的保护因素。因此,对于糖尿病患者来说,较高水平胆固醇及低密度脂蛋白有助于预防房颤发生,但具体机制及是否存在线性关系仍需要进一步研究。

2.2.8　高尿酸血症

血清尿酸(UA)水平升高已成为多种心血管疾病发病率和死亡率的独立预测因素,包括冠心病和充血性心力衰竭。目前认为,高尿酸血症与阵发性或持续性房颤发生有关,且细胞内尿酸水平比血清尿酸水平更为重要,细胞的尿酸转运体在高尿酸血症引起的房颤中发挥重要作用。越来越多的证据表明,慢性炎症和氧化应激水平增加可能与房颤的病理生理学有关。Kuwabara 等[60]回顾分析 90 117 名健康体检者,根据是否合并房颤分组,发现房颤组较非房颤组的尿酸水平更高(OR,1.35;95% CI,1.22 ~ 1.50)。研究根据 UA 水平重新分组,发现高尿酸水平组较尿酸正常组房颤患病率增加(OR,2.75;95% CI,2.10 ~ 3.60)。

越来越多的研究表明,糖尿病伴高尿酸血症患者更容易发生房颤。Valbusa 等[61]对 400 例基线时无房颤的糖尿病患者进行了为期 10 年的随访,随访结果显示 42 例发生房颤,高尿酸血症是 2 型糖尿病患者发生房颤的独立危险因素,在校正年龄、性别、BMI、高血压、使用利尿药和别嘌呤醇等因素后,UA 水平和房颤发生仍显著相关。我们既往的动物实验证明,黄嘌呤氧化酶抑制剂别嘌呤醇及其代谢产物氧嘌呤醇通过抑制黄嘌呤氧化酶的活性,从而抑制分子氧作为电子受体将黄嘌呤转化为尿酸,同时抑制生成超氧化物阴离子来阻止体内氧化应激激活,改善糖尿病相关的氧化应激增加引起的心房机械、结构、离子通道重构和线粒体合成异常,进一步减轻心房肌纤维化程度,从而降低房颤的发病率[6]。因此,糖尿病患者可以通过降低尿酸水平来预防房颤的发生。

2.2.9　胆红素

胆红素曾被认为只是血红素加氧酶降解血红素代谢的最终产物,但其目前已成为一种重要的内源性抗炎和抗氧化分子。它是生理条件下的有效抗氧化剂,无论是游离胆红素还是与白蛋白结合的胆红素,均有抗氧化作用[62]。氧化应激和炎症激活是相互关联的通路,促进心房电重构和结构重构,导致心房异位搏动和间质纤维化。研究也显示血浆胆红素可能通过其抗氧化作用抑制心房重构。一项来自中国台北的研究评价了胆红素水平与导管消融后房颤复发之间的关系,结果发现总胆红素水平仍然是房颤复发的独立预测因素(OR,4.95;95% CI,1.65 ~ 14.83;P = 0.004)[63]。

长期高血糖主要通过线粒体导致活性氧的产生,进而损伤血管内皮细胞,并导致并发症的发生。在糖尿病患者中,胆红素可能通过清除氧自由基、抑制脂质过氧化和减弱低密度脂蛋白的氧化而显示出有效的抗氧化特性,从而预防房颤。研究者发现胆红素浓度的轻度升高对一系列与氧化应激相关的疾病(如心血管疾病和糖尿病)具有保护作用[64]。因此,糖尿病患者也许可以通过升高胆红素水平来预防房颤的发生。

2.2.10　其他

除上述危险因素外,蛋白尿[65]、脂肪肝[66]、左心室射血分数(LVEF)降低、QTc 间期延长、ST - T 改变[52]、体育活动[26]等也被认为是糖尿病患者发生房颤的危险因素。长期糖尿病可以导致糖尿病肾病,出现蛋白尿,长期高脂血症会导致脂肪肝,因此,蛋白尿及脂肪肝作为糖尿病患者发生房颤的危险因素机制可能与代谢综合征相似。而患者长期房颤的情况下,LVEF 可能下降,心血管疾病导致射血分数下降后可能诱发房颤,这都会影响心房电重构、结构重构。这些危险因素仍需要更多的研究证实。

2.3　结语

随着糖尿病的发病率不断增加,越来越多的糖尿病患者合并房颤。糖尿病与房颤之间关系复杂,目前认为糖尿病通过氧化应激、炎症和糖基化终产物介导心房结构重塑、电重塑和自主神经张力改变,最终导致房颤发生。了解糖尿病患者发生房颤的危险因素,如吸烟、饮酒、体重、高血压、HbA1c、胆红素等,有助于对糖尿病合并房颤患者进行干预及管理,临床中对患者进行个体化干预或生活方式指导,可减少房颤发生,提高患者生活质量,降低死亡率。

参考文献

[1] 中华医学会糖尿病学分会. 中国 2 型糖尿病防治指南(2017 年)[J]. 中国实用内科杂志, 2018,38(4):292 - 344.

[2] Braunwald E. Shattuck lecture cardiovascular medicine at the turn of the millennium:Triumphs concerns and opportunities[J]. N Engl J Med, 1997,337(19):1360 - 1369.

[3] Sun G, Ma M, Ye N, et al. Diabetes mellitus is an independent risk factor for atrial fibrillation in a general Chinese population[J]. Journal of Diabetes Investigation, 2016,7(5):791 - 796.

[4] Wang A, Green JB, Halperin JL, et al. Atrial Fibrillation and Diabetes Mellitus[J]. JACC, 2019,74(8):1107 - 1115.

[5] Goldberg IJ, Trent CM, Schulze PC, et al. Lipid metabolism and toxicity in the heart[J]. Cell Metab, 2012, 15(6):805.

[6] Yang Y, Zhao J, Qiu J, et al. Xanthine Oxidase Inhibitor Allopurinol Prevents Oxidative Stress-Mediated Atrial Remodeling in Alloxan Induced Diabetes Mellitus Rabbits[J]. Am Heart Assoc, 2018,7(10).

[7] Liu C, Fu H, Li J, et al. Hyperglycemia agg ravates atrial interstitial fibrosis ionic remodeling and vulnerability to atrial fibrillation in diabetic rabbits[J]. Anadolu Kardiyol Dergisi, 2012,12(7):543.

[8] Otake H, Suzuki H, Honda T, et al. Influences of autonomic nervous system on atrial arrhythmogenic substrates and the incidence of atrial fibrillation in diabetic heart[J]. Int Heart J, 2009,50(5):627.

[9] 邱娜, 凌宏威, 周冬梅. 研究 2 型糖尿病发生心房颤动的危险因素[J]. 中国医药导报, 2016,16(11):105 - 108.

[10] Maharani N, Kuwabara M, Hisatome I, Hyperuricemia and Atrial Fibrillation [J]. Int Heart J, 2016, 57(4):395.

[11] 陈青, 宣皓晨, 王超凡, 等. 高血压合并 2 型糖尿病病人发生心房颤动的危险因素分析[J]. 中西医结合心脑血管病杂志, 2021,19(8):1333 - 1337.

[12] Fox CS, Gona P, Hoffmann U, et al. Pericardial fat, intrathoracic fat, and measures of left ventricular structure and function[J]. Circulation, 2009,119(12):1586 - 1591.

[13] Mahabadi AA, Massaro JM, Rosito GA, et al. Association of pericardial fat, intrathoracic fat and visceral abdominal fat with cardiovascular disease burden:The framingham heart study[J]. Eur Heart J, 2009,30(7):850 - 856.

[14] Tadros TM, Massaro JM, Rosito GA, et al. Pericardial fat volume correlates with inflammatory markers:The framingham heart study[J]. Obesity (Silver Spring), 2010,18(5):1039 - 1045.

［15］Thanassoulis G, Massaro JM, Hoffmann U, et al. Prevalence, distribution, and risk factor correlates of high pericardial and intrathoracic fat depots in the framingham heart study［J］. Circ Cardiovasc Imaging, 2010, 3（5）: 559 – 566.

［16］郭向娇, 李建彬, 武恩平, 等. 郑州市中老年居民糖尿病流行病学特征及危险因素［J］. 江苏预防医学, 2020,31（5）:553 – 557.

［17］马纪林, 张雪平. 上海市泗泾地区 >40 岁非糖尿病人群 3 年转归及相关因素分析［J］. 江苏预防医学, 2019,30（4）:409 – 413.

［18］Dale CE, Fatemifar G, Palmer TM, et al. Causal associations of adiposity and body fat distribution with coronary heart disease, stroke subtypes, and type 2 diabetes mellitus: a mendelian randomization analysis［J］. Circulation, 2017,135:2373 – 2388.

［19］Grundvold I, Bodegard J, Nilsson PM, et al. Body weight and risk of atrial fibrillation in 7 169 patients with newly diagnosed type 2 diabetes: an observational study［J］. Cardiovascular Diabetology, 2015,14（1）:5.

［20］Hsu J, Yang Y, Chuang S, et al. Underweight is a major risk factor for atrial fibrillation in Asian people with type 2 diabetes mellitus［J］. Cardiovascular Diabetology, 2021, 20（1）:226.

［21］Lee H, Choi E, Han K, et al. High variability in bodyweight is associated with an increased risk of atrial fibrillation in patients with type 2 diabetes mellitus: a nationwide cohort study［J］. Cardiovascular Diabetology, 2020, 19（1）:78.

［22］Schnabel RB, Yin X, Gona P, et al. 50 year trends in atrial fibrillation prevalence, incidence, risk factors, and mortality in the Framingham Heart Study: a cohort study［J］. The Lancet, 2015,386（9989）:154 – 162.

［23］Bisson A, Bodin A, Fauchier G, et al. Sex, age, type of diabetes and incidence of atrial fibrillation in patients with diabetes mellitus: a nationwide analysis［J］. Cardiovascular Diabetology, 2021,20（1）:24.

［24］Méndez BM, Muñoz RN, Jiménez GR, et al. Women with atrial fibrillation and type 2 diabetes have a higher incidence of hospitalization and undergo ablation or pacemaker implantation less frequently than men［J］. European Journal of Internal Medicine, 2017,42:67 – 73.

［25］Vallakati A, Reddy M, Sharma A, et al. Impact of gender on outcomes after atrial fibrillation ablation. International Journal of Cardiology, 2015,187:12 – 16.

［26］Shi L, Shu XO, Li H, et al. Physical activity, smoking, and alcohol consumption in association with incidence of type 2 diabetes among middle aged and elderly Chinese men［J］. PLoS One, 2013,8:e77919.

［27］White WB, Cain LR, Benjamin EJ, et al. High-Intensity Cigarette Smoking Is Associated With Incident Diabetes Mellitus In Black Adults: The Jackson Heart Study［J］. J Am Heart Assoc, 2018,7（2）:e007413.

［28］Liu X, Bragg F, Yang L, et al. Smoking and smoking cessation in relation to risk of diabetes in Chinese men and women: a 9 – year prospective study of 0.5 million people［J］. The Lancet Public Health, 2018,3（4）:167 – 176.

［29］Imtiaz AM, Mosley CD, Neal WT, et al. Smoking and risk of atrial fibrillation in the reasons for geographic and racial differences in stroke（REGARDS）study［J］. J Cardiol, 2018,71（2）:113 – 117.

［30］Aune D, Schlesinger S, Norat T, et al. Tobacco smoking and the risk of atrial fibrillation: a systematic review and meta-analysis of prospective studies［J］. Eur J Prev Cardiol, 2018,25（13）:1437 – 1451.

［31］Pan A, Wang Y, Talaei M, et al. Relation of active, passive, and quitting smoking with incident type 2 diabetes: a systematic review and meta-analysis［J］. Lancet Diabetes Endocrinol, 2015,3（12）:958 – 967.

［32］Pan A, Wang Y, Talaei M, et al. Relation of smoking with total mortality and cardiovascular events among patients with diabetes mellitus: a meta-analysis and systematic review［J］. Circulation, 2015,132（19）:1795 – 1804.

［33］Ahmed AT, Karter AJ, Warton EM, et al. The Relationship Between Alcohol Consumption and Glycemic Control Among Patients with Diabetes: The Kaiser Permanente Northern California Diabetes Registry［J］. Journal of General Internal Medicine, 2008,23（3）:275 – 282.

［34］Koppes LL, Dekker JM, Hendriks HF, et al. Meta-analysis of the relationship between alcohol consumption and coronary heart disease and mortality in type 2 diabetic patients［J］. Diabetologia, 2006,49（4）: 648 – 652.

［35］Susanna C, LarssonHD, Nikola D. Alcohol Consumption and Risk of Atrial Fibrillation［J］. JULY, 22, 2014: 281 – 289.

［36］Voskoboinik A, Wong G, Lee G, et al. Moderate alcohol

consumption is associated with atrial electrical and structural changes: Insights from high-density left atrial electroanatomic mapping[J]. Heart Rhythm, 2019, 16 (2): 251-259.

[37] McManus DD, Yin X, Gladstone R, et al. Alcohol Consumption, Left Atrial Diameter, and Atrial Fibrillation[J]. J Am Heart Assoc, 2016, 5(9): e004060.

[38] Kim YG, Han KD, Choi JI, et al. Frequent drinking is a more important risk factor for new-onset atrial fibrillation than binge drinking: a nationwide population-based study [J]. Europace, 2020, 22(2): 216-224.

[39] Choi YJ, Han KD, Choi EK, et al. Alcohol abstinence and the risk of atrial fibrillation in patients with newly diagnosed type 2 diabetes mellitus: a nationwide population-based study[J]. Diabetes Care, 2021, 44: 1393-1401.

[40] Jani BD, Nicholl BI, McQueenie R, et al. Multimorbidity and comorbidity in atrial fibrillation and effects on survival: findings from UK Biobank cohort [J]. Europace, 2018, 20(3): f329-f336.

[41] Gumprecht J, Domek M, Lip GYH, et al. Invited review: hypertension and atrial fibrillation: epidemiology, pathophysiology, and implications for management[J]. J Hum Hypertens, 2019, 33(12): 824-836.

[42] Gorenek B, Pelliccia A, Benjamin EJ, et al. European Heart Rhythm Association (EHRA)/European Association of Cardiovascular Prevention and Rehabilitation (EACPR) position paper on how to prevent atrial fibrillation endorsed by the Heart Rhythm Society(HRS) and Asia Pacific Heart Rhythm Society (APHRS) [J]. Europace, 2017, 19: 190-225.

[43] Krittayaphong R, Rangsin R, Thinkhamrop B, et al. Prevalence and associating factors of atrial fibrillation in patients with hypertension: a nation-wide study[J]. BMC Cardiovasc Disord, 2016, 16: 57.

[44] Rahman F, Yin X, Larson MG, et al. Trajectories of risk factors and risk of new-onset atrial fibrillation in the Framingham Heart Study[J]. Hypertension, 2016, 68 (3): 597-605.

[45] Neal WT, Soliman EZ, Qureshi W, et al. Sustained prehypertensive blood pressure and incident atrial fibrillation: the Multi-Ethnic Study of Atherosclerosis[J]. J Am Soc Hypertens, 2015, 9(3): 191-196.

[46] Kim YG, Han KD, Choi JI, et al. Impact of the Duration and Degree of Hypertension and Body Weight on New-Onset Atrial Fibrillation: A Nationwide Population-Based Study[J]. Hypertension, 2019, 74(5): e45-e51.

[47] Larstorp ACK, Stokke IM, Kjeldsen SE, et al. Antihypertensive therapy prevents new-onset atrial fibrillation in patients with isolated systolic hypertension: the LIFE study [J]. Blood Press, 2019, 28(5): 317-326.

[48] Mitchell GF, Vasan RS, Keyes MJ, et al. Pulse pressure and risk of new-onset atrial fibrillation[J]. JAMA, 2007, 297(7): 709-715.

[49] Lee SS, Ae Kong K, Kim D, et al. Clinical implication of an impaired fasting glucose and prehypertension related to new onset atrial fibrillation in a healthy Asian population without underlying disease: a nationwide cohort study in Korea[J]. Eur Heart J, 2017, 38(34): 2599-2607.

[50] Qi W, Zhang N, Korantzopoulos P, et al. Serum glycated hemoglobin level as a predictor of atrial fibrillation: A systematic review with meta-analysis and metaregression[J]. PLoS One, 2017, 12(3): e0170995.

[51] Fatemi O, Yuriditsky E, Tsioufis C, et al. Impact of intensive glycemic control on the incidence of atrial fibrillation and associated cardiovascular outcomes in patients with type 2 diabetes mellitus[J]. Am J Cardiol, 2014, 114(8): 1217.

[52] 管枫, 张德玲, 张叶敏, 等. 2型糖尿病发生心房颤动的相关因素分析[J]. 中国心脏起搏与心电生理杂志, 2016, 30(3): 238.

[53] Huxley RR, Lopez FL, Folsom AR, et al. Absolute and attributable risks of atrial fibrillation in relation to optimal and borde rline risk factors: the Atherosclerosis Risk in Communities (ARIC) study[J]. Circulation, 2011, 123 (14): 1501.

[54] Ko S, Park Y, Yun J, et al. Severe hypoglycemia is a risk factor for atrial fibrillation in type 2 diabetes mellitus: Nationwide population-based cohort study[J]. Journal Of Diabetes And Its Complications, 2018, 32(2): p157-p163.

[55] Saito S, Teshima Y, Fukui A, et al. Glucose fluctuations increase the incidence of atrial fibrillation in diabetic rats [J]. Cardiovasc Res, 2014, 104(1): 5.

[56] Haywood LJ, Ford CE, Crow RS, et al. Atrial Fibrillation at Baseline and During Follow-Up in ALLHAT (Antihypertensive and Lipid-Lowering Treatment to Prevent Heart Attack Trial)[J]. J Am Heart Assoc, 2009, 54(22):

2023 – 2031.

[57] Watanabe H, Tanabe N, Yagihara N, et al. Association Between Lipid Profile and Risk of Atrial Fibrillation-Niigata Preventive Medicine Study [J]. Circulation Journal, 2011,75(12):2767 – 2774.

[58] Huang J, Liu L, Yu Y, et al. A nonlinear relationship between low density lipoprotein cholesterol levels and atrial fibrillation among patients with hypertension in China[J]. Annals of Palliative Medicine, 2020,9(5):2953 – 2961.

[59] Harrison SL, Lane DA, Banach M, et al. Lipid levels, atrial fibrillation and the impact of age:Results from the LIPIDOGRAM2015 study [J]. Atherosclerosis, 2020, 312:16 – 22.

[60] Kuwabara M, Niwa K, Nishihara S, et al. Hyperuricemia is an independent competing risk factor for atrial fibrillation[J]. International Journal Of Cardiology, 2017,231: 137 – 142.

[61] Valbusa F, Bertolini L, Bonapace S, et al. Relation of Elevated Serum Uric Acid Levels to Incidence of Atrial Fibrillation in Patients With Type 2 Diabetes Mellitus[J]. The American Journal of Cardiology, 2013, 112（4）: p499 – p504.

[62] Huang SS, Huang PH, Wu TC, et al. Association of serum bilirubin with contrast-induced nephropathy and future cardiovascular events in patients undergoing coronary intervention[J]. PLoS One, 2012,7(8):e42594.

[63] Chen S, Chung F, Chao T, et al. A link between bilirubin levels and atrial fibrillation recurrence after catheter ablation[J]. Journal of the Chinese Medical Association, 2019,82(3): 175 – 178.

[64] Gazzin S, Vitek L, Watchko JF, et al. A Novel Perspective on the Biology of Bilirubin in Health and Disease[J]. Trends in Molecular Medicine, 2016,22(9):758 – 768.

[65] Kim J, Yang P, Park B, et al. Association of proteinuria and incident atrial fibrillation in patients with diabetes mellitus:a population – based senior cohort study [J]. Scientific Reports, 2021,11(1):17013.

[66] 雷微，王艳. 2 型糖尿病合并非酒精性脂肪性肝病患者发生房颤的危险因素[J]. 重庆医科大学学报, 2017, 42(7):789 – 882.

第 3 章
糖尿病合并心房颤动患者的心脏超声评估

富华颖

3.1 引言

　　房颤是临床中最常见的心律失常,糖尿病是一种常见的慢性代谢性疾病,两者的发病率逐年上升。同时,越来越多的研究证实,糖尿病是房颤的独立危险因素。超声心动图在评估糖尿病合并房颤患者的心脏结构、功能及决定治疗策略方面发挥着重要作用。相关指南推荐,应用超声心动图评估心脏结构及功能可指导房颤患者的治疗。本章将对各种超声心动图技术在糖尿病合并房颤患者的诊断及治疗过程中发挥的作用予以讨论。

3.2 心房颤动与糖尿病

　　房颤是规则有序的心房电活动被快速无序的颤动波所取代,使心房失去有效收缩和舒张,心房泵血功能减弱或丧失,加之房室结对快速心房激动的传导减慢,引起心室极不规则的反应[1]。心室律紊乱、心功能受损和心房附壁血栓的形成是房颤患者的主要病理生理特点。糖尿病是一种由胰岛素分泌和(或)利用障碍引起的以慢性高血糖为特征的代谢性疾病,可导致多系统器官与组织的功能减退及衰竭[2]。近年来,随着人们生活方式的改变,糖尿病的发病率在世界范围内急剧上升,已经成为严重威胁人类健康的常见病。随着研究的进展,人们发现两者之间存在明显的关联性。

　　一项队列研究中,对年龄与性别相匹配的34 744例糖尿病患者和非糖尿病患者进行随访,结果表明糖尿病患者的房颤发病率增加了44%[3]。一项荟萃分析纳入7项前瞻性队列研究和4项病例对照研究(共1 686 097例患者),结果提示糖尿病患者的房颤发病风险增加约40%[4]。因此,糖尿病是房颤患病率增加的独立危险因素;并且,糖尿病被包含在房颤的CHADS2和CHA2DS2-VASc评分中,会增加房颤患者的脑卒中风险,并与房颤患者的住院率和死亡率增加相关。

3.3 糖尿病合并心房颤动患者的超声评估

3.3.1 经胸超声心动图

3.3.1.1 二维及M型超声测量

　　经胸超声心动图(TTE)被推荐用于评估左心大小和功能,以及心脏瓣膜疾病、右心大小和收缩功能,并进一步指导房颤患者的治疗[5]。二维超声心动图能充分地显示心脏和大血管不同切面的解剖结构,初步判断组织的结构和功能,实时显示心腔、瓣膜和血管的情况,是目前TTE主要的应用。M型超声心动图是在一维上成像的超声检查技术,虽不能直观立体地显示心脏的结构和功能,但可准确分析和测定局部活动幅度及速率等重要数据。一直以来,二维和M型超声在心脏结构和功能的评估中占有重要地位。

评估心脏结构变化

　　房颤患者由于左心房丧失了节律的机械活动,导致血液在心房内淤积,心房压升高,心肌纤维被拉长,从而导致心房扩张,具体表现为左心房大小、面积及容积的增大[6]。一项 TTE 队列研究中,通过 M 型超声测量评估 3465 例非瓣膜性房颤患者的左心房内径,结果显示房颤患者的平均左心房内径明显大于窦性心律者[7]。Parkash 等[8]对 556 例新发房颤患者进行了随访,根据患者的临床症状和心电图记录,以及患者随访 2 年和 4 年的情况将患者分为无房颤复发、阵发性房颤或慢性房颤。研究结果显示,TEE 检查基线左心房内径及容积越大,患者越容易进展为慢性房颤;而房颤无复发或阵发性房颤的患者在 4 年内左心房内径及容积没有变化。这两项研究表明了房颤与左心房增大互为因果。此外,左心房内径大小对房颤患者的死亡率和脑卒中风险也有显著的独立预后价值(死亡和脑卒中风险都随左心房扩大而增加)[9,10]。左心房结构改变不仅可预测房颤发生,也被认为是房颤复发的预测因素。

同时,糖尿病也会引起心房重构,Kadappu 等[11]将 73 例糖尿病患者与年龄和性别匹配的正常对照组进行比较,研究结果显示糖尿病患者的左心房相较正常对照组增大。除心房大小的变化外,Lee 等[12]的研究数据表明,随着糖耐量和胰岛素抵抗受损,糖尿病患者的室间隔、左心室后壁厚度及左心室重量大于非糖尿病患者,且随着糖尿病病程的延长而呈显著的线性趋势。此外,左心房重构在糖尿病患者的预后中具有重要作用。

评估心脏功能变化

糖尿病被认为是心力衰竭发生的主要因素,即使在无冠状动脉疾病和高血压的 LVEF 保留的患者中,这种情况被称为糖尿病性心肌病。其发病机制被认为是多因素的,确切原因尚不清楚[13]。既往研究[14]通过 TEE 测量显示糖耐量异常和胰岛素抵抗与心脏结构及功能异常密切相关,而舒张功能的改变发生得更早,广泛的心肌纤维化可导致心脏舒张功能障碍,这在糖尿病患者中很常见。而在房颤患者中,左心房舒张功能下降是左心房、左心耳重构的重要因素[15,16]。尽管经食管超声心动图(TOE)能更好地评估左心耳结构、形态及是否存在血栓,但 Ayirala 等[17]证实 TTE 测量的较高的左心房容积和(或)LVEF 下降是非瓣膜性房颤患者左心耳血栓形成风险增加的

重要标志。同样,Doukky 等[18]研究发现,LVEF 与左心房容积指数(LAVI)的比值 <1.5 对检测左心耳血栓具有 100% 的敏感性。这显示了 TTE 的一些指标也可用于评估左心耳血栓形成的风险。

3.3.1.2　组织多普勒超声心动图

超声心动图组织多普勒成像(TDI)可以显示心脏血流的速度、方向和性质,从而提供心脏和血管的血流动力学信息。血流的多普勒指标是反映心脏舒张功能障碍的重要指标。Dons 等[19]通过彩色 TDI 分别测量了 313 例房颤患者的二尖瓣环收缩期血流速度(s')、二尖瓣环舒张早期血流速度(e')及纵向位移(LD),发现与高 s' 和 e' 患者相比,低 s' 和 e' 患者的死亡风险高达 3 倍以上,且 LD 也被证明是多变量调整后患者结局的重要预测因子。研究表明,s' 和 e' 都是房颤患者死亡率的强预测指标,两者组合则更是一项重要的预后标志物。此外,TDI 指标对电复律后房颤早期复发也有一定的预测价值,Karaliute 等[20]的研究表明,二尖瓣舒张早期血流峰值速度(E)与 e' 和 s' 乘积的比值和 E/e' 比值可预测持续性房颤患者心脏电复律后早期房颤的复发。

由于左心房是房颤发生过程中最重要的心腔,因此,心房传导时间的测量被认为是确定房颤发生风险的重要参数。电生理检查是评估心房传导时间的金标准,但电生理检查是一种侵入性的检测方法,因此,寻求非侵入性方法进行评估非常重要。超声心动图 TDI 在评估心房传导时间方面已被证明是一种有用的技术。Merckx 等[21]证实,超声心动图 TDI 可用于测量心房电激动的总持续时间,对识别房颤风险具有重要价值。Saito 等[22]进一步研究证实了超声心动图 TDI 测量的房室传导时间可以代替电生理测量的房室传导时间以评估左心房传导特征。最新研究也表明,TDI 衍生的心房电机械活动延迟可用于监测阵发性房颤,Akamatsu 等[23]回顾性地分析了 63 例阵发性房颤患者的 TDI 记录,将 33 例具有多种心血管危险因素但没有房颤史的患者和 50 名健康个体作为疾病和健康对照组。结果显示心房电机械活动延迟可用于识别有房颤风险的患者,作者也认为此结果需要通过大规模的前瞻性研究来进一步证实。

同样，TDI 在糖尿病患者的评估中也具有重要作用。既往研究显示，糖尿病患者的心肌损伤首先会影响心肌舒张功能，在心肌舒张功能障碍的糖尿病患者中，二尖瓣舒张早期血流峰值速度与二尖瓣舒张晚期血流峰值速度的比值（E/A）和左心房大小发生显著改变具有相关性，而 TDI 是诊断舒张功能障碍的简单有价值且非侵入性的成像方式[24]。Suran 等[25]对 53 例血压正常的 1 型糖尿病患者进行了详细的 TDI 分析，结果显示，与健康对照组相比，1 型糖尿病患者的舒张期二尖瓣环速度室间隔侧心肌舒张期血流峰值速度（E'ept）及侧壁心肌舒张期血流峰值速度（E'lat）明显下降，表明 TDI 对于检测 1 型糖尿病患者左、右心室的亚临床舒张功能下降发挥重要作用。

3.3.1.3　应变及应变率成像

应变和应变率是一种通过斑点追踪技术测量并评价局部心肌功能的成像方式，对早期的心肌功能障碍有很高的敏感性。Kadappu 等[11]的研究证实左心房增大与左心房功能障碍相关，通过二维斑点追踪应变和应变率分析进行评估。结果显示糖尿病组室间隔及左心室游离壁的基底段、中间段和心尖段心肌应变均减低。Mochizuki 等[13]通过对 144 例无冠状动脉疾病的无症状糖尿病患者进行整体纵向应变的评估测量，结果显示，糖尿病并发症、高甘油三酯血症和超重/肥胖与 LVEF 保留的无症状糖尿病患者早期阶段的左心室心肌功能障碍密切相关。在 Jiang 等[26]设计的一项前瞻性研究中，50 例合并原发性高血压的阵发性房颤患者与 50 例仅有原发性高血压而无阵发性房颤患者的对照组相比，在 12 个月和 24 个月的随访中，通过二维斑点追踪技术测量的结果显示，阵发性房颤患者左心房应变及应变率显著下降。

应变和应变率在糖尿病患者的心脏功能评估中也具有重要作用。一项前瞻性、观察性的病例对照研究招募了 54 例 1 型糖尿病患者及 53 名年龄和性别匹配的对照组，结果显示在 1 型糖尿病患者中，青少年和年轻人的左心房应变较对照组低，>30 岁的成年患者左心房僵硬度增加[27]。左心室舒张功能障碍被认为是糖尿病性心肌病患者首先出现的亚临

床表现，过去几年间的研究结果表明，通过斑点追踪超声心动图测量的亚临床收缩功能障碍可能出现在舒张功能障碍前。Minciună 等[28]在 PubMed 中检索了 2015 年 6 月 1 日至 2020 年 6 月 1 日期间斑点追踪超声心动图评估糖尿病性心肌病的所有文献，结果表明，早期糖尿病性心肌病阶段确实存在亚临床收缩功能障碍，伴或不伴舒张功能障碍，以上结果有利于糖尿病性心肌病的早期发现。

3.3.2　经食管超声心动图

TOE 是在房颤电转复和射频消融术前检测左心耳血栓最具敏感性和特异性的技术[29]。这是因为经食管超声探头更接近左心房，观察左心房的结构较 TTE 更准确，不易受到心脏外组织回声的干扰，多用于发现左心房血栓和难以明确的心内解剖异常。多平面 TOE 可清晰显示左心耳血栓或其他潜在的心腔内栓子，且 TOE 可清晰显示自发性超声显影，致密的自发性超声显影是血栓形成前状态，较单独的云雾影具有更重要的预后意义[30]。左心耳内血栓是非瓣膜性房颤脑卒中的主要原因，心脏复律或房颤消融术前预测左心耳血栓的存在至关重要。尽管心腔内超声、心脏计算机断层扫描和心血管磁共振成像是有希望的替代方法，但诊断左心耳血栓的金标准仍然是 TOE。当 TOE 发现左心耳血栓时，可进一步指导治疗方案的改变[31]。

Thambidorai 等[32]的一项临床研究表明，与临床或 TTE 相比，TOE 在预测血栓栓塞方面表现出独特获益，研究中发生栓塞事件的患者经 TOE 观察显示心房内均无血栓，结果表明 83.3% 的患者存在其他来源的栓塞，经 TOE 确定左心耳内血栓并经抗凝治疗的患者均未发生栓塞。这很好地说明了 TOE 在指导房颤患者合并左心耳血栓的抗凝治疗方案中的重要作用。

Yosefy 等[33]的一项回顾性研究分析了患有房颤的糖尿病患者和非糖尿病患者之间的左心耳重构的差异，实时三维 TOE 检测结果表明，合并糖尿病的房颤患者左心耳口部直径增大及血流速度下降。因此，左心耳的形状和血流动力学分析可能对糖尿病合并房颤患者的血栓栓塞风险评估和治疗具有重要意义。流速 >40cm/s 表明左心耳内有足够的血

流,血栓形成的风险较低[34]。流速<20cm/s则表明左心耳存在机械功能障碍,与血栓的形成密切相关[35]。

房颤导管消融术是一种行之有效的预防房颤复发的治疗方法,与抗心律失常药物相比,对维持窦性心律及改善患者症状是一种安全且优先的选择。2017年关于房颤消融的共识声明将TOE定位为Ⅱa级推荐,表明了TOE在房颤消融术前的重要性。但TOE在房颤消融的每一个病例中都是必要的吗?Balouch及其同事[36]评估了2010—2015年间TOE使用的趋势、左心房血栓的检出率和围术期脑血管意外的发生率。他们发现,尽管手术前TOE检测的频率下降,但脑血管意外的发生率并没有改变。这表明在不增加手术前后不良事件的情况下,可以减少手术前TOE的患者数量。为了减少术前TOE的检测频率,我们需要建立一种方法来识别无心房血栓风险的患者群体。据报道,CHA2DS2-VASc评分为0分的患者没有1例出现心房血栓[37]。然而,Frenkel及其同事[38]描述了一例持续性房颤患者出现心房血栓,该患者CHA2DS2-VASc评分为0分。如上所示,持续性房颤是心房血栓的一个强危险因素。因此,即使CHA2DS2-VASc评分为0分,持续性房颤患者术前TOE也是必要的。研究表明,我们需要一种新型血栓栓塞评分系统,以期能够更精确和有效地预测心房血栓。

3.3.3 心腔内超声心动图

心腔内超声心动图(ICE)是一项与心导管检查相结合的超声新技术,是在特制的心导管顶端安装微型超声换能器,经血管插入心腔内观察心脏解剖结构及进行生理功能检查的超声显像方法,主要在房颤导管消融术中使用。房颤导管消融术是一种有效且相对安全的治疗方法,使用ICE可在导管消融术中及时诊断可能发生的心脏穿孔、心包积液、食管损伤及肺静脉缩窄等影响手术效果的不良事件。此外,通过ICE监测可以检测左心房血栓形成,从而指导加强抗凝治疗,在血栓牢固附着于导管的情况下,ICE可以引导血栓撤回到右心房。总之,实时ICE监测可以避免导管消融术的严重并发症的发生,降低患者死亡率[39]。而另一项荟萃分析[40]比较了非瓣膜性房颤患者分别在ICE和TOE指导下进行的手术成功率和结局数据。结果显示ICE的技术成功率与TOE显著相似,两组围术期并发症差异无统计学意义,使用ICE与TOE的手术死亡率也相似。

左心耳封堵术已成为长期抗凝禁忌的非瓣膜性房颤患者的一种替代性预防策略,TOE一直是左心耳封堵术指导的黄金标准成像方式。尽管ICE已成为指导左心耳封堵术的替代方案,但有关其日常安全性和成本效益的数据仍然有限。Patel等[41]研究发现ICE可提供足够的视图来监测左心耳封堵术,ICE引导封堵术已经证明了其安全性和有效性,并提高了手术效率。Alkhouli等[42]入选了286例患者进行左心耳封堵术,术中196例患者采用TOE监测,90例患者通过ICE监测,两组基线特征相似。结果表明,ICE组和TOE组中分别有97.8%和97.4%的患者取得了手术成功,ICE组没有患者需要转换为TOE或全身麻醉,ICE组和TOE组中,分别有3.3%和4.1%的患者发生重大手术相关事件,而ICE组的住院费用较TOE组高。这表明,与TOE引导的左心耳封堵术相比,有着相似临床结局的ICE引导的左心耳封堵术有着更高的住院费用,这也是ICE的一个缺点。

3.3.4 实时三维超声心动图

实时三维超声心动图(RT-3DE)可显示心脏在心动周期中运动的立体影像,不仅从多角度、多方位及多水平观察运动中心脏的三维空间结构变化,还可以对心脏进行三维空间上的准确测量。Zhang等[43]分别使用RT-3DE及二维超声心动图测量房颤患者左心房容积和功能,RT-3DE与二维超声心动图在测量左心房舒张末期容积、左心房收缩末期容积及LVEF方面无显著差异。研究结果表明,RT-3DE与二维超声心动图测量房颤患者左心房容积和功能一样准确可行。

在左心耳封堵术中,Streb等[44]的研究表明,实时三维经食管超声心动图(RT-3D TEE)较二维经食管超声心动图(2D TEE)可观察到更大的左心耳开口和封堵器锚定区内径,且RT-3D TEE显示出较小的观察者之间和观察者内部的差异性,并且与封堵器的植入有更好的一致性。Ottaviano等[45]证明了冷冻球囊消融术在 RT – 3DE TEE 指导下是安全可行的,其做到对左心房及其邻近结构的完美可视化,更重要的是,它被证明可有效地指导术者在所有静脉中实现完全堵闭和成功隔离。房颤患者导管消融术后,左心房出现持续性结构和功能重构,这通过三维超声心动图获得的左心房容积指数在房颤射频导管消融术疗效预测中较二维超声心动图测量更有帮助[46]。左心房容积和功能与射频消融术后阵发性房颤的复发有关,Hongning 等[47]通过 RT – 3DE 对 88 例首次进行肺静脉隔离的房颤患者的左心房容积、功能及达到收缩期最小容积时间的标准差(Tmsv – SD)进行评估。其中,Tmsv – SD 代表了左心房非同步化运动。结果显示,射频消融术后有无房颤复发患者的左心房容积及功能之间没有差异,而 Tmsv – SD 存在显著差异。提示在左心室功能正常且左心房正常/轻度增大的患者中,通过 RT – 3DE 评估左心房 Tmsv – SD 是射频消融术后房颤复发的有用预测指标。此外,RT – 3DE 也可用于评估糖尿病患者左心房容积和功能的变化,并可用于监测与疾病进展相关的损伤[48]。RT – 3DE 和心肌声学造影的联合可监测到糖尿病患者的亚临床心肌功能障碍和心肌微血管灌注受损[49]。

3.4 结语

综上所述,房颤可导致心房扩大、心室律(率)紊乱、心功能受损和心房附壁血栓的形成等心脏结构及功能的改变,且该病常常与糖尿病合并存在。糖尿病患病率的稳步上升可能会进一步增加房颤的患病率,使患者症状加重、生活质量降低、住院率和死亡率上升;任何预防和治疗糖尿病的努力都可能减少房颤的负担。超声心动图作为一项评估心脏结构及功能的重要技术,利用各种超声心动图技术对糖尿病及房颤引起的心脏结构及功能变化早期做出准确的评估和诊断,从而采取合适的治疗方案,将有效降低患者的住院率和死亡率,改善患者预后。心腔内超声心动图、实时三维超声心动图等超声新技术在左心耳封堵术及房颤射频导管消融术中均显示了其独特的优点。然而,各种超声技术也存在其不足之处,超声心动图各项技术的综合应用为糖尿病合并房颤患者的诊断及治疗展现了美好的前景。

参考文献

[1] 杨进刚. 心房颤动的诊断与药物治疗(中国专家共识)[J]. 心脑血管病防治, 2008(04):215 – 222.

[2] American Diabetes Association. Diagnosis and classification of diabetes mellitus[J]. Diabetes Care, 2013,36 Suppl 1(Suppl 1):S67 – S74.

[3] Nichols GA, Reinier K, Chugh SS. Independent contribution of diabetes to increased prevalence and incidence of atrial fibrillation[J]. Diabetes Care, 2009,32(10):1851 – 1856.

[4] Huxley RR, Filion KB, Konety S, et al. Meta-analysis of cohort and case-control studies of type 2 diabetes mellitus and risk of atrial fibrillation[J]. Am J Cardiol, 2011,108(1):56 – 62.

[5] Hindricks G, Potpara T, Dagres N, et al. ESC Scientific Document Group. 2020 ESC Guidelines for the diagnosis and management of atrial fibrillation developed in collaboration with the European Association for Cardio-Thoracic Surgery (EACTS): The Task Force for the diagnosis and management of atrial fibrillation of the European Society of Cardiology (ESC) Developed with the special contribution of the European Heart Rhythm Association (EHRA) of the ESC[J]. Eur Heart J, 2021,42(5):373 – 498.

[6] Russo I, Frangogiannis NG. Diabetes-associated cardiac fibrosis: Cellular effectors, molecular mechanisms and therapeutic opportunities[J]. J Mol Cell Cardiol, 2016,90:84 – 93.

[7] Dittrich HC, Pearce LA, Asinger RW, et al. Left atrial diameter in nonvalvular atrial fibrillation: An echocardiographic study. Stroke Prevention in Atrial Fibrillation Investigators[J]. Am Heart J, 1999,137(3):494 – 499.

[8] Parkash R, Green MS, Kerr CR, et al. The association of left atrial size and occurrence of atrial fibrillation: a prospective cohort study from the Canadian Registry of Atrial Fibrillation[J]. Am Heart J, 2004,48(4): 649 – 654.

[9] Benjamin EJ, D'Agostino RB, Belanger AJ, et al. Left atrial size and the risk of stroke and death. The Framingham Heart Study[J], Circulation,1995,92(4):835 – 841.

[10] Benjamin EJ, Wolf PA, D'Agostino RB, et al. Impact of atrial fibrillation on the risk of death: the Framingham Heart Study[J]. Circulation, 1998,98(10):946 – 952.

[11] Kadappu KK, Boyd A, Eshoo S, et al. Changes in left atrial volume in diabetes mellitus: more than diastolic dysfunction[J]. Eur Heart J Cardiovasc Imaging, 2012,13(12):1016 – 1023.

[12] Lee M, Gardin JM, Lynch JC, et al. Diabetes mellitus and echocardiographic left ventricular function in free-living elderly men and women: The Cardiovascular Health Study[J]. Am Heart J,133(1):36 – 43.

[13] Mochizuki Y, Tanaka H, Matsumoto K, et al. Clinical features of subclinical left ventricular systolic dysfunction in patients with diabetes mellitus[J]. Cardiovasc Diabetol, 2015,14:37.

[14] Demmer RT, Allison MA, Cai J, et al. Association of Impaired Glucose Regulation and Insulin Resistance With Cardiac Structure and Function: Results From ECHO-SOL (Echocardiographic Study of Latinos)[J]. Circ Cardiovasc Imaging, 2016,9(10): e005032.

[15] Rosenberg MA, Manning WJ. Diastolic dysfunction and risk of atrial fibrillation[J]. Circulation, 2012,126(19): 2353 – 2362.

[16] Yu HT, Lee JS, Kim TH, et al. Advanced left atrial remodeling and appendage contractile dysfunction in woman than men among the patients with atrial fibrillation: potential mechanism for stroke[J]. J Am Heart Assoc, 2016; 5: e003361.

[17] Ayirala S, Kumar S, O'Sullivan DM, et al. Echocardiographic predictors of left atrial appendage thrombus formation[J]. J Am Soc Echocardiogr, 2011,24(5):499 – 505.

[18] Doukky R, Khandelwal A, Garcia-Sayan E, et al. External validation of a novel transthoracic echocardiographic tool in predicting left atrial appendage thrombus formation in patients with nonvalvular atrial fibrillation [J]. Eur Heart J, 2013,14(9):876 – 881.

[19] Dons M, BieringSørensen T, Jensen JS, et al. Systolic and Diastolic Function by Tissue Doppler Imaging Predicts Mortality in Patients with Atrial Fibrillation[J]. J Atr Fibrillation, 2015,8(1):1241.

[20] Karaliute R, Jureviciute J, Jurgaityte J, et al. The Predictive Value of Tissue Doppler Indices for Early Recurrence of Atrial Fibrillation After Electrical Cardioversion [J]. Clin Interv Aging, 2020,15:1917 – 1925.

[21] Merckx KL, De Vos CB, Palmans A, et al. Atrial activation time determined by transthoracic Doppler tissue imaging can be used as an estimate of the total duration of atrial electrical activation[J]. J Am Soc Echocardiogr, 2005, 18(9):940 – 944.

[22] Saito S, Teshima Y, Fukui A, et al. Glucose fluctuations increase the incidence of atrial fibrillation in diabetic rats [J]. Cardiovasc Res, 2014; 104:5 – 14.

[23] Akamatsu K, Ito T, Miyamura M, et al. Usefulness of tissue Doppler-derived atrial electromechanical delay for identifying patients with paroxysmal atrial fibrillation [J]. Cardiovasc Ultrasound, 2020,18(1):22.

[24] Patil MB, Burji NP. Echocardiographic evaluation of diastolic dysfunction in asymptomatic type 2 diabetes mellitus [J]. J Assoc Physicians India, 2012,60:23 – 26.

[25] Suran D, Sinkovic A, Naji F. Tissue Doppler imaging is a sensitive echocardiographic technique to detect subclinical systolic and diastolic dysfunction of both ventricles in type 1 diabetes mellitus[J]. BMC Cardiovasc Disord, 2016, 16:72.

[26] Jiang F, Chen Y, Wu L, et al. Left heart function evaluation of patients with essential hypertension and paroxysmal atrial fibrillation by two-dimensional speckle tracking imaging combined with real-time three-dimensional ultrasound imaging[J]. J Thorac Dis, 2021,13(1):322 – 333.

[27] Ifuku M, Takahashi K, Hosono Y, et al. Left atrial dysfunction and stiffness in pediatric and adult patients with Type 1 diabetes mellitus assessed with speckle tracking echocardiography[J]. Pediatr Diabetes, 2021,22(2):303 – 319.

[28] Minciună IA, Hilda Orăşan O, Minciună I, et al. Assessment of subclinical diabetic cardiomyopathy by speckle-tracking imaging[J]. Eur J Clin Invest, 2021,51(4):e13475.

[29] Klein AL, Grimm RA, Murray RD, et al. Use of transesophageal echocardiography to guide cardioversion in patients with atrial fibrillation[J]. N Engl J Med, 2001,344: 1411 – 1420.

[30] Moreo A, Mauri F. Fibrillazione atriale e cardioversione: ruolo dell'ecocardiografia transesofagea [Atrial fibrillation and cardioversion: role of transesophageal echocardiography][J]. Ital Heart J Suppl, 2005,6(12):780 – 787.

[31] Zhan Y, Joza J, Al Rawahi M, et al. Assessment and Management of the Left Atrial Appendage Thrombus in Patients With Nonvalvular Atrial Fibrillation[J]. Can J Cardiol, 2018,34(3):252 – 261.

[32] Thambidorai SK, Murray RD, Parakh K, et al. ACUTE

investigators. Utility of transesophageal echocardiography in identification of thrombogenic milieu in patients with atrial fibrillation（an ACUTE ancillary study）［J］. Am J Cardiol, 2005,96（7）:935 – 941.

［33］ Yosefy C, Pery M, Nevzorov R, et al. Difference in left atrial appendage remodeling between diabetic and nondiabetic patients with atrial fibrillation［J］. Clin Cardiol, 2020,43（1）:71 – 77.

［34］ Beigel R, Wunderlich NC, Ho SY, et al. The left atrial appendage: anatomy, function, and noninvasive evaluation ［J］. JACC Cardiovasc Imaging,2014,7:1251 – 1265.

［35］ SPAF Ⅲ Investigators. Transesophageal echocardiographic correlates of thromboembolism in high-risk patients with nonvalvular atrial fibrillation. The Stroke Prevention in Atrial Fibrillation Investigators Committee on Echocardiography［J］. Ann Intern Med, 1998,128:639 – 647.

［36］ Balouch M, Ipek E, Chrispin J, et al. Trends in transesophageal echocardiography use, findings, and clinical outcomes in the era of minimally interrupted anticoagulation for atrial fibrillation ablation［J］. JACC Clin Electrophysiol, 2017, 3:329 – 336.

［37］ Harada M, Koshikawa M, Motoike Y, et al. Left atrial appendage thrombus prior to atrial fibrillation ablation in the era of direct oral anticoagulants［J］. Circ J, 2018,82: 2715 – 2721.

［38］ Frenkel D, D'Amato SA, Al-Kazaz M, et al. Prevalence of left atrial thrombus detection by transesophageal echocardiography: A comparison of continuous non-vitamin K antagonist oral anticoagulant versus warfarin therapy in patients undergoing catheter ablation for atrial fibrillation ［J］. JACC Clin Electrophysiol, 2016,2:295 – 303.

［39］ Ren JF, Chen S, Callans DJ, et al. Role of Intracardiac Echocardiography for Catheter Ablation of Atrial Fibrillation: Reduction of Complications and Mortality［J］. J Am Coll Cardiol, 2020,75（10）:1244 – 1245.

［40］ Liang G, Xu B, Wang S, et al. Imaging with intracardiac echocardiography compared to transesophageal echocardiography during left atrial appendage occlusion［J］. Rev Cardiovasc Med, 2020,21（1）:93 – 101.

［41］ Patel A, Venkataraman R, Schurmann P, et al. Left atrial appendage occlusion using intracardiac echocardiography ［J］. Heart Rhythm, 2021,18（2）:313 – 317.

［42］ Alkhouli M, Chaker Z, Alqahtani F, et al. Outcomes of Routine Intracardiac Echocardiography to Guide Left Atrial Appendage Occlusion［J］. JACC Clin Electrophysiol, 2020,6（4）:393 – 400.

［43］ Zhang Q, Wang JF, Dong QQ, et al. Evaluation of left atrial volume and function using single-beat real-time three-dimensional echocardiography in atrial fibrillation patients ［J］. BMC Med Imaging, 2017,21;17（1）:44.

［44］ Streb W, Mitręga K, Podolecki T, et al. Two-dimensional versus three-dimensional transesophageal echocardiography in percutaneous left atrial appendage occlusion［J］. Cardiol J, 2019,26（6）:687 – 695.

［45］ Ottaviano L, Chierchia GB, Bregasi A, et al. Cryoballoon ablation for atrial fibrillation guided by real-time three-dimensional transoesophageal echocardiography: a feasibility study［J］. Europace, 2013,15（7）:944 – 950.

［46］ Hwang J, Park HS, Han S, et al. The impact of catheter ablation of atrial fibrillation on the left atrial volume and function: study using three-dimensional echocardiography ［J］. J Interv Card Electrophysiol, 2020,57（1）:87 – 95.

［47］ Hongning Y, Ruiqin X, Jing W, et al. Assessment of left atrial function and dyssynchrony by real time three-dimensional echocardiography predicts recurrence of paroxysmal atrial fibrillation after radiofrequency ablation［J］. Eur Rev Med Pharmacol Sci, 2018,22（10）:3151 – 3159.

［48］ Li X, Dong Y, Zheng C, et al. Assessment of real-time three-dimensional echocardiography as a tool for evaluating left atrial volume and function in patients with type 2 diabetes mellitus［J］. Aging（Albany NY）, 2020,13（1）: 991 – 1000.

［49］ Li W, Lv XZ, Liu J, et al. Assessment of Myocardial Dysfunction by Three-Dimensional Echocardiography Combined With Myocardial Contrast Echocardiography in Type 2 Diabetes Mellitus［J］. Front Cardiovasc Med, 2021, 8:677990.

第 4 章
糖尿病合并心房颤动患者的影像学评估

吕童莲　宋文华　刘彤

4.1 引言

心电图是目前临床上诊断和评估房颤的主要工具之一,同时,超声心动图、心脏磁共振(CMR)和计算机断层扫描(CT)等影像学检查在房颤患者的管理过程中发挥了重要作用。影像学技术对房颤患者心脏结构和功能的全面评估有助于节律管理策略(节律控制与速率控制)的制订、脑卒中风险分层和预后判断。超声心动图相关内容详见第 3 章,本章将对 CMR 和 CT 在糖尿病合并房颤患者的病情评估、治疗方案及临床综合管理策略制订方面的应用进行讨论。

4.2 CMR 和心脏CT:评估心房结构和功能

近年来,临床医生不再将房颤孤立地界定为单纯的心律失常,而更关注房颤发生的心房病理学基础。心房心肌病不是一种特定的疾病,而是诸多疾病累及心房所致的多种病理改变。2016 年,欧洲心律学会(EHRA)、美国心律学会(HRS)、亚太心律学会(APHRS)和拉丁美洲心律学会(SOLAECE)共同制订了关于心房心肌病的首个专家共识,将其定义为"任何影响心房结构、形态、收缩功能或电生理变化,并产生相关临床表现的心肌病",并进行组织学分类:Ⅰ级以心肌病变为主,发生在孤立性房颤、糖尿病患者或存在遗传易感性的患者;Ⅱ级以纤维化病变为主,发生在吸烟者和老年人群;Ⅲ级同时存在

心肌病变和纤维化病变,发生在心力衰竭和瓣膜疾病患者;Ⅳ级以非胶原纤维浸润为主,主要发生于浸润性疾病,如心房淀粉样变性或肉芽肿病[1]。有学者提出,房颤可促进、加重心房心肌病,反过来,心房心肌病也是房颤发生和维持的基础。房颤患者的心房组织胶原沉积引起心房纤维化、结构和电重构,导致心房心肌病的发生;另一方面,心房纤维化介导的电传导异常促进心房折返环的形成,从而引起房颤[2]。此外,心肌纤维化程度和分布不仅与房颤的发生相关,还与远期并发症、不良事件发生等有关。

糖尿病是房颤发生和维持的最重要的危险因素之一,且通常与房颤合并存在。糖尿病所导致的心房纤维化可使心房激动时间和周期延长、心房局部电压下降,从而导致心律失常发生[3]。心房结构重构、电重构、电机械重构、自主神经重构、氧化应激、缝隙连接重构和血糖波动在糖尿病患者发生房颤的过程中发挥重要作用[3]。采用影像学检查包括 CMR 和心脏 CT,对糖尿病合并房颤患者心房结构和功能进行评估,能更好地制订治疗策略,降低住院率和死亡率。

4.2.1 心脏磁共振

1982 年,磁共振成像(MRI)技术首次应用于临床实践[4],近年来随着技术进步以及心脏结构和病理生理机制的深入探究,MRI 已成为临床上应用最广泛的影像学检查之一。1984 年,钆(GBCA)造影剂的引入是心脏成像的里程碑式进展[5]。与超声心动图和心脏 CT 相比,CMR 在评价心肌组织特点,尤其是纤维化方面具有独特的优势,具有高敏感性和

高特异性。因此 CMR 作为评估房颤患者左心房纤维化程度的无创影像学检查,在房颤的管理和治疗方面应用广泛。

4.2.1.1 评估心房纤维化程度

影像学检查对于心房心肌病的诊断具有一定价值。超声心动图和 CT 均能够评价左心房容积和功能,CMR 由于其在评估心房纤维化方面的优势,逐渐发展成为评价心脏结构和功能的"金标准"。CMR 对软组织有良好的识别能力,可清晰显示心肌和毗邻结构情况,CMR 延迟增强扫描(DE-MRI)已用于评价心房纤维化的程度和范围。DE-MRI 常用钆作为对比剂,也称钆延迟强化磁共振成像(LGE-MRI),钆是一种非特异性细胞外间隙 MRI 对比剂,心肌细胞发生纤维化时,正常心肌组织被纤维瘢痕取代,组织间隙明显增大,可致钆聚集,同时纤维化心肌组织毛细血管密度下降,导致对比剂洗脱延迟,延迟显像时,相应的纤维化区域出现信号增强,与未见增强信号的正常心肌组织形成对比。此外,对比剂能缩短组织的 T1 弛豫时间,因此在 T1 加权成像中,纤维化组织比正常组织有更高的信号强度[6]。在 DECAAF 研究(一项多中心前瞻性研究)中,研究者采用 LGE-MRI 技术评估左心房纤维化程度,并根据纤维化比例进行分级(Utah 分级),从 Ⅰ 级到 Ⅳ 级纤维化严重程度不断增加:Ⅰ 级为 <10%,Ⅱ 级为 10%~20%,Ⅲ 级为 20%~30%,Ⅳ 级为 ≥30%[7]。需要注意的是,房颤的临床表型和心房纤维化程度或心房疾病的进展不一定成正相关,比如阵发性房颤、病史较短的患者可能存在广泛的心房纤维化,相反,病史多年的持续性房颤患者可能有极少量的心房纤维化。

临床实践中,LGE 技术长期以来通常用于评估心室壁,然而对于房颤患者而言,评估心房结构和功能至关重要。由于心房壁(2~4mm)厚度仅为心室壁的 1/3~1/2[8],为了获得更好的空间分辨率,因此 DE-MRI 进行左心房成像时,通常选取 1.5T 或 3.0T 的磁共振扫描设备。此外,与其他部位的核磁成像相比,CMR 可能需要更长的图像采集时间,因为可能会因患者呼吸、心脏运动造成图像伪影。为了避免上述干扰,图像采集通常在左心房舒张期并采用心电触发门控,通过心电的 R 波作为触发识别,经过一定的"延迟时间"后开始采集数据,其中延迟时间的长短根据每位受检者的心率不同自行调整。但是,与 RR 间期稳定(窦性心律)的患者不同,房颤患者心律不齐,由 R 波触发的时间不同,经过相同的延迟时间,心脏的位置和形态发生变化,就会产生伪影。故房颤患者需要在扫描前进行电复律或使用药物复律以恢复窦律,但对于持续性房颤患者来说,伪影是难以避免的。除此之外,为了减少呼吸运动的伪影,临床上通常采用呼吸门控。然而合并其他心肺疾病的患者很难坚持长时间屏气,成像过程中常会采用呼吸导航以减少自由呼吸时因呼吸运动产生的伪影[9]。随着未来影像学技术的不断发展,以上干扰和困难将得到进一步克服和解决,CMR 将进一步应用于房颤患者心房纤维化的评估,从而全面指导临床治疗和预后。

4.2.1.2 CMR 用于房颤消融术前评估

目前临床上房颤复律治疗的主要方法包括药物复律、电复律、介入手术、外科手术等,其中介入手术包括射频导管消融及冷冻球囊导管消融。消融术是房颤心律控制的有效治疗方式,是药物难治性阵发性房颤的 Ⅰ 类适应证[10]。糖尿病合并房颤患者行导管消融与抗心律失常药物治疗相比,可以更好地控制房颤、降低住院率并提高生活质量。研究表明,房颤合并糖尿病患者药物转复窦律成功率显著低于非糖尿病患者[11],因此对于合并糖尿病的房颤患者来说,导管消融可能是更好的选择。Anselmino 等对 19 项相关临床研究进行系统回顾并荟萃分析,结果显示糖尿病患者导管消融的有效性及安全性与无糖尿病人群相比无明显差异,但血糖控制不佳的糖尿病患者,射频消融术后房颤易复发[12]。消融术前 DE-MRI 评估心房纤维化可以判断预后,并指导制订更优化的消融策略。DECAAF 研究包括 260 例首次进行导管消融的房颤患者,在术前用 LGE-MRI 对其左心房纤维化程度进行定量评估,并依据前述 Utah 分期将患者分为 4 组,平均随访 213 天,观察消融术后房颤的复发情况。研究结果显示,接受消融术治疗的阵发性和持续性房颤患者中,CMR 测量的左心房纤维化程度与导管消融术后复发独立相关,且左心房纤维化程度每增加1%,射频消融后房颤复发的风险就会增加5.8%[7]。影响房颤复发的因素有很多,包括年龄、性别、高血压病史、左心房容积等,但其中左心房纤维化可能是预测消融后房颤复发最有意义的因素。接受导管消融术治疗的房颤患者中很大一部分为持续性房颤患者,这部分患者消融效果并不理想,消融后房性心律失常(包括房颤或房性心动过速)复发风险较高[13]。DECAAF Ⅱ研究是继 DECAAF 研究之后,又一项关于 MRI 对导管消融术影响的研究。该研究的主要目的是验证与单纯肺静脉隔离(PVI)相比,MRI 引导心房纤维化消融联合传统 PVI 是否可以改善持续性房颤患者消融成功率。2021年,ESC 年会上公布了 DECAAF Ⅱ研究结果,即心房纤维化程度较轻(UtahⅠ期及Ⅱ期,<20%)的持续性房颤患者,在 PVI 的基础上行纤维化区域消融可以提高手术的有效性,而对于纤维化程度较重的持续性房颤患者,则仅行 PVI 即可[14]。此外,有研究表明,左心房纤维化较重与房颤患者的手术失败显著相关,这表明消融治疗不一定是所有房颤患者的最佳治疗选择[15]。

因此,术前通过 DE - MRI 评估纤维化程度来对房颤患者消融术的获益及风险进行分层,从而为患者制订个体化治疗策略。综合评估后,识别可能手术获益可能性高、风险较低的患者进行消融治疗,而有效避免手术获益可能性低、风险高的患者接受不必要的手术,降低医疗成本。

4.2.1.3 CMR 用于房颤消融术后评估

研究指出,心房纤维化不仅导致房颤易感性增加,还与房颤消融术后复发相关。通过在消融术前及术后行 DE - MRI 评估左心房纤维化,计算左心房残存纤维化,有助于预测术后房颤的复发。Akoum 等纳入 DECAAF 研究中的 177 例房颤患者,于消融术前和术后 3 个月行 DE - MRI 检查,将术后左心房纤维化面积减去术前基线纤维化面积得到消融瘢痕,然后再以基线的纤维化面积减去消融瘢痕得到左心房残存纤维化面积。研究结果显示,残存纤维化面积是心律失常复发的高度预测指标,且残存纤维化面积每增加1%,房颤复发风险增加8%(P<0.01)[16]。因此,可以通过对房颤患者定期行 DE -

MRI 检查,评估左心房纤维化的进展,预测消融后远期心律失常复发的风险。

肺静脉是房颤治疗的关键靶点,PVI 也已成为房颤的一种常规治疗方法,涉及左心房后壁的消融。左心房后壁邻近食管,距离约 2.5mm[17]。因此,房颤消融容易导致食管损伤,主要包括食管热损伤(ETI)、食管溃疡、食管穿孔,严重可导致心房食管瘘(AEF)。AEF 是一种左心房后壁射频消融严重的并发症,死亡率极高[18],因此,早期发现和评估消融术后食管损伤尤为重要。LGE - MRI 因识别炎症和水肿等急性组织损伤方面的显著优势,成为一种有较高价值的无创诊断工具,可用于检测消融后 ETI。LGE - MRI 可用于评估整个严重程度范围内的 ETI,包括 AEF。一项对 1269 例行射频消融术患者的回顾性研究发现,所有经食管胃十二指肠镜检查证实的 ETI 患者在消融 MRI 后 24 小时均出现中重度 LGE,且中重度 LGE 对 ETI 的检测敏感性为100%,特异性为58.1%,阴性预测值为100%[19]。LGE - MRI 在消融后检测 ETI 具有高敏感性和较高阴性预测价值,因此可作为 AEF 前评估 ETI 的有效的无创方法。目前内镜仍然是检测有食管并发症风险的金标准,有研究显示,MRI 可能对轻度非透壁热食管损伤更敏感,但这一价值尚需要未来更大样本量的研究进行验证[20]。综上,LGE - MRI 有可能作为一种检测和长期监测 ETI 进展的无创影像检查方法。

4.2.1.4 脑卒中风险评估

糖尿病作为房颤的危险因素之一,通常与房颤合并存在,预防脑卒中对于房颤患者至关重要。广泛应用于临床的 CHA2DS2 - VASc 风险评分中包括糖尿病,糖尿病是房颤患者发生包括脑卒中在内的各种血栓栓塞事件的已知独立危险因素之一。房颤治疗的主要目的之一是降低脑卒中的风险,脑卒中通常是由静态左心房形成的栓子引起的。目前用于评估房颤患者血栓栓塞风险推荐 CHA2DS2 - VASc 风险评分,但仍有部分低评分的患者存在发生血栓栓塞的风险。研究表明,DE - MRI 检测的左心房纤维化程度与既往脑卒中和左心耳血栓相关[21,22],因此,DE - MRI 测定的左心房纤维化程度可以预测房颤患者脑卒中风险并指导抗凝治疗。

左心房与左心耳是心源性血栓形成的主要部位。TEE 相关研究表明,左心房血流异常是房颤患者血栓形成和脑卒中的独立危险因素[23]。心房四维血流 CMR 作为一种无创检查方法,能够提供心房血流动力学的全部特征。心房四维血流 CMR 能够测量左心房与左心耳在三维下的血液流速,并生成血液滞留图像,识别出 CHA2DS2 - VASc 评分无法识别的已形成心房血栓的房颤患者[24-26]。此外,有学者提出,MRI 可以作为一种独立的影像检查方法来检测左心耳是否有血栓,其敏感性和准确性与 CT 相似。且 MRI 是一种非侵入性的检查,不需要镇静药物,更无须接受辐射和肾毒性对比剂,优于 TEE 和 CT。有研究提出,对基于 T1 和 T2 加权的 MRI 图像进行分析,不仅可以分析出混合血栓的具体成分,还可以评估血栓形成的时间[27]。

综上,CMR 技术对心脏结构及功能的诊断、评估准确性很高,且无电离辐射,是目前很有前景的无创影像学检查手段。CMR 在评估心房纤维化、评估房颤消融预后及制订合适的消融策略等方面有着不可替代的作用。然而,CMR 作为高精检测设备,高成本、高技术的要求导致其普及性有待提高。然而,由于 CMR 检查图像采集时间较长、检查成本较高等因素,该技术较难推广于房颤患者的脑卒中评估。到目前为止,尚无临床实践指南及专家共识推荐 LGE - CMR 常规应用于房颤消融手术的诊治和监测。

4.2.2　计算机断层扫描

心脏 CT 成像越来越多地在常规应用于临床实践,随着成像技术的进步,该技术的空间和时间分辨率不断提升,从而获得了更高质量的诊断图像。心脏 CT 成像的适应证不仅局限于冠心病的评估和风险分层,还适用于结构性心脏病,用于接受几种经皮介入干预治疗的患者术前和术后评估。

4.2.2.1　心外膜脂肪组织

肥胖是一种世界范围内的流行病,患病人群数量不断增加。肥胖对心血管疾病发病率和死亡率有显著影响,也是众所周知的房颤和糖尿病的危险因素之一。心外膜脂肪组织(EAT)是指位于心肌和心包膜脏层之间,并与邻近的心脏结构直接接触的内脏脂肪。已有研究表明 EAT 的体积厚度及密度与房颤发生、发展及预后密切相关[28-30]。另外,EAT 可分泌多种脂肪细胞因子、炎性因子,如肿瘤坏死因子 α(TNF - α)、脂肪酸结合蛋白 4(FABP4)、白细胞介素 -6(IL-6)等,不仅作用于胰岛素信号转导通路,降低胰岛素敏感性,增加胰岛素抵抗,导致空腹血糖受损、糖耐量异常,还可加速动脉粥样硬化,促进糖尿病大血管病变的发生、发展[31]。

EAT 可以通过多种影像学方式测量,包括超声心动图、MRI 和 CT。其中超声心动图测量 EAT 厚度安全、简便、经济[28]。MRI 对脂肪组织具有较高的分辨率,被认为是测量 EAT 的"金标准",但由于扫描时易受呼吸运动的影响,且因价格昂贵、检测耗时等缺点无法作为常规检测手段[28]。CT 空间分辨率高,可以测量 EAT 厚度和体积,可重复性高,在量化 EAT 方面有很大的应用前景,缺点是辐射暴露[28]。其中多层螺旋 CT(MSCT)对左心房 EAT 密度的测量快捷、无创、分辨率和重复性高,有研究提出,临床可通过联合监测左心房 EAT 密度、体积及左心房直径更好地预测房颤的发生,以便于对房颤易感性高的患者尽早干预和治疗[30]。然而,由于目前左心房 EAT 密度正常值尚不明确,且尚无公认、统一的测量方法,限制了其广泛用于临床,因此,EAT 的定量尚未纳入推荐的风险分层算法中[30]。

PVI 是房颤的有效治疗方法。一些研究评估了 EAT 厚度作为 PVI 后复发预测因素的作用。目前关于 EAT 对房颤消融后复发预测还存在争议。有些研究显示,EAT 量与 PVI 消融后房颤复发的发生率相关[32,33],且通过增强 CT 评估 EAT 是 PVI 消融后房颤复发的独立预测因子[32]。然而,其他一些研究并不能证明 EAT 与消融后房颤复发之间的显著关联[34],二者的相关性还需进一步探究。

4.2.2.2　经导管左心耳封堵术前评估

左心耳(LAA)是胚胎时期左心房的残余结构,由于其特殊的解剖结构及低血流速度等特点,成为心源性血栓形成的主要部位之一。经导管左心耳封堵(LAAC)已成为非瓣膜性房颤预防栓塞性脑卒中和口服抗凝禁忌证患者的一种替代疗法,并已被证明在减少血栓栓塞事件方面的效果可与标准华法林治疗相媲美[35]。2020年欧洲心脏病学会关于房颤诊断和管理指南明确指出，LAAC尤其适用于有脑卒中高危风险且有长期抗凝治疗禁忌证的非瓣膜性房颤患者（推荐等级Ⅱb）[36]。虽然TEE是LAAC术前和术后最常用的影像学检查方法，但CT作为一种非侵入性操作，在提供关于左心耳复杂解剖学结构的全面信息、准确评估的设备大小和心脏外结构等方面优于TEE，已成为经导管LAAC术前评估的一种重要成像方式[37]。另外，CT也有助于术后随访中检查并发症的发生。

LAA解剖结构复杂，其大小、形态以及空间位置个体差异很大。因此LAAC术前成像的主要目的是评估LAA血栓、LAA解剖学结构、房间隔穿刺点及导管鞘输送位置，以帮助术者选择合适封堵器种类和尺寸大小，更好地完成手术并尽量减少并发症[37]。MSCT是无创的影像学检查方法，能将采集的断层解剖层次进行三维重建，进而还原LAA的真实立体结构，使术者在术前充分了解LAA的结构、形态特征及毗邻结构，对准确选择设备型号和手术的成功进行至关重要[38]。近年来，基于MSCT成像技术的3D打印技术已被引入心血管介入和手术领域。但由于缺乏标准化的成像及评价方案，同时考虑到患者经济负担等原因使其在临床应用中进展缓慢[38]。相信随着技术的进步、成本的下降，以及标准化成像方案和专家共识的制订，MSCT的应用会更加广泛。

CT成像不局限于术前评估，术后随访中可能出现的封堵器脱落、封堵器相关血栓、封堵器残余分流等并发症，均可通过CT进行评估[37]。对于LAAC术后的影像学随访，目前还没有共识或指南支持。临床上，患者在经导管LAAC后开始或继续口服抗凝治疗45天，即装置内皮化所需的时间，术后45天行TEE检查，以排除心内或器械相关的血栓或大量残余分流（>5mm）。如果无并发症，则停用华法林，并加用氯吡格雷[37]。围术期发生的LAAC器械相关并发症如导致心包压塞的LAA穿孔、设备移位，TEE均可检测到。但是，CT在检测植入后残余分流方面比TEE更敏感[39,40]。

4.2.2.3　房颤消融术前及术后评估

房颤导管射频消融术前借助MSCT能够准确评估肺静脉、左心房的解剖变异情况和肺静脉口管径，指导术者选择导管和术式[41]。此外，房颤消融术CT评估的优点是可以进一步评估其他心血管疾病（如冠状动脉疾病），全面改善患者预后[42,43]。房颤合并冠状动脉疾病常常伴随不良临床预后，直接影响房颤患者的管理[44]，及时冠状动脉重建可能减少房颤的复发[45]。另一方面，通过CT可以识别左心房和肺静脉对食管的空间定位，有助于降低消融过程中高能量应用引起的AEF等致命并发症的风险[46]。

肺静脉狭窄是指肺静脉与左心房交界处或肺静脉内的狭窄或闭塞，是房颤消融PVI常见的并发症之一[47]。尽管关于冷冻消融造成肺静脉狭窄的病例报道不如射频消融多，但无论应用射频消融还是冷冻消融，都有可能存在发生肺静脉狭窄的风险[48]。肺静脉狭窄患者的无症状或症状严重程度主要与血管狭窄的支数及狭窄程度有关，因症状不典型，误诊率偏高，可导致延误治疗。肺静脉造影是诊断肺静脉狭窄的金标准，但肺静脉造影是有创性检查，且价格相对昂贵，故在临床上通常在其他检查报告提示肺静脉狭窄可能后再行肺静脉造影以进一步明确诊断。其中肺血管计算机断层扫描血管造影（CTA）和磁共振血管成像（MRA）是诊断肺静脉狭窄的常用的无创影像学检查方法，并能通过三维重建清楚显示狭窄的部位及程度[49]。近年来，MSCT已广泛应用于临床，评价肺静脉狭窄的敏感性和特异性都很高。林明宽等在研究中使用64排螺层CT对28例已行导管消融术的房颤患者中共112支肺静脉进行评估，在平均3个月随访期间，研究发现肺静脉的最大径、最小径轻度狭窄率分别为61.6%和56.3%，中度狭窄为3.6%和5.4%[50]。MSCT对肺静脉的影像学评价是一种非常重要的成像方法，在房颤消融术后定期行MSCT检查可评估肺静脉狭窄情况以便尽早采取治疗措施。

4.2.2.4　脑卒中风险评估

心脏CT对房颤患者脑卒中和血栓栓塞事件的相关研究多集中于对左心耳形态和功能方面，其中已有研究证明左心耳的形态、左心耳口部的位置、左心耳容积增大、左心耳内肌小梁的数量等与房颤患者发生血栓栓塞事件相关[51]。左心耳的形态呈多样性,临床上左心耳形态最常见的有"鸡翅"形(48%)、"仙人掌"形(30%)、"风向标"形(19%)、"菜花"形(3%)4 种,其中"菜花"形可能是房颤患者脑卒中的一个独立预测因素[52];其次,左心耳容积增大可使左心耳内血流速度降低,从而使得左心耳内血栓形成的可能性增大。不仅如此,房颤患者血栓栓塞事件的发生与左心耳内肌小梁的数量有关,肌小梁越丰富,越易引起左心耳内血液瘀滞、血栓形成[51]。

综上,心脏 CT 对于评估左心耳解剖结构,包括大小、形态、空间位置和毗邻结构、左心房/左心耳血栓方面具有独特优势,在左心耳封堵术及房颤消融术的术前决策、术中规划和术后随访具有广泛的应用价值,且鉴于其图像采集时间相对较短、检查无创便捷,随着心脏 CT 技术的不断提高,这一技术将越来越多地应用于房颤患者的临床评估。然而,患者难以避免地暴露在辐射环境下,此外,进行增强 CT时需要应用对比剂,因此该检查在对比剂过敏、肾功能不全等患者群体中的应用受到一定限制。

4.3　结语

房颤是临床上最常见的快速型心律失常,发病率不断上升,糖尿病作为房颤的危险因素之一,通常与房颤合并存在。随着相关病理生理学研究的进展和影像学技术的不断进步,心脏 CT 和 MRI 在糖尿病合并房颤患者的管理和评估方面的应用越来越广泛。从成像技术的改进、心血管合并疾病的诊断,再到远期风险预测,未来医学影像学技术将与大量临床数据相结合,进一步实现精准医疗,给房颤患者的管理和评估带来革命性的变化。

参考文献

[1] Goette A, Kalman JM, Aguinaga L, et al. EHRA/HRS/APHRS/SOLAECE expert consensus on atrial cardiomyopathies: Definition, characterization, and clinical implication [J]. Heart Rhythm, 2017,14(1): E3 - E40.

[2] Gal P, Marrouche NF. Magnetic resonance imaging of atrial fibrosis: redefining atrial fibrillation to a syndrome[J]. European Heart Journal, 2017,38(1):14 - 16.

[3] Goudis CA, Korantzopoulos P, Ntalas IV, et al. Diabetes mellitus and atrial fibrillation: Pathophysiological mechanisms and potential upstream therapies [J]. International Journal of Cardiology, 2015,184:617 - 622.

[4] Goldman MR, Brady TJ, Pykett IL, et al. Quantification of experimental myocardial infarction using nuclear magnetic resonance imaging and paramagnetic ion contrast enhancement in excised canine hearts[J]. Circulation, 1982,66(5):1012 - 1016.

[5] Weinmann HJ, Brasch RC, Press WR, et al. Characteristics of gadolinium-DTPA complex: a potential NMR contrast agent[J]. AJR Am J Roentgenol, 1984,142(3):619 - 624.

[6] Olsen FJ, Bertelsen L, De Knegt MC, et al. Multimodality Cardiac Imaging for the Assessment of Left Atrial Function and the Association With Atrial Arrhythmias[J]. Circulation-Cardiovascular Imaging, 2016,9(10).

[7] Marrouche NF, Wilber D, Hindricks G, et al. Association of Atrial Tissue Fibrosis Identified by Delayed Enhancement MRI and Atrial Fibrillation Catheter Ablation The DECAAF Study[J]. Jama - Journal of the American Medical Association, 2014,311(5):498 - 506.

[8] Kawel N, Turkbey EB, Carr JJ, et al. Normal Left Ventricular Myocardial Thickness for Middle - Aged and Older Subjects With Steady-State Free Precession Cardiac Magnetic Resonance The Multi-Ethnic Study of Atherosclerosis [J]. Circulation-Cardiovascular Imaging, 2012,5(4):500 - 508.

[9] Siebermair J, Kholmovski EG, Marrouche N. Assessment of Left Atrial Fibrosis by Late Gadolinium Enhancement Magnetic Resonance Imaging[J]. JACC: Clinical Electrophysiology, 2017,3(8).

[10] Chelu MG, King JB, Kholmovski EG, et al. Atrial Fibrosis by Late Gadolinium Enhancement Magnetic Resonance Imaging and Catheter Ablation of Atrial Fibrillation: 5 - Year Follow-Up Data[J]. Journal of the American Heart Association, 2018,7(23).

[11] Toni G, K HJE, Ilpo N, et al. Can we predict the failure of electrical cardioversion of acute atrial fibrillation? The FinCV study[J]. Pacing and clinical electrophysiology: PACE, 2015,38(3).

[12] Anselmino M, Matta M, D'ascenzo F, et al. Catheter ab-

lation of atrial fibrillation in patients with diabetes mellitus: a systematic review and meta-analysis[J]. Europace, 2015,17(10): 1518 - 1525.

[13] Brooks AG, Stiles MK, Laborderie J, et al. Outcomes of long-standing persistent atrial fibrillation ablation: A systematic review[J]. Heart Rhythm, 2010,7(6):835 - 846.

[14] Marrouche NF, Greene T, Dean JM, et al. Efficacy of LGE-MRI-guided fibrosis ablation versus conventional catheter ablation of atrial fibrillation: The DECAAF II trial:mStudy design[J]. Journal of Cardiovascular Electrophysiology, 2021,32(4):916 - 924.

[15] Kainuma S, Masai T, Yoshitatsu M, et al. Advanced left-atrial fibrosis is associated with unsuccessful maze operation for valvular atrial fibrillation[J]. European Journal of Cardio-Thoracic Surgery, 2011,40(1):61 - 69.

[16] Akoum N, Wilber D, Hindricks G, et al. MRI Assessment of Ablation-Induced Scarring in Atrial Fibrillation: Analysis from the DECAAF Study[J]. Journal of Cardiovascular Electrophysiology, 2015,26(5):473 - 480.

[17] Tsao HM, Wu MH, Higa S, et al. Anatomic relationship of the esophagus and left atrium-Implication for catheter ablation of atrial fibrillation[J]. Chest, 2005,128(4): 2581 - 2587.

[18] Halbfass P, Pavlov B, Muller P, et al. Progression From Esophageal Thermal Asymptomatic Lesion to Perforation Complicating Atrial Fibrillation Ablation A Single-Center Registry[J]. Circulation-Arrhythmia and Electrophysiology, 2017,10(8).

[19] Marashly Q, Gopinath C, Baher A, et al. Late Gadolinium Enhancement Magnetic Resonance Imaging Evaluation of Post-Atrial Fibrillation Ablation Esophageal Thermal Injury Across the Spectrum of Severity[J]. Journal of the American Heart Association, 2021,10(7).

[20] Halbfass P, Lehmkuhl L, Foldyna B, et al. Correlation of magnetic resonance imaging and post-ablation endoscopy to detect oesophageal thermal injury in patients after atrial fibrillation ablation: MRI-EDEL-study [J]. Europace, 2020,22(7):1009 - 1016.

[21] Daccarett M, Badger TJ, Akoum N, et al. Association of Left Atrial Fibrosis Detected by Delayed-Enhancement Magnetic Resonance Imaging and the Risk of Stroke in Patients With Atrial Fibrillation[J]. Journal of the American College of Cardiology, 2011,57(7):831 - 838.

[22] Akoum N, Fernandez G, Wilson B, et al. Association of Atrial Fibrosis Quantified Using LGE-MRI with Atrial Appendage Thrombus and Spontaneous Contrast on Transesophageal Echocardiography in Patients with Atrial Fibrillation[J]. Journal of Cardiovascular Electrophysiology, 2013,24(10):1104 - 1109.

[23] Handke M, Harloff A, Hetzel A, et al. Left atrial appendage flow velocity as a quantitative surrogate parameter for thromboembolic risk: Determinants and relationship to spontaneous echocontrast and thrombus formation-A transesophageal echocardiographic study in 500 patients with cerebral ischemia[J]. Journal of the American Society of Echocardiography, 2005,18(12):1366 - 1372.

[24] Markl M, Lee DC, Ng J, et al. Left Atrial 4 - Dimensional Flow Magnetic Resonance Imaging Stasis and Velocity Mapping in Patients With Atrial Fibrillation[J]. Investigative Radiology, 2016,51(3):147 - 154.

[25] Lee DC, Markl M, Ng J, et al. Three-dimensional left atrial blood flow characteristics in patients with atrial fibrillation assessed by 4D flow CMR[J]. European Heart Journal-Cardiovascular Imaging, 2016,17(11):1259 - 1268.

[26] Markl M, Lee DC, Furiasse N, et al. Left Atrial and Left Atrial Appendage 4D Blood Flow Dynamics in Atrial Fibrillation [J]. Circulation-Cardiovascular Imaging, 2016, 9 (9).

[27] Alnasser MN, Biederman RW, Williams RB, et al. Left atrial appendage thrombus: young or old? Role of CMR in definition[J]. Journal of Cardiovascular Magnetic Resonance, 2013,15.

[28] XWC, NGA, BSJ. Epicardial fat and atrial fibrillation: current evidence, potential mechanisms, clinical implications, and future directions[J]. European heart journal, 2017,38(17).

[29] Le Jemtel TH, Samson R, Ayinapudi K, et al. Epicardial Adipose Tissue and Cardiovascular Disease[J]. Current Hypertension Reports, 2019,21(5).

[30] 李珊珊，马少卫，周可，等. 左心房心外膜脂肪组织CT密度与心房颤动的相关性研究[J]. 中国临床医学影像杂志，2021,32(09):627 - 631.

[31] Fricke ACV, Iacobellis G. Epicardial Adipose Tissue: Clinical Biomarker of Cardio-Metabolic Risk[J]. International Journal of Molecular Sciences, 2019,20(23).

[32] Goldenberg GR, Hamdan A, Barsheshet A, et al. Epicar-

dial fat and the risk of atrial tachy-arrhythmia recurrence post pulmonary vein isolation: a computed tomography study[J]. The International Journal of Cardiovascular Imaging, 2021,37(9).

[33] Mahabadi AA, Lehmann N, Kalsch H, et al. Association of epicardial adipose tissue and left atrial size on non-contrast CT with atrial fibrillation: The Heinz Nixdorf Recall Study[J]. European Heart Journal-Cardiovascular Imaging, 2014,15(8):863 - 869.

[34] Andrade JG, Wazni OM, Kuniss M, et al. Cryoballoon Ablation as Initial Treatment for Atrial Fibrillation[J]. Journal of the American College of Cardiology, 2021,78 (9):914 - 930.

[35] Holmes DR, Doshi SK, Kar S, et al. Left Atrial Appendage Closure as an Alternative to Warfarin for Stroke Prevention in Atrial Fibrillation[J]. Journal of the American College of Cardiology, 2015,65(24).

[36] Gerhard H, Tatjana P, Nikolaos D, et al. 2020 ESC Guidelines for the diagnosis and management of atrial fibrillation developed in collaboration with the European Association for Cardio-Thoracic Surgery (EACTS)[J]. Revista Española de Cardiología (English Edition), 2021,74 (5).

[37] Prabhakar R, Mohamad A, Jeremy T, et al. Pre-and Post-procedural CT of Transcatheter Left Atrial Appendage Closure Devices[J]. Radiographics: a review publication of the Radiological Society of North America, Inc, 2021,41 (3).

[38] 库雷志, 马小静. MSCT 及 3D 打印技术在左心耳封堵术前评估的临床价值及研究进展[J]. 放射学实践, 2021,36(09):1179 - 1183.

[39] Dukkipati SR, Kar S, Holmes DR, et al. Device-Related Thrombus After Left Atrial Appendage Closure: Incidence, Predictors, and Outcomes[J]. Circulation, 2018,138 (9):874 - 885.

[40] Nguyen A, Gallet R, Riant E, et al. Peridevice Leak After Left Atrial Appendage Closure: Incidence, Risk Factors, and Clinical Impact[J]. Canadian Journal of Cardiology, 2019,35(4):405 - 412.

[41] 王鸣谲, 杨延宗, 王照谦, 等. 多层螺旋 CT 评价肺静脉的临床应用[J]. 中华心律失常学杂志, 2006(03):198 - 202.

[42] Jana T, Borek F, Parastou E, et al. Cardiac Computed Tomography-More Than Coronary Arteries? A Clinical Update[J]. RoFo: Fortschritte auf dem Gebiete der Rontgenstrahlen und der Nuklearmedizin, 2019,191(9).

[43] Almeida AG. Cardiac computed tomography for atrial fibrillation ablation-a one-stop shop[J]. Revista Portuguesa de Cardiologia (English Edition), 2018,37(11).

[44] Michniewicz E, Mlodawska E, Lopatowska P, et al. Patients with atrial fibrillation and coronary artery disease-Double trouble[J]. Advances in Medical Sciences, 2018, 63(1).

[45] Hiraya D, Sato A, Hoshi T, et al. Impact of coronary artery disease and revascularization on recurrence of atrial fibrillation after catheter ablation: Importance of ischemia in managing atrial fibrillation[J]. Journal of Cardiovascular Electrophysiology, 2019,30(9):1491 - 1498.

[46] Hiroyuki N, T GR, Armin A - Z, et al. Imaging of pulmonary veins during catheter ablation for atrial fibrillation: the role of multi-slice computed tomography[J]. Europace: European pacing, arrhythmias, and cardiac electrophysiology: journal of the working groups on cardiac pacing, arrhythmias, and cardiac cellular electrophysiology of the European Society of Cardiology, 2008,10 Suppl 3 (suppl3).

[47] Teunissen C, Velthuis BK, Hassink RJ, et al. Incidence of Pulmonary Vein Stenosis After Radiofrequency Catheter Ablation of Atrial Fibrillation[J]. JACC: Clinical Electrophysiology, 2017,3(6).

[48] 邸成业, 王群, 林文华. 心房颤动冷冻消融术后肺静脉狭窄的临床研究[J]. 中国心脏起搏与心电生理杂志, 2021,35(04):331 - 334.

[49] 孙源君, 尹晓盟, 夏云龙. 心房颤动导管消融术后肺静脉狭窄的诊治进展[J]. 中国循环杂志, 2018,33(09):920 - 922.

[50] 林明宽, 刘浩, 梁柳丹, 等. 64 排螺旋 CT 对心房颤动患者导管消融治疗后肺静脉狭窄的评价[J]. 中国介入心脏病学杂志, 2014,22(06):357 - 360.

[51] 郑丽丽, 褚强, 戴红艳. 心房颤动患者左心耳结构与功能评估的研究进展[J]. 医学综述, 2020,26(06):1161 - 1165.

[52] Won CJ, Jaemin S, Joo SW, et al. Paradoxical Response of Giant Left Atrial Appendage Aneurysm after Catheter Ablation of Atrial Fibrillation[J]. Investigative Magnetic Resonance Imaging, 2016,20(2).

第5章
糖尿病对心房颤动预后的影响

谢冰歆　刘彤

5.1 引言

房颤是目前最常见的心律失常疾病之一。根据2020年底发布的心血管疾病全球负担数据,2019年全球房颤患者约为5970万,是2009年患者数的2倍[1]。一项研究建立的模型预测,截至2030年,房颤患者数将增加一倍以上[2]。既往研究已经表明,糖尿病、肥胖、阻塞性睡眠呼吸暂停、高血压、衰老等都是房颤发生发展的重要危险因素[3]。房颤会导致多种不良临床结局,如缺血性脑卒中、血栓栓塞及心力衰竭,使死亡风险增加2倍[4],导致房颤患者的生活质量严重下降。

过去的30年中,全球糖尿病患者人数迅速增长,糖尿病已成为第九大死亡原因。全世界每11名成年人中约有1人患有糖尿病,其中90%为2型糖尿病患者,亚洲是2型糖尿病患者的主要流行区域[5]。根据世界卫生组织官方网站信息显示,全球糖尿病患者数从1980年的1.08亿上升至2014年的4.22亿,在低收入和中等收入国家的患病率比高收入国家上升得更快,2019年估计糖尿病直接导致150万人死亡。Framingham心脏研究显示,糖尿病能够增加房颤的发生风险[6],我们参与的一项机器学习辅助的荟萃分析研究中同样发现,与非糖尿病患者相比,糖尿病患者的房颤发生风险可升高约49%,即使在调整其他独立危险因素后,糖尿病和房颤的相关风险仍有23%,并且女性糖尿病患者的房颤发生风险高于男性糖尿病患者[7]。

糖尿病患者发生房颤后,多种不良临床结局的发生风险显著增加,包括心力衰竭、脑卒中、出血、心脑

血管相关死亡等。一项利用ADVANCE研究数据库对2型糖尿病患者的房颤进展程度及心血管疾病风险的临床研究2009年发表在《欧洲心脏杂志》。该研究对11 140例2型糖尿病患者(其中7.6%同时患有房颤)4.3年的随访数据进行分析,比较了该人群心血管事件结局,发现与单纯糖尿病患者比较,糖尿病合并房颤的患者死亡风险和严重心血管事件风险显著增加,多因素分析后发现房颤使糖尿病患者全因死亡风险增加了61%,并增加了心血管死亡、脑卒中和心力衰竭风险[8]。

目前对糖尿病患者房颤发生风险增加的相关机制研究仍未完全明确,也缺乏十分有效的特异性治疗手段和预防措施。此类人群中,有效的抗凝治疗、心率控制和节律控制对预防其他由此疾病引起的心脑血管并发症而言,有十分重要的意义。本章内容主要介绍糖尿病对房颤预后的影响,希望能为糖尿病合并房颤患者的治疗和不良结局预防提供新的思路。

5.2 糖尿病对房颤预后的影响

5.2.1 糖尿病对房颤患者不良事件发生率的影响

房颤由于心脏血流动力学变化、结构变化以及电活动异常等原因,会导致各种不良事件的发生,其中包括生活质量下降、骨折、住院率增加、脑卒中/短暂性脑缺血发作、各类血栓栓塞事件、心力衰竭,甚至死亡。而糖尿病本身由于代谢异常,对全身各组织器官均造成了不可逆的损伤,房颤患者合并糖尿病时,糖

尿病是否会对房颤的不良临床事件发生产生影响？

2017 年，Echouffo-Tcheugui 等[9]利用 ORBIT-AF 研究数据库，分析了糖尿病对房颤患者预后的影响。该研究最终纳入了 9749 例患者，对纳入患者每 6 个月进行一次随访，共随访 3 年。观察的结局包括全因死亡、心血管死亡、非心血管死亡、住院情况（全因、心血管相关、非心血管相关和非出血相关）、脑卒中或非中枢神经系统栓塞、短暂性脑缺血发作、新发心力衰竭、房颤进展、出血、症状性房颤、健康状态以及治疗情况。平均随访（2.41 ± 0.75）年中，与非糖尿病患者相比较，糖尿病与非心血管性死亡、心脏性猝死，以及因心血管、非心血管和非出血相关住院率升高有关，并且在房颤患者中，糖尿病会导致更严重的房颤临床症状、导致生活质量下降、增加死亡和住院风险，但并未发现糖尿病增加血管栓塞事件[9]。一项利用欧洲心脏病协会建立的 EORP-AF 登记队列的分析研究对糖尿病合并房颤患者随访的预后数据进行分析。该研究纳入了 9 个欧洲国家 70 个地区从 2012 年 2 月至 2013 年 3 月的房颤患者数据，发现在 12 个月随访期间，相较于非糖尿病房颤患者，糖尿病合并房颤患者的各类血栓栓塞事件发生总和较高，脑卒中、短暂性脑缺血发作、外周血管或肺栓塞的总体发生率较低，两组之间没有差异，但在糖尿病合并房颤患者中，新发冠状动脉事件发生率显著增加，糖尿病合并房颤患者随访期间死亡率也高于非糖尿病房颤患者，在 COX 多因素分析后发现，糖尿病仍然是房颤患者全因死亡率的一个有力的独立预测因素。糖尿病伴房颤患者不良事件的发生概率几乎是非糖尿病房颤患者的 2 倍[10]。Polovina 等对 1803 例房颤患者进行随访，随访期间（中位随访时间 5 年）2 型糖尿病伴房颤患者心力衰竭风险增加 85%，新发心力衰竭风险增加 45%，心血管事件风险和全因死亡率也有显著升高[11]。泰国一项针对 27 家医院 3402 例非瓣膜性房颤患者的 3 年随访也发现在调整年龄、性别、合并疾病等其他因素后，糖尿病仍然会显著增加房颤患者缺血性脑卒中、短暂性脑缺血发作、大出血和心力衰竭风险[12]。

通过上述在糖尿病合并房颤人群的队列研究表明，糖尿病会增加房颤患者不良事件发生率，但不同研究中具体不良事件发生情况略有不同，可能与上述研究纳入人群基线年龄、性别及基础疾病严重程度不同有关，仍需要更加完善的队列进一步研究。

5.2.2　糖尿病对房颤导管消融的影响

导管消融是房颤患者恢复窦性心律的有效治疗方法。对 24 个国家中 521 个临床中心进行的研究表明，房颤患者接受平均 1.3 次导管消融手术，其有效性约为 80%，其中大约 70% 的患者在中位随访过程中无须进一步的抗心律失常药物治疗[13]。

一项随机临床对照试验对 70 例诊断为 2 型糖尿病和阵发性或持续性房颤的患者随机分组，分别进行导管消融治疗和抗心律失常药物治疗，终点为首次房颤复发。1 年随访结束后发现，42.9% 接受抗心律失常药物治疗的患者和 80% 接受单次房颤导管消融的患者未再次发生房颤。与抗心律失常药物治疗患者相比，单次房颤导管消融能显著提高患者生活质量评分[14]。

对于糖尿病合并房颤患者导管消融手术的安全性和有效性评价，目前仍存在争议，尚无统一评价。2015 年发表的一篇关于糖尿病患者房颤消融的荟萃分析表明，在对 1464 例患者的 27 个月随访中，发现糖尿病和非糖尿病患者房颤导管消融术的安全性和有效性无明显差异，尤其是在血糖控制良好的年轻患者中[15]。德国一项多中心前瞻性研究对 2007 年 1 月至 2010 年 1 月期间房颤或心房扑动（简称房扑）导管消融手术的患者数据进行分析，共纳入了 8175 例患者，其中糖尿病患者 944 例，对比围术期并发症发病率发现，糖尿病患者与非糖尿病患者消融围术期并发症无明显差异，术后随访中，与单纯房颤患者相比，糖尿病合并房颤患者导管消融术后，主要不良心脏事件（MACE）、主要不良心脏和脑血管事件（MACCE）发生率或死亡率无显著差异，糖尿病并未增加房颤消融术后脑卒中或短暂性脑缺血发作，非糖尿病患者中，房颤消融术减少了心悸症状，并且降低了纽约心脏病协会心功能分级（NYHA 分级），但在糖尿病患者中，房颤消融仅缓解了心悸症状，并未降低 NYHA 分级[16]。

Chao 等的研究纳入了 228 例药物难治性阵发性房颤患者，其中包括糖代谢异常患者和单纯房颤患者进行房颤导管消融，并在消融后口服抗心律失常药物治疗 8 周以预防术后早期复发，在消融后 2 周，每1~3个月进行一次随访,在(18.8±6.4)个月的随访时间中,糖代谢异常患者导管消融术后房颤复发率高于单纯房颤患者(18.5%对8.1%)[17]。Creta团队在欧洲7个中心对房颤球囊冷冻消融术后患者进行的非随机观察性研究,共纳入2504例患者,其中234例为糖尿病患者,随访12个月发现糖尿病患者房颤消融术后,尤其是在持续性房颤冷冻术后患者中房性心律失常的发生率较高[18]。另一项针对房颤导管消融术后早期复发使用电复律恢复窦性心律的临床研究中,连续入组180例成功进行射频消融但术后早期房颤复发(≤7天)的患者,其中成功电复律120例,失败60例,针对电复律失败的患者进行分析,发现糖尿病与房颤射频消融术后电复律失败相关(OR,2.34;95% CI,1.005~5.635;$P=0.04$)[19]。上述临床研究对于糖尿病患者房颤消融的安全性和有效性结论不同可能是由入组患者基线合并疾病及年龄等因素并非完全匹配所导致。

Tang等的单中心临床研究发现,尽管糖尿病合并房颤和单纯房颤患者导管消融术后复发率相似,但糖尿病患者的不良并发症发病率显著高于非糖尿病患者,包括术后局部血肿、心包压塞等不良并发症[20],但另一项纳入更多患者的队列研究发现,无论房颤患者是否合并糖尿病,导管消融术后并发症的发病率并无统计学差异[21]。

虽然大多数研究没有显示,相比于非糖尿病合并房颤患者,糖尿病合并房颤患者导管消融术后并发症的发病率不存在任何差异,但仍有部分证据表明,糖尿病患者术后并发症发病率高于非糖尿病患者。目前的研究缺乏明确定义的变量,比如心电图参数或血糖状态,用以参考评估患者的消融预后,还需要更加详尽的多中心大样本临床观察才能明确糖尿病对房颤导管消融术安全性和有效性的影响。

5.2.3　糖尿病对房颤药物治疗效果的影响

血栓栓塞事件是房颤最严重的并发症之一,在房颤标准治疗中,需要对所有确诊房颤的患者进行房颤抗凝评分,即CHA2DS2-VASc评分,当评分≥2分需要进行抗凝治疗。在此评分系统中,糖尿病也是评分中的关键因素之一,糖尿病能够诱导左心房的结构重构和电重构,导致晚期糖基化终产物的沉积

和连接蛋白介导的心房组织纤维化,并刺激促凝因子的产生,包括vWF因子、可溶性P选择素,以及其他具有促炎、促氧化应激或促血小板活化聚集的分子,这些改变能够促进左心耳内血栓的形成,最终导致血栓栓塞[22]。美国一项研究表明,糖尿病在各年龄段均增加脑卒中风险,且风险随着患者年龄的增长而增加,65岁糖尿病患者群与20岁糖尿病患者群相比,脑卒中风险增加5~14倍[23]。由此可见,糖尿病合并房颤患者的抗凝治疗尤为重要。

ROCKET AF研究亚组分析显示,利伐沙班和华法林在糖尿病和非糖尿病患者中的使用安全性和有效性相似,评价内容包括服药后脑卒中、全身性栓塞、较严重的出血事件、非主要临床相关出血和脑出血[24]。使用该数据库的另外一项研究也表明,口服利伐沙班或华法林后出血事件与房颤患者是否合并糖尿病没有明显关联[25]。上述几项针对利伐沙班在2型糖尿病合并房颤患者抗凝治疗安全性、有效性方面的研究大致结果一致,即糖尿病并不影响利伐沙班对房颤抗凝治疗的安全性和有效性。此外,源于电子健康数据的研究还表明,2型糖尿病合并非瓣膜性房颤患者中,与华法林相比,利伐沙班可使血管相关死亡率降低大约10%,相对减少出血相关住院率[26]。然而,ARISTOTLE研究发现,口服阿哌沙班抗凝治疗的房颤患者,合并糖尿病是患者发生大出血事件的独立危险因素[27]。

一项针对房颤患者应用维生素K拮抗剂和新型口服抗凝药物治疗安全性和有效性的荟萃分析中,亚组分析表明,糖尿病在较小程度上降低了NOAC的抗凝治疗效果,但与非糖尿病患者相比,糖尿病对服药后大出血事件的发生率并没有很大的影响[28]。同样,对4项NOAC和华法林房颤抗凝效果的临床试验汇总分析表明,糖尿病患者在NOAC和华法林服药后出血事件发生率无明显差异[29]。

目前尚无明确研究评价糖尿病是否会影响房颤节律控制药物即抗心律失常药物(如临床常用药物胺碘酮、决奈达隆、美西律、索他洛尔等)及心率控制药物(如β受体阻滞剂、伊伐布雷定等)的治疗效果,这仍需进一步研究。

5.2.4　糖尿病治疗药物对房颤预后的影响

多种类型糖尿病治疗药物均在动物实验中证

实,可降低实验动物房颤易感性,但仅有极少数临床研究证实其对房颤患者预后的影响。

噻唑烷二酮类抗糖尿病药物(TZD),属于胰岛素增敏剂,可高选择性地激动过氧化物酶体增殖活化受体 - γ(PPAR - γ)。本课题组针对 3 项随机临床试验和 4 项观察性研究的荟萃分析表明,噻唑烷二酮类糖尿病药物可能对糖尿病患者存在房颤保护作用[30],本课题组的基础研究也已表明吡格列酮可降低糖尿病兔模型的心房结构重构和房颤易感性[31],可通过 PPAR - γ/PGC - 1α 通路抑制糖尿病诱导的心房线粒体氧化应激,进而降低糖尿病兔房颤易感性[32]。Gu 等对 150 例药物难治性阵发性房颤导管消融术后并患有 2 型糖尿病的患者进行了前瞻性的观察性队列研究,根据术前是否服用吡格列酮进行分组,51 例接受吡格列酮治疗的糖尿病患者和 99 例对照患者在至少随访 15 个月后发现,吡格列酮有利于 2 型糖尿病伴阵发性房颤患者消融术后窦性心律的维持,降低了再次消融患者的比例[33]。

5.3　结语

糖尿病作为房颤及不良预后的危险因素,对糖尿病合并房颤患者的临床预后及生活质量会导致不良影响,目前关于糖尿病对房颤导管消融以及药物治疗效果影响的临床研究尚无统一定论,仍需要进一步大规模队列研究得出可靠结论,为临床诊疗工作提供指导依据。

参考文献

[1] Roth GA, Mensah GA, Johnson CO, et al. Global Burden of Cardiovascular Diseases and Risk Factors, 1990 – 2019: Update From the GBD 2019 Study[J]. J Am Coll Cardiol, 2020,76(25):2982 – 3021.

[2] Colilla S, Crow A, Petkun W, et al. Estimates of current and future incidence and prevalence of atrial fibrillation in the U. S. adult population[J]. Am J Cardiol, 2013,112 (8):1142 – 1147.

[3] Staerk L, Sherer JA, Ko D, et al. Atrial Fibrillation: Epidemiology, Pathophysiology, and Clinical Outcomes[J].

Circ Res, 2017,120(9):1501 – 1517.

[4] Kirchhof P, Benussi S, Kotecha D, et al. 2016 ESC Guidelines for the management of atrial fibrillation developed in collaboration with EACTS[J]. Eur J Cardiothorac Surg, 2016,50(5):e1 – e88.

[5] Zheng Y, Ley SH, Hu FB. Global aetiology and epidemiology of type 2 diabetes mellitus and its complications[J]. Nat Rev Endocrinol, 2018,14(2):88 – 98.

[6] Benjamin EJ, Levy D, Vaziri SM, et al. Independent risk factors for atrial fibrillation in a population-based cohort[J]. The Framingham Heart Study. JAMA, 1994,271(11):840 – 844.

[7] Xiong Z, Liu T, Tse G, et al. A Machine Learning Aided Systematic Review and Meta-Analysis of the Relative Risk of Atrial Fibrillation in Patients With Diabetes Mellitus[J]. Front Physiol, 2018,9:835.

[8] Du X, Ninomiya T, de Galan B, et al. Risks of cardiovascular events and effects of routine blood pressure lowering among patients with type 2 diabetes and atrial fibrillation: results of the ADVANCE study[J]. Eur Heart J, 2009,30(9):1128 – 1135.

[9] Echouffo-Tcheugui JB, Shrader P, Thomas L, et al. Care Patterns and Outcomes in Atrial Fibrillation Patients With and Without Diabetes: ORBIT-AF Registry[J]. J Am Coll Cardiol, 2017,70(11):1325 – 1335.

[10] Fumagalli S, Said SA, Laroche C, et al. Management and prognosis of atrial fibrillation in diabetic patients: an EORP-AF General Pilot Registry report[J]. Eur Heart J Cardiovasc Pharmacother, 2018,4(3):172 – 179.

[11] Polovina M, Lund LH, Đikić D, et al. Type 2 diabetes increases the long-term risk of heart failure and mortality in patients with atrial fibrillation[J]. Eur J Heart Fail, 2020,22(1):113 – 125.

[12] Krittayaphong R, Aroonsiriwattana S, Ngamjanyaporn P, et al. Outcomes of patients with atrial fibrillation with and without diabetes: A propensity score matching of the COOL-AF registry[J]. Int J Clin Pract, 2021, 75 (11):e14671.

[13] Cappato R, Calkins H, Chen SA, et al. Updated worldwide survey on the methods, efficacy, and safety of catheter ablation for human atrial fibrillation[J]. Circ Arrhythm Electrophysiol, 2010,3(1):32 – 38.

[14] Forleo GB, Mantica M, De Luca L, et al. Catheter ablation of atrial fibrillation in patients with diabetes mellitus type 2: results from a randomized study comparing pulmo-

nary vein isolation versus antiarrhythmic drug therapy[J]. J Cardiovasc Electrophysiol, 2009,20(1):22 – 28.

[15] Anselmino M, Matta M, D'ascenzo F, et al. Catheter ablation of atrial fibrillation in patients with diabetes mellitus: a systematic review and meta-analysis[J]. Europace, 2015,17(10):1518 – 1525.

[16] Bogossian H, Frommeyer G, Brachmann J, et al. Catheter ablation of atrial fibrillation and atrial flutter in patients with diabetes mellitus: Who benefits and who does not? Data from the German ablation registry[J]. Int J Cardio, 2016,214:25 – 30.

[17] Chao TF, Suenari K, Chang SL, et al. Atrial substrate properties and outcome of catheter ablation in patients with paroxysmal atrial fibrillation associated with diabetes mellitus or impaired fasting glucose[J]. Am J Cardiol, 2010, 106(11):1615 – 1620.

[18] Creta A, Providência R, Adragão P, et al. Impact of Type – 2 Diabetes Mellitus on the Outcomes of Catheter Ablation of Atrial Fibrillation (European Observational Multicentre Study)[J]. Am J Cardiol, 2020,125(6):901 – 906.

[19] Ebert M, Stegmann C, Kosiuk J, et al. Predictors, management, and outcome of cardioversion failure early after atrial fibrillation ablation[J]. Europace, 2018,20(9):1428 – 1434.

[20] Tang RB, Dong JZ, Liu XP, et al. Safety and efficacy of catheter ablation of atrial fibrillation in patients with diabetes mellitus-single center experience[J]. J Interv Card Electrophysiol, 2006,17(1):41 – 46.

[21] Alliu, SE. Impact of Chronic Diabetes on Periprocedural Outcomes Among Patient With Atrial Fibrillation and Flutter Who Underwent Radiofrequency Catheter Ablation Therapy (RFA)[J]. Circulation: Cardiovascular Quality and Outcomes, 2017,10(suppl_3):A072 – A072.

[22] Mentias A, Shantha G, Adeola O, et al. Role of diabetes and insulin use in the risk of stroke and acute myocardial infarction in patients with atrial fibrillation: A Medicare analysis[J]. Am Heart J, 2019,214:158 – 166.

[23] Khoury JC, Kleindorfer D, Alwell K, et al. Diabetes mellitus: a risk factor for ischemic stroke in a large biracial population[J]. Stroke, 2013,44(6):1500 – 1504.

[24] Bansilal S, Bloomgarden Z, Halperin JL, et al. Efficacy and safety of rivaroxaban in patients with diabetes and nonvalvular atrial fibrillation: the Rivaroxaban Once-daily, Oral, Direct Factor Xa Inhibition Compared with Vitamin K Antagonism for Prevention of Stroke and Embolism Trial in Atrial Fibrillation (ROCKET AF Trial)[J]. Am Heart J, 2015,170(4):675 – 682. e8.

[25] Goodman SG, Wojdyla DM, Piccini JP, et al. Factors associated with major bleeding events: insights from the ROCKET AF trial (rivaroxaban once-daily oral direct factor Xa inhibition compared with vitamin K antagonism for prevention of stroke and embolism trial in atrial fibrillation)[J]. J Am Coll Cardiol, 2014,63(9):891 – 900.

[26] Coleman CI, Costa OS, Brescia CW, et al, Abdelgawwad K, Sood N. Thromboembolism, bleeding and vascular death in nonvalvular atrial fibrillation patients with type 2 diabetes receiving rivaroxaban or warfarin[J]. Cardiovasc Diabetol, 2021,20(1):52.

[27] Held C, Hylek EM, Alexander JH, et al. Clinical outcomes and management associated with major bleeding in patients with atrial fibrillation treated with apixaban or warfarin: insights from the ARISTOTLE trial[J]. Eur Heart J, 2015,36(20):1264 – 1272.

[28] Lega JC, Bertoletti L, Gremillet C, et al. Consistency of safety and efficacy of new oral anticoagulants across subgroups of patients with atrial fibrillation[J]. PLoS One, 2014,9(3):e91398.

[29] Plitt A, McGuire DK, Giugliano RP. Atrial Fibrillation, Type 2 Diabetes, and Non-Vitamin K Antagonist Oral Anticoagulants: A Review[J]. JAMA Cardiol, 2017,2(4): 442 – 448.

[30] Zhang Z, Zhang X, Korantzopoulos P, et al. Thiazolidinedione use and atrial fibrillation in diabetic patients: a meta-analysis[J]. BMC Cardiovasc Disord. 2017;17(1):96.

[31] Liu C, Liu R, Fu H, et al. Pioglitazone attenuates atrial remodeling and vulnerability to atrial fibrillation in alloxan-induced diabetic rabbits[J]. Cardiovasc Ther, 2017, 35 (5):10. 1111/1755 – 5922. 12284.

[32] Zhang Z, Zhang X, Meng L, et al. Pioglitazone Inhibits Diabetes-Induced Atrial Mitochondrial Oxidative Stress and Improves Mitochondrial Biogenesis, Dynamics, and Function Through the PPAR – γ/PGC – 1α Signaling Pathway [J]. Front Pharmacol, 2021,12:658362.

[33] Gu J, Liu X, Wang X, et al. Beneficial effect of pioglitazone on the outcome of catheter ablation in patients with paroxysmal atrial fibrillation and type 2 diabetes mellitus [J]. Europace, 2011,13(9):1256 – 1261.

第 2 篇　糖尿病致心房颤动机制

第**6**章
糖尿病心房能量代谢改变

张晓伟　宋艳梅

6.1　引言

糖尿病是由遗传和环境因素共同引起的一组以慢性高血糖为主要特征的临床综合征,主要由胰岛素分泌作用缺陷或胰岛素抵抗所致。糖尿病可以并发多种慢性并发症,导致器官功能障碍和衰竭,甚至残疾或死亡。糖尿病与心脏病发病率和死亡率增加有关。全世界的糖尿病发病率迅速增加,发展中国家尤为明显。国际糖尿病联合会糖尿病地图集的最新估计认为,全球有超过 4.5 亿成年人患有糖尿病,预计到 2045 年,这一数字将达到 6.93 亿[1]。在确诊的个体中,2 型糖尿病占到 90%~95%[2]。就心脏而言,这个器官比其他任何器官消耗的能量都多。心脏可以利用各种代谢底物作为能量来源。主要底物是游离脂肪酸,特别是长链脂肪酸(LCFA)和葡萄糖。特别重要的是,如果外源性供应缺乏,乳酸可以用来代替葡萄糖,长期饥饿期间,酮体也可以被利用[3]。葡萄糖和 LCFA 的利用在正常情况下会达到某种平衡,而这种平衡是受到精细调控的。根据底物的供应不同,心脏可能会调整其葡萄糖和 LCFA 氧化的比率,这种效应称为葡萄糖/脂肪酸循环或 Randle 循环[4]。糖尿病患者的葡萄糖利用率和心肌摄取量较低,葡萄糖和 LCFA 氧化失衡,心脏会受到葡萄糖摄取障碍的影响,并且几乎完全依赖 LCFA。葡萄糖氧化是正常心脏代谢所必需的,如果氧化降低会引起心脏舒张功能障碍[5]。糖尿病患者最初表现为舒张功能受限[6]。2 型糖尿病的特点是由胰岛素抵抗引起的葡萄糖稳态失衡[7]。胰岛素缺乏和胰岛素作用障碍可单独或同时引起糖类、脂肪、蛋白质、水和电解质等的代谢紊乱。2 型糖尿病患者的循环游离脂肪酸水平升高,在这些患者中,大部分心肌能量来自游离脂肪酸的 β - 氧化。

6.2　生理情况下心房的能量代谢

由于长期的收缩和舒张活动,心脏需要消耗巨大能量。线粒体是细胞产生能量的细胞器。在正常生理情况下,心肌所需能量来源于其对底物的利用。可供心肌氧化的能源物质主要有游离脂肪酸、乳酸、葡萄糖、酮体、丙酮酸和氨基酸等。心脏能量代谢的主要底物是游离脂肪酸,特别是 LCFA 和葡萄糖。葡萄糖产生占总能量的 25%~30%[8]。因此,游离脂肪酸氧化是心肌三磷酸腺苷(ATP)产生的主要代谢过程;通过这种方法,至少可以得到 60% 的 ATP。心脏具有相当大的底物代谢活性,虽然葡萄糖不是心脏的主要燃料,但心脏可以根据工作负荷的增加、能量底物供应和(或)循环激素水平的变化,将脂肪酸转变为葡萄糖,心肌葡萄糖代谢产生丙酮酸,丙酮酸在线粒体内代谢产生大部分碳水化合物来源的能量,同时脂肪酸进行 β - 氧化。其余 ATP 是由少量的酮体和某些氨基酸氧化而产生。

6.2.1　过氧化物酶体增殖物激活受体 α(PPARα)在心肌能量代谢中的作用

PPARα 在线粒体脂肪酸氧化率高的心肌组织中高度表达,与心肌线粒体能量代谢的稳态密切相关,并参与心肌细胞分化和发育等过程。在人类中,

PPARα 基因位于第 22 号染色体上,其蛋白结构上含有 A ~ F 区 6 个区域,其中包含转录活化调节区、DNA 结合区、铰链区、配体结合区 4 个主要结构域[9]。PPARα 的生理功能始于配体与 PPARα 相结合,活化后发挥生物学作用。配体与 PPARα 结合后,激活了核受体视黄醛衍生物 X 受体(RXR),形成 PPARα–RXR 异二聚体。PPARα–RXR 异二聚体进一步被共激活因子激活,活化后的复合物识别并与过氧化物酶体增殖物反应元件结合,调控在脂质和葡萄糖稳态中具有关键作用的靶基因转录,发挥生物学功能[10],主要表现为脂肪酸摄取、储存以及脂肪酸 β–氧化能力增强,葡萄糖氧化能力减弱。

在正常的生理条件下,大部分心肌 ATP 来源于脂质代谢和葡萄糖代谢。脂肪酸参与形成脂肪酰基辅酶 A,通过肉碱棕榈酰基转移酶–1、肉碱–酰基肉碱转位酶、肉碱棕榈酰基转移酶–2 转运到线粒体基质中,脂肪酰基辅酶 A 参与线粒体脂肪酸 β–氧化。此外,心脏活动所需的能量也来源于葡萄糖氧化,心肌细胞摄取葡萄糖首先转化成丙酮酸,进入线粒体内,经丙酮酸脱氢酶作用后参与形成乙酰辅酶 A。两种氧化方式产生的乙酰辅酶 A 进入三羧酸循环,参与 ATP 的形成过程,为心肌提供所需能量。PPARα 维持心肌线粒体能量代谢的平衡,主要是通过调节心肌线粒体内参与脂质和葡萄糖氧化代谢相关基因的表达实现的。相关靶基因包括 CD36 等参与脂肪酸的摄取,二酰基甘油酰基转移酶等参与脂肪酸的储存,肉碱棕榈酰基转移酶–1、中链酰基辅酶 A 脱氢酶等参与线粒体脂肪酸 β–氧化,以及丙酮酸脱氢酶激酶–4、葡萄糖转运蛋白等基因参与葡萄糖氧化过程[11]。PPARα 表达高低与心肌脂肪酸氧化能力呈正相关,与心肌葡萄糖氧化能力呈负相关。

6.2.2　游离脂肪酸进入细胞中的途径

心脏的能量代谢主要是基于 LCFA 的 β–氧化,大约产生心脏所需的 70% 的 ATP。游离脂肪酸进入细胞内主要有被动扩散和蛋白转运两种方法。由于游离脂肪酸是亲脂性的,可以直接穿过磷脂双分子层,依靠分子运动由细胞外高浓度一侧向细胞内低浓度一侧转移。蛋白介导的转运系统在底物浓度较

低时以及长链和超长链脂肪酸(18 个碳以上)的跨膜转运中起到主要作用。作为公认的长链脂肪酸转运体,脂肪酸转位酶(FAT/CD36)、膜脂肪酸结合蛋白(FABPpm)和脂肪酸转运蛋白家族(FATP)的研究最多[12],其中 FAT/CD36 负责大多数 LCFA 的摄取。转运蛋白 FAT/CD36 和 FABPpm 可以从细胞内储存室招募到肌膜,以增加底物摄取速度。长链脂肪酸转运蛋白(主要是 FAT/CD36),从细胞内到肌膜的永久性迁移伴随着脂质和脂质代谢物在心脏中的积累。在细胞内,LCFA 被 FABP 结合,这导致细胞质中低水平的游离 LCFA。基于这一原则,FABP 被认为是 LCFA 的一种"保障",防止其酯化成不同的生物活性脂质组分,如神经酰胺、二酰基甘油等。LCFA 一旦进入心肌细胞要么立即被激活形成 LCFA–酰基辅酶 A,要么与胞浆脂肪酸结合蛋白结合。随后,这两种形式的 LCFA 都被运输到线粒体,即它们被氧化的地方,或者作为酯化成脂质组分的底物。

FABP 是一种分子量为 14 ~ 15 kDa 的小分子细胞质蛋白,能够与 LCFA 结合并将其转移到不同的胞内目的地。FABP 在心肌细胞胞质中含量丰富,它在胞浆中运输 LCFA[13]。FABP 的生理功能是将 LCFA 从细胞膜转运到线粒体利用的细胞内储存库,脂肪酸通过这些储存库参与柠檬酸循环[14]。因此,H–FABP 是心脏中 LCFA 线粒体 β–氧化系统的强大调节剂[13]。此外,FABP 被认为可以保护细胞免受过度脂质堆积的损害[15,16]。

6.2.3　葡萄糖运输到细胞中的方法

葡萄糖具有亲水性,质膜的脂质双分子层对其是不渗透的,因此,葡萄糖通过质膜的转运是通过葡萄糖转运载体介导的。在人类,心脏细胞表达为两个家族的葡萄糖转运体:一类是易化扩散的葡萄糖转运体(GLUT),以易化扩散的方式顺浓度梯度转运葡萄糖,其转运过程不消耗能量;另一类为钠–葡萄糖协同转运体(SGLT),以主动方式逆浓度梯度转运葡萄糖[17]。

GLUT 属于主要协调转运蛋白超家族,它是一组由基因 SLC2A 编码含有 12 个疏水的 α–螺旋跨膜结构域的膜蛋白,可以运输多种溶质。GLUT 在人体

一共发现有 14 种,为 GLUT1 至 GLUT14,在组织特异性表达方面存在差异。与左心房相比,右心房 GLUT4 含量最高[18]。在人类心脏中,GLUT4 是主要的亚型,约占总葡萄糖转运载体的 70%[19]。在生理条件下,它主要位于细胞膜内。在对缺血、儿茶酚胺、胰岛素等刺激的反应中,GLUT4 被转运到细胞表面。通过这种方式,葡萄糖进入心肌细胞的量增加了 10~20 倍。GLUT4 的表达受不同刺激的调节,如胰岛素消耗[8]、脂肪酸[20]和甲状腺激素[17]。GLUT1 负责基础心脏葡萄糖转运,而 GLUT4 介导的是诱导吸收的葡萄糖。在成人心脏中,GLUT1 的表达受慢性缺氧[21]和长期禁食[22]的调控。

除了 GLUT 家族外,SGLT 家族的成员也广泛存在,因为它们转运多种底物,如糖、肌醇、乳酸盐、胆碱、尿素、脯氨酸和碘离子等。SLC5A 基因编码的人质膜蛋白是 Na^+/底物共转运蛋白。SGLT 是由 SLC5A 基因编码的质膜蛋白,含有 14 个跨膜结构域[23]。

6.2.4　酮体在心房能量代谢中的作用

酮体是肝脏脂肪酸氧化分解的中间产物乙酰乙酸、β-羟基丁酸及丙酮三者统称,故酮体是脂肪分解的产物,而不是葡萄糖的产物。在健康人体中,少量的酮体以 78% 的 β-羟丁酸、20% 的乙酰乙酸和 2% 的丙酮的比例存在于血液中。酮体在肝细胞的线粒体中合成。酮体通过线粒体内膜和在血中转运不需要载体。合成原料为脂肪酸 β-氧化产生的乙酰 CoA。肝细胞线粒体内含有各种合成酮体的酶类,特别是羟甲基戊二酸单酰辅酶 A 合酶,该酶催化的反应是酮体的限速步骤。酮体中丙酮的生成量相当小,生成后即被吸收。乙酰乙酸和 β-羟丁酸则经血流进入肝外组织,并在肝外组织中被氧化,经柠檬酸循环提供更多能量给骨、心肌和肾皮质等组织使用。在健康成人中,酮体的氧化只提供了身体总能量的一小部分,但在心脏、大脑和骨骼肌中,酮体的代谢在生理条件下(如禁食或低碳水化合物饮食)可显著增加。酮体是饥饿或剧烈运动下大脑、骨骼肌或心脏的一种脂肪来源的能量供应形式。酮体在葡萄糖不足或无法获得的条件下生成加强。

6.3　糖尿病心房能量代谢

糖尿病患者早期无症状阶段可出现心脏脂肪酸利用率增加,线粒体代谢变化可能先于心脏病理结构的改变,这些改变对心脏是有害的。尽管脂肪酸的利用增加,但仍然存在过多的甘油三酯在心肌细胞内堆积,导致不完全氧化和可能有害的脂质代谢产物[24],从而导致心肌细胞损伤。糖尿病心肌病患者脂肪酸氧化利用增加而葡萄糖利用障碍,葡萄糖利用障碍导致患者体内葡萄糖浓度升高形成高血糖。糖尿病与高血糖和胰岛素抵抗有关。高血糖似乎是糖尿病性心肌病发病的重要原因。它能降低心脏中的葡萄糖氧化[25]。葡萄糖氧化降低与心肌耗氧量增加有关。心肌耗氧量增加可引起缺血时的缺氧和损伤。高血糖诱导线粒体电子传递链产生过多的超氧化物。这种损伤导致氧化应激,氧化应激是糖尿病及并发症的发病机制,也是胰岛素抵抗和心血管疾病的发病机制[26]。胰岛素抵抗是糖尿病期间观察到的另一种病理。它可能会增加心血管发病率和死亡率[27]。胰岛素抵抗降低了心脏葡萄糖转运载体从细胞内室向质膜的转运,随后降低心肌细胞对葡萄糖的摄取、糖酵解和葡萄糖氧化。

6.3.1　PPARα 在糖尿病心房能量代谢的改变

糖尿病性心肌病中,由脂肪酸循环水平升高导致脂肪酸氧化增加[28],同时由于胰岛素抵抗或缺乏,GLUT 表达被下调,导致心肌葡萄糖利用障碍[29]。这些代谢方式的变化,都会使耗氧增加而 ATP 生成减少,导致心脏产生 ATP 的效率降低[28]。Drosatos 等[30]研究发现,胰岛素缺乏型糖尿病可改变心脏及其他器官的脂质代谢。该研究指出糖尿病小鼠的早期阶段,由于血浆葡萄糖水平升高,锌指转录因子 Krüppel 样因子表达下降介导了心肌中 PPARα 基因表达水平的降低,从而引起脂肪酸氧化及 ATP 生成水平下降,导致轻度心功能障碍。通过纠正高血糖可以恢复心肌 PPARα 基因的表达,预防心功能障碍的发生,然而在糖尿病晚期阶段心肌表达 PPARα 基因水平增加。研究表明,糖尿病患者心肌 PPARα 基因表达的差异可能反映了疾病的严重程度[31]。长期糖尿病可引起血脂异常和心肌内脂质积聚,从而导致糖尿病心肌病。相关研究发现,在糖尿病性心肌病患者的心肌细胞内发生脂质沉积,与 PPARα 过表达后脂肪酸摄取和氧化增加,以及通过刺激 PDK4 的转录抑制葡萄糖氧化有关[32]。Finck 等[33]的研究指出,糖尿病小鼠心肌 PPARα 过表达,使参与脂肪酸摄取的相关基因 CD36 和脂肪酰基辅酶 A 合成酶 1 表达增加,参与脂肪酸氧化的相关基因 CPT1 表达增加,脂肪酸摄取和氧化能力的不平衡引起了心肌细胞脂质蓄积,同时参与葡萄糖氧化的负调节剂 PDK4 表达增加,葡萄糖摄取和利用相关的 DLUT4 表达显著降低,导致葡萄糖氧化能力下降,引起心肌线粒体能量代谢紊乱,从而导致心肌病,加重心功能障碍。

6.3.2 糖尿病心房葡萄糖代谢

糖尿病患者心脏葡萄糖利用受损是由葡萄糖摄取减少、糖酵解活性降低和丙酮酸氧化降低介导的[34]。葡萄糖摄取不足会降低糖尿病患者心脏的代谢灵活性和能量效率。动物研究中,Maria 等[35]的研究显示,1 型糖尿病改变了心房中 GLUT4 和 GLUT8 的表达和易位,这些葡萄糖转运载体的细胞表面含量 GLUT4 下调 70%,GLUT8 下调 90%。因为,心房中 Akt 和 AS160 的磷酸化并没有受到损害,相反,胰岛素增加了 Akt 和 AS160 的磷酸化,胰岛素信号通路受到了干扰。糖尿病状态下心肌细胞中 GLUT 蛋白表达的改变可能会损害能量的产生,研究显示,它可能为房颤提供代谢底物[35]。动物实验显示心肌肌膜中 GLUT1、GLUT4 含量和转运减少[2,36]。不同的 2 型糖尿病动物模型中观察到胰岛素抵抗损害 GLUT4 的表达和易位,扰乱心肌细胞中的胰岛素信号通路[37]。

2 型糖尿病动物模型心脏发生代谢紊乱,特别是 GLUT1 和 GLUT4 易位减少[38]。Banerjee 等[39]通过实时定量 PCR 检测人类心脏和小鼠糖尿病模型中 SGLT1 mRNA 的表达。SGLT1 在继发于 2 型糖尿病的终末期心肌病患者中表达增加。SGLT1 表达增加是心脏 GLUT1 和 GLUT4 表达减少的代偿机制。STZ 糖尿病小鼠(1 型糖尿病模型)心脏 SGLT1 表达明显下降。心脏 SGLT1 表达的差异是否与糖尿病类型有关尚不清楚。2 型糖尿病患者的循环游离脂肪酸水平升高。因此,在这些患者中,大部分心肌能量来自游离脂肪酸 β - 氧化的增加。另一方面,当观察长期高血糖状态的患者时,发现葡萄糖氧化下降[40],这种现象被称为"代谢不灵活"[2]。糖尿病患者心脏中葡萄糖氧化的减少与心耗氧量的增加有关。与游离脂肪酸的氧化相比,葡萄糖氧化提供的能量(ATP)达 11% 以上,并与左心室机械效率降低有关[2]。心肌耗氧量的增加导致缺血时的缺氧和损伤。这种代谢紊乱在糖尿病患者中最常见,其原因是冠状动脉疾病的患病率增加。

6.3.3 糖尿病脂肪代谢

糖尿病小鼠的心脏中,随着 LCFA 流入的增加,CD36 和 FABPpm 都会重新定位到肌膜[41]。2 型糖尿病动物模型中(肥胖的 Zucker 大鼠[41-43]、只高脂饮食的大鼠[44]和断奶期间喂蔗糖的大鼠[45]),心肌和骨骼肌对 LCFA 的摄取由于肌膜 CD36 的丰富而不是 FABPpm 的增加而慢性增加。CD36 功能池的增加并不是由于总组织表达的增加,而是因为这种转运蛋白从细胞内储存库(回收内小体)永久重新定位到肌膜。越来越多的证据表明,这种永久性的 CD36 重新定位是糖尿病性心肌病病因中的早期关键事件,并且先于胰岛素诱导的 GLUT4 移位[34]的改变和心功能的下降[44]。糖尿病心脏中 LCFA 流入增加导致 LCFA 氧化增加,LCFA 的氧化约占心脏总能量产生的 90%[47,48]。然而,LCFA 的流入超过了心脏的线粒体氧化能力,导致非 LCFA 的积累。糖尿病大鼠提供的直接证据表明,肌膜 CD36 是导致 LCFA 代谢物在 2 型糖尿病心脏积聚的原因[43]。与 CD36 和 FABPpm 相比,关于 FATP 在糖尿病性心肌病变发生、发展中作用的研究较少。心脏特异性 FATP1 过表达转基因小鼠的产生为心脏 LCFA 摄取上调最终导致心脏功能丧失的概念提供了额外的证据[49]。相反,敲除 FATP1 基因表达可以保护脂质诱导的胰岛素抵抗,至少在小鼠骨骼肌中是这样[50]。然而,几乎没有证据表明 FATP1 在肥胖的 Zucker 大鼠和高脂饮食喂养的大鼠的糖尿病心肌病的病因中起直接作用,因为 FATP1 的心脏表达和亚细胞定位都不是肥胖的 Zucker 大鼠和高脂饮食喂养的大鼠的直接作用。

6.3.4　糖尿病酮体代谢

　　肝内的游离脂肪酸是酮体的主要来源。血浆中胰岛素浓度轻度增高就会明显抑制血浆游离脂肪酸和酮体的生成。糖尿病患者中,由于胰岛素释放缺陷和胰岛素敏感组织的葡萄糖摄取受损,尽管血糖浓度高,酮体水平仍会升高。在糖尿病(主要是1型糖尿病)中,酮症酸中毒是葡萄糖吸收不良的病理反应。在糖尿病酮症酸中毒中观察到的酮体浓度升高影响电解质平衡,导致细胞损伤和脱水。研究表明,在糖尿病心肌病模型的心脏中,糖酵解和丙酮酸氧化过程均受到影响,心脏吸收酮体后,其与葡萄糖或游离脂肪酸竞争作为心脏能量底物,并抑制游离脂肪酸的摄取[51]。酮体是超级燃料,比脂肪酸和葡萄糖能更有效地产生能量[52]。与葡萄糖或游离脂肪酸相比,酮体每消耗一分子氧气产生腺苷三磷酸的效率更高,从而提高心脏代谢效率[51]。钠 - 葡萄糖共转运体 - 2 抑制剂(SGLT2i)的 EMPA - REG 结局试验表明,2 型糖尿病患者中,优先使用酮体而不是脂肪酸以提高心脏效率[53]。在 1 型糖尿病患者的心脏中,生酮速率限制酶 3 - 羟基 - 3 - 甲基戊二酰辅酶 A 合成酶 2(HMGCS2)的转录和活性被高度上调[54,56,57]。尽管循环中的酮体水平很高,心脏对酮体的摄取增加,但糖尿病患者的心脏是能量低效的。这可能是由于 DM 心脏通过酮解减少了酮体的利用[57,58]。

6.4　结语

　　糖尿病是一种全球流行性疾病,糖尿病发病率每年正以令人担忧的速度上升。糖尿病心房能量代谢的改变给心脏带来了沉重的负担。葡萄糖氧化利用减少,游离脂肪酸氧化利用增加,导致心脏能量供应不足,以及脂质在心脏蓄积,进而引起心脏舒张功能障碍。研究表明,强化血糖控制并不能对糖尿病患者的心血管疾病并发症起到预防效果。一些降糖药物虽有降糖作用,但没有降低心力衰竭事件发生风险的作用[59]。值得欣慰的是,近来的研究表明,钠 - 葡萄糖共转运体 2 型抑制剂一种新型的降糖药

物,在降低糖尿病心肌病患者血糖的同时,还能改善其心肌底物代谢、线粒体功能等。虽然已经发现既可以降低血糖又可以改善心肌底物代谢的药物,但在寻找新型、高效、安全并可投入临床使用的药物上还需要进行更多的研究。

参考文献

[1] Cho NH, Shaw JE, Karuranga S,et al. IDF Diabetes Atlas:Global estimates of diabetes prevalence for 2017 and projections for 2045[J]. Diabetes Research and Clinical Practice, 2018,138:271 – 281.

[2] Fox CS, Golden SH, Anderson C, et al. Update on Prevention of Cardiovascular Disease in Adults With Type 2 Diabetes Mellitus in Light of Recent Evidence:A Scientific Statement From the American Heart Association and the American Diabetes Association[J]. Diabetes Care. 2015, 38(9):1777 – 1803.

[3] Obrzut S, Jamshidi N, Karimi A, et al. Imaging and modeling of myocardial metabolism[J]. J Cardiovasc Transl Res, 2010,3(4):384 – 396.

[4] Kim KH, Choi S, Zhou Y, et al. Hepatic FXR/SHP axis modulates systemic glucose and fatty acid homeostasis in aged mice[J]. Hepatology, 2017,66(2):498 – 509.

[5] Sun W, Quan N, Wang L, et al. Cardiac-S Pecific Deletion of the Pdha1 Gene Sensitizes Heart to Toxicological Actions of Ischemic Stress[J]. Toxicological Sciences An Official Journal of the Society of Toxicology, 2016, 151 (1):193 – 203.

[6] Jia G, Hill MA, Sowers JR. Diabetic cardiomyopathy:an update of mechanisms contributing to this clinical entity [J]. Circ Res, 2018,122(4):624 – 638.

[7] Pandey A, Chawla S, Guchhait P. Type-2 diabetes:Current understanding and future perspectives[J]. IUBMB Life, 2015,67(7):506 – 513.

[8] Shao D, Tian R. Glusose transoorters in cardiac meyabolism and hypertrophy[J]. Compr Physiol, 2016, 6 (1):331 – 351.

[9] Azhar S. Peroxisome proliferator-activated receptos, metabolic syndrome and cardiovascular disease[J]. Future Cardiol, 2010,6(5):657 – 691.

[10] Ajith TA, Jayakumar TG. Peroxisome proliferator-activated

receptos incardiac energy metabolism and cardiovascular disease[J]. Clin Exp Pharmacol Phusiol, 2016,43(7): 649 – 658.

[11] Lopaschuk GD, Ussher JR, Folmes CD, et al. Myocardial fatty acid metabolism in health and disease[J]. Physiol Rev, 2010,90(1):207 – 258.

[12] Schwenk RW, Luiken JJFP, Bonen A, et al. Regulation of sarcolemmal glucose and fatty acid transporters in cardiac disease[J]. Cardiovasc Res, 2008,79(2):249 – 258.

[13] Choromanska B, Mysliwiec P, Dadan J, et al. The clinical significance of fatty acid binding proteins[J]. Postepy Hig Med Dosw, 2011,65:759 – 763.

[14] Figiel L, Kasprzak JD, Peruga J, et al. Heart-type fatty acid binding protein-a reliable marker of myocardial necrosis in a heterogeneous group of patients with acute coronary syndrome without persistent ST elevation[J]. Kardiol Pol, 2008,66(3):253 – 259.

[15] Zhou M, Wang H, Chen J, et al. Epicardial adipose tissue and atrial fibrillation: Possible mechanisms, potential therapies, and future directions[J]. Pacing Clin Electrophysiol, 2020,43(1):133 – 145.

[16] Glatz JF. Cellular fatty acid-binding proteins: their function and physiological significance[J]. Prog Lipid Res, 1996,35(3):243 – 282.

[17] Gosteli-Peter MA, Schmid C, Zapf J. Triiodothyronine increase glucose transporter isotype 4 mRNA expression, glucose transport, and glycogen synthesis in adult rat cardiomyocytes in long-term culture[J]. Biochem Biophy Res, 1996,221(3):521 – 524.

[18] Ware B, Bevier M, Nishijima Y, et al. Lacombe Chronic heart failure selectively induces regional heterogeneity of insulin-responsive glucose transporters[J]. Am J Phys, 2011,301(5):1300 – 1306.

[19] Mucekler M, Thorens B. The SLC2 (GLUT) family of membrane transporters[J]. Mol Asp Med, 2013,34(2 – 3):121 – 138.

[20] Schwenk RW, Luiken JJFP, Bonen A, et al. Regulation of sarcolemmal glucose and fatty acid transporters in cardiac disease[J]. Cardiovasc Res, 2008,79(2):249 – 258.

[21] Malhotra R, Brossius III FC. Glucose uptake and glycolysis reduced hypoxiainduced apoptosis in cultured neonatal rat cardiac myocytes[J]. Biol Chem, 1999,274(18): 12567 – 12575.

[22] Kraegen EW, Sowden JA, Halstead MB, et al. Glucose transporters and in vivo glucose uptake in skeletal and cardiac muscle: fasting, insulin stimulation and immunoisolation studies of GLUT1 and GLUT4[J]. Biochem, 1993, 295:287 – 293.

[23] Turk E, Wright EM. Membrane topology motifs in the SGLT cotransporter family[J]. Membr Biol, 1997,159 (1): 1 – 20.

[24] Brindley DN, Kok BPC, Kienesberger PC, et al. Shedding light on the enigma of myocardial lipotoxicity: the involvement of known and Putative regulators of fatty acid storage and mobilization[J]. Am J Physiol Endocrinol Metab, 2010,298(5): E897 – E908.

[25] Boudina S, Abel ED. Diabetic cardiomyopathy revisited [J]. Circulation, 2007,115:3213 – 3223.

[26] Brownlee M. Biochemistry and molecular cell biology of diabetic complications[J]. Nature, 2001,414(6865): 813 – 820.

[27] Dutka DP, Pitt M, Pagano D, et al. Myocardial glucose transport and utilization in patients with type 2 diabetes mellitus, left ventricular dysfunction, and coronary artery disease[J]. Am J Coll Cardiol, 2006, 48(11): 2225 – 2231.

[28] Fillmore N, Mori J, Lopaschuk CD. Mitochondrial fatty acid oxidation alterations in heart failure, ischamic heart disease and diabetic cardiomyopathy[J]. Pharmacol, 2014,171(8):2080 – 2090.

[29] Maria Z, Campolo AR, Lacombe VA. Diabetes alter epression and translation of the insulin-sensitive glucose trandporters 4 and 8 in atria[J]. PLoS One, 2015,10 (12):e0146033.

[30] Drosatos K, Pollak NM, Pol CJ, et al. Cardiac myocar KLF5 regulates ppara expression and cardiac function[J]. Circ Res, 2016,118(2):241 – 253.

[31] Kewalramani G, An D, Kim MS, et al. AMPK control of myocardial fatty acid metabolism fluctuates with the intensity of insulin-deficient diabetes[J]. J Mol Cell Cardiol, 2007,42(2):333 – 342.

[32] Nakamura M, Sadoshima J. Cardiomyopathy in obesity, insulin resistance and diabetes[J]. Physiol, 2020, 598 (14):2977 – 2993.

[33] Finck BM, Lehman JJ, Leone TC, et al. The cardic phenotype induced by PPARalpha overexpression mimics that

caused by diabetes mellius[J]. Clin Invest, 2002,109(1):121 – 130.

[34] Brahma MK, Pepin ME, Wende AR. My sweetheart is broken: role of glucose in diabetic cardiomyopathy[J]. Diabetes Metab J, 2017,41(1):8 – 9.

[35] Maria Z, Campolo AR, Lacombe VA. Diabetes alters the expression and translocation of the insulin-sensitive glucose transporter 4 and 8 in the atria[J]. PLoS One,2015,10(12): e0146033.

[36] Deng D, Yan N. GLUT, SGLT, and SWEET: Structural and mechanistic investigations of the glucose transporters [J]. Protein Sci, 2016,25(3):546 – 558.

[37] Montescuit C, Lerch R. Regulation and dysregulation of glucose transport in cardiomyocytes[J]. Cell Res, 2013, 1833(4):848 – 856.

[38] Szablewski L. Glucose transporters in healthy heart and in cardiac disease[J]. Int J Cardiol, 2017,230:70 – 75.

[39] Banerjee SK, McGaffin KR, Pastor-Soler NM, et al. SGLT1 is a novel cardiac glucose transporter that is perturbed in disease states[J]. Cardiovasc Res, 2009,84(1):111 – 118.

[40] Boudina S, Abel SED. Diabeyic cardiomyopathy revisited. Circulation, 2007,115:3213 – 3223.

[41] Carley AN, Atkinson LL, Bonen A, et al. Mechanisms responsible for enhanced fatty acid utilization by perfused hearts from type 2 diabetic db/db mice[J]. Arch Physiol Biochem, 2007,113(2):65 – 75.

[42] Han XX, Chabowski A, Tandon NN, et al. Metabolic challenges reveal impaired fatty acid metabolism and translocation of FAT/CD36 but not FABPpm in obese Zucker rat muscle[J]. Am J Physiol Endocrinol Metab, 2007,293(2):E566 – E575.

[43] Coort SL, Hasselbaink DM, Koonen DP, et al. Enhanced sarcolemmal FAT/CD36 content andtriacylglycerol storage in cardiac myocytes from obese zucker rats[J]. Diabetes, 2004,53(7): 1655 – 1663.

[44] Ouwens DM, Diamant M, Fodor M, et al. Cardiac contractile dysfunction in insulin-resistant rats fed a high-fat diet is associated with elevated CD36-mediated fatty acid uptake and esterification [J]. Diabetologia, 2007, 50(9):1938 – 1948.

[45] Huynh M, Luiken JJ, Coumans W, et al. Dietary fructose during the suckling period increases body weight and fatty acid uptake into skeletal muscle in adult rats[J]. Obesity (Silver Spring), 2008,16(8):1755 – 1762.

[46] Coort SL, Luiken JJ, van der Vusse GJ, et al. Increased FAT (fatty acid translocase)/CD36-mediated long-chain fatty acid uptake in cardiac myocytes from obese Zucker rats[J]. Biochem Soc Trans, 2004,32(Pt 1): 83 – 85.

[47] Pogatsa G. Metabolic energy metabolism in diabetes: therapeutic implications[J]. Coron Artery Dis, 2001,12 Suppl 1:S29 – S33.

[48] Rodrigues B, Cam MC, McNeill JH. Metabolic disturbances in diabetic cardiomyopathy[J]. Mol Cell Biochem , 1998,180:53 – 57.

[49] Palomer X, Pizarro-Delgado J, Vázquez-Carrera M. Emerging Actors in Diabetic Cardiomyopathy: Heartbreaker Biomarkers or Therapeutic Targets [J]? Trends Pharmacol Sci. 2018,39(5):452 – 467.

[50] Kim JK, Gimeno RE, Higashimori T, et al. Inactivation of fatty acid transport protein 1 prevents fat-induced insulin resistance in skeletal muscle[J]. J Clin Invest, 2004,113(5):756 – 763.

[51] Le Page LM, Rider OJ, Lewis AJ, et al. Increasing pyruvate dehydrogenase flux as a treatment for diabetic cardiomyopathy: a combined 13C hyperpolarized magnetic resonance and echocardiography study[J]. Diabetes, 2015,64(8):2735 – 2743.

[52] Cahill GF Jr, Veech RL. Ketoacids? Good medicine[J]. Trans Am Clin Climatol Assoc 114: 149 – 161.

[53] Ferrannini E, Mark M, Mayoux E. CV protection in the EMPA-REG OUTCOME trial: a "Thrifty Substrate" hypothesis[J]. Diabetes Care,2016,39(7):1108 – 1114.

[54] Shukla SK, Liu W, Sikder K,et al. HMGCS2 is a key ketogenic enzyme potentially involved in type 1 diabetes with high cardiovascular risk[J]. Sci Rep,2017,7(1):4590.

[55] Kesherwani V, Shahshahan HR, Mishra PK. Cardiac transcriptome profiling of diabetic Akita mice using microarray and next generation sequencing[J]. PLoS One ,2017,12(8):e0182828.

[56] Gormsen LC, Svart M, Thomsen HH, et al. Ketone Body Infusion With 3-Hydroxybutyrate Reduces Myocardial Glucose Uptake and Increases Blood Flow in Humans: A Positron Emission Tomography Study[J]. J Am Heart Assoc, 2017,6(3):e005066.

[57] Brahma MK, Ha CM, Pepin ME, et al. Increased glucose

availability attenuates myocardial ketone body utilization [J]. J Am Heart Assoc, 2020,9(15):e013039.

[58] Schugar RC, Moll AR, Andre d'Avignon D, et al. Cardiomyocyte-specific deficiency of ketone body metabolism promotes accelerated pathological remodeling [J]. Mol Metab, 2014,3(7):754-769.

[59] Packer M. Autophagy-dependent and independent modulation of oxidative and organellar stress in the diabetic heart by glucose-lowering drugs [J]. Cardiovasc Diabetol, 2020,19(1):62.

第 7 章
胰岛素抵抗与糖尿病心房重构

邵清淼

7.1 引言

房颤是最常见的心律失常,可使缺血性脑卒中和死亡的风险明显增加[1]。糖尿病是房颤的主要危险因素之一。研究表明,与非糖尿病患者相比,糖尿病患者的房颤发生风险增加40%[2]。无冠状动脉疾病和高血压病史的糖尿病患者也可以逐渐发展为糖尿病心肌病,甚至心力衰竭,这主要与高血糖、肥胖和胰岛素抵抗(IR)等因素有关[3,4]。IR是代谢综合征、糖尿病前期和2型糖尿病的主要表现,但糖尿病前期和IR阶段常被忽略,以至于发展到2型糖尿病阶段。2型糖尿病相关房颤及其并发症目前也是全球死亡主要原因。

胰岛素是由胰腺内的胰岛β细胞受内源性物质或者外源性物质(如葡萄糖、乳糖、核糖、精氨酸、胰高血糖素等)刺激而分泌的一种蛋白质激素。胰岛素是体内唯一降血糖的激素,同时促进糖原、脂肪、蛋白质合成。胰岛素对调节代谢和能量平衡、促进细胞生长和增殖起到十分重要的作用。如果这一平衡被破坏,就会发生IR。IR是指胰岛素的外周靶组织(主要为骨骼、肝脏和脂肪组织)对内源性或外源性胰岛素的敏感性和反应性降低,导致生理剂量的胰岛素产生低于正常的生理效应。早期胰岛β细胞尚能代偿性地增加胰岛素分泌以弥补效应不足,但后期胰岛β细胞功能就会受到损伤,导致糖耐量异常和糖尿病发生。胰岛素作用受损、胰岛细胞代偿性分泌增加、慢性高胰岛素血症与高血压、脂代谢紊乱、凝血功能异常和血管功能异常等因素组合在一

起,构成了IR患者心血管疾病的病因学[4]。研究表明,IR是多种疾病,特别是糖尿病及心血管疾病共同的危险因素[5]。

7.2 胰岛素抵抗与心房重构、心房颤动

房颤与以IR为特征的代谢综合征之间的关系已被多项研究报道[6,7]。研究已经证实,左心房扩大与IR相关[8,9]。Marcovecchio等[10]研究发现,肥胖儿童左心房内径增大、胰岛素抵抗指数(HOMA - IR)升高,而且HOMA - IR与左心房内径、左心房面积和左心房容积呈正相关。然而,IR是否直接影响房颤发生仍然不清楚[11]。研究发现,糖尿病患者房颤急性发作时血糖明显升高,需要平时10倍剂量的胰岛素来降低血糖,而房颤成功复律后,所需的胰岛素剂量明显减少[12]。然而,Lip等[13]的研究发现,胰岛素依赖型糖尿病患者房颤发作时为低血糖,因此一些专家认为这种房颤发作的原因是血糖的波动,而不是自身的高血糖状态。一项小样本的病例对照研究发现,与肥厚型心肌病且窦性心律患者相比,肥厚型心肌病合并房颤患者的IR发生频率更高,提示IR参与房颤发生。然而,西方国家的大型前瞻性研究发现,IR与房颤发生无明显相关性。Fontes等[14]的Framingham心脏研究纳入了3023例非糖尿病患者,随访10年发现IR与房颤发生风险无关。最近,Garg等[15]共纳入3601例非糖尿病患者,随访12年发现IR与房颤发生风险也没有显著相关性。随后Lee等[16]纳入了2001—2003年间无

房颤和糖尿病病史的 IR 亚洲人群,共计 8175 例(平均年龄 51.5 岁,女性占 53%),平均随访 12.3 年后发现 136 例参与者(1.89/1000 人年)发生房颤。稳态模型评估的 HOMA - IR 与房颤发生独立相关(HR,1.61;95% CI,1.14～2.28),提示 IR 是房颤发生的独立危险因素。此研究结果与既往研究结果不一致,可能与样本量和种族有关。

研究已经证实,房颤患者纤维化标志物和炎性细胞因子升高,且其水平高于正常参考值[17-19]。Dahiya 等[20]将超重的年轻患者分为 IR 和非 IR 组,观察其心脏功能和超敏 C - 反应蛋白(hs - CRP)水平。研究结果发现,两组间左心房容积指数(LAVI)和 hs - CRP 水平无显著性差异。Maria 等[21]发现,IR 小鼠的转化生长因子 - β(TGF - β)和基质金属蛋白酶(MMP - 9)升高,然而 IR 小鼠并没有出现心房纤维化。上述结果提示,房颤可使纤维化标志物和炎症因子升高,然而,IR 并不作用于上述指标。换而言之,IR 不会加重心房纤维化或引起 LAVI 的变化。因此,IR 对左心房结构重构的影响很小。Hijioka 等[22]纳入 114 例阵发性房颤患者,肺静脉隔离术后随访 1 年,按 HOMA - IR < 2.5 和 HOMA - IR > 2.5 分为两组。研究结果发现,两组 LAVI 无显著性差异。与 HOMA - IR < 2.5 组相比,HOMA - IR > 2.5 组左心房传导速率下降、房颤复发率升高。而且,多变量 Cox 回归分析显示,IR 是房颤复发的独立预测因素(HR,1.287;P = 0.004),提示 IR 与左心房电重构、肺静脉隔离术后房颤复发相关。另外,Chao 等[23]的研究表明,葡萄糖耐量降低可能导致左心房电重构,早于结构重构出现。因此,IR 导致左心房传导速率延迟引起电重构。相反,IR 对如左心房扩大、纤维化和炎症标志物升高等结构重构的影响较小。

7.3 胰岛素抵抗致糖尿病心房重构的机制

胰岛素分子结构异常、拮抗胰岛素的激素分泌过多、胰岛素受体数量下降或功能受损、基因突变和异位脂质代谢产物积累都会影响胰岛素的生物活性与受体结合,从而导致 IR 发生。IR 往往早于糖尿病

出现,研究发现糖尿病初期就会出现心肌损伤[4]。IR 对心肌影响的主要机制为氧化应激、肾素 - 血管紧张素 - 醛固酮系统(RAAS)激活、蛋白激酶 C 途径激活、心肌细胞钙处理能力下降等,表现出心肌收缩及舒张功能下降、心肌纤维化、心肌细胞肥大和内皮功能障碍,长期心肌慢性缺血及急性心肌梗死会使窦房结、房室结等心脏传导系统供血减少,进一步导致心律失常发生。IR 致糖尿病心房重构的确切机制目前尚不清楚,目前研究发现其可能与以下因素有关。

7.3.1 炎症与氧化应激

越来越多的证据表明,慢性低度炎症反应在 IR 发生机制中发挥重要作用[24]。肥胖患者脂肪组织中脂类分解、游离脂肪酸增加,进而激活促炎性细胞因子。促炎性细胞因子的激活导致慢性炎症,慢性炎症导致胰岛素受体信号受损和代谢异常,细胞内信号传导通路在炎症反应中被激活,导致促炎性细胞因子分泌进一步增加并进一步介导 IR 发生,两者互为始动因素[25]。促炎性细胞因子主要通过刺激细胞内炎症核因子 κ - 轻链增强复合物 β(NF - κB)和 JUN 氨基末端激酶(JNK)信号通路,诱导 IR 发生。IR 加快胰岛素受体底物(IRS - 1)分子中丝氨酸残基磷酸化,从而使磷脂酰肌醇 - 3 - 羟激酶(PI3K)/蛋白激酶 B 信号通路相关酶活性降低,导致葡萄糖内稳态关键调节因子,如 p38 有丝分裂原活化蛋白激酶、5' - 腺嘌呤核苷酸活化蛋白激酶(AMPK)、蛋白激酶 C、rho 相关螺旋蛋白激酶和 RNA 活化蛋白激酶等磷酸化,加快细胞炎症,使细胞内胰岛素信号通路受损。IR 可诱导心肌氧化应激发生,使心脏抗氧化防御系统受抑制。通过特定细胞类型的胰岛素受体嗜铬粒蛋白 A 敲除小鼠模型发现,机体氧化应激发生与 IR 相关[26]。由于超氧化物/过氧化氢增加,机体处于氧化应激状态,线粒体损伤加重,氧化磷酸化能力下降,导致胰岛 β 功能下降,最终形成 IR[27]。炎症和氧化应激会引起 IR,IR 又会加重炎症和氧化应激发生,而上述因素均与房颤发生相关。

7.3.2 心肌能量代谢改变

心脏主要依靠 3 种底物代谢获得能量:游离脂

肪酸、葡萄糖和乳酸。正常心脏主要依靠游离脂肪酸作为代谢底物[28]。而在缺血、缺氧情况下，心脏转为主要依靠葡萄糖作为代谢底物。其优点是：单用游离脂肪酸作为功能物质，ATP 产生量与氧消耗量的比值（P/O）约为 2.85，而单用葡萄糖作为功能物质，ATP 产生量与氧消耗量的比值约为 3.15。这说明消耗一定量的氧分子使用葡萄糖作为代谢底物可比使用游离脂肪酸作为代谢底物产生更多的ATP。在胰岛素抵抗情况下，心肌利用葡萄糖作为能量来源的能力会下降，随后转换为将游离脂肪酸作为能量来源[29]。这种代谢底物的转变伴随着氧化磷酸化受损、ROS 产生增加。

7.3.3　胰岛素代谢信号通路受损

胰岛素代谢信号受损在糖尿病心肌重构病理生理机制中起着重要作用，其中一个较重要的能够启动其他代谢信号的通路是哺乳动物西罗莫司靶（mTOR）– S6 激酶 1（S6K1）[3]。这个通路具备高度保守的营养传感器，通过增加丝氨酸激酶磷酸化调节胰岛素代谢信号。越来越多的证据表明，过多的营养摄入会慢性激活 S6K1，进而促使心脏、脂肪、肝脏和骨骼肌组织胰岛素信号关键分子丝氨酸磷酸化增加，胰岛素抵抗发生[30]，这将进一步损害 PI3K/蛋白激酶 B 途径[3,31]。心肌细胞在正常生理条件下，PI3K/Akt 信号通路刺激 GLUT4 转移到质膜，增加心肌葡萄糖摄取。IR 致 PI3K/Akt 通路受损，造成葡萄糖摄取减少，使 Ca^{2+} ATP 酶活性降低，导致 Ca^{2+} 向肌浆网移动，从而细胞内 Ca^{2+} 浓度增加。此外，胰岛素代谢信号受损抑制心肌冠状动脉内皮一氧化氮合酶活性和产生，进而通过 cGMP/PKG 信号通路增加细胞内 Ca^{2+} 水平[3]。上述这些变化导致心肌纤维化、舒张功能不全。

7.3.4　钙稳态失调

糖尿病和 IR 时游离脂肪酸堆积，如二酰基甘油的积聚可活化蛋白激酶 C[32]，Ca^{2+} 通过电压敏感的Ⅰ型 Ca^{2+} 通道进入细胞质，触发肌浆网 Ca^{2+} 释放，引起细胞内钙调节紊乱。研究发现，高脂饮食大鼠房颤诱发率明显增加。分离的心房肌细胞显示肌浆网 Ca^{2+} 含量增加和舒张期钙火花[33]。全心标测显

示，高脂饮食大鼠钙瞬变时间延长，传导速度降低和反复异位病灶放电。蛋白质分析显示，TGF – β1、胶原蛋白、超氧化物表达增加；此外，Ca^{2+} 稳态相关蛋白表达上调，包括氧化型钙调素依赖蛋白激酶Ⅱ（CaMKⅡδ）、磷酸化雷尼丁受体（RyR – 2）、钠/钙交换体。予 CaMKⅡ 抑制剂后，大鼠房颤发生率降低[33]。

7.3.5　线粒体功能障碍

线粒体作为细胞内主要能源来源，参与调控细胞生长、代谢、凋亡、机体氧化还原反应及 Ca^{2+} 稳态等过程。许多研究发现，线粒体功能障碍与房颤、神经疾病、CVD、慢性肾脏病、非酒精性脂肪肝等密切相关[34,35]。而 IR 在上述疾病患者中的发病率也明显升高，因此推断线粒体功能障碍与 IR 的发生、发展相关。研究发现，线粒体功能下降与异位脂肪增加和 IR 有关。与胰岛素敏感个体相比，IR 者骨骼肌中 ATP 合成减少，提示线粒体功能障碍参与 IR 发生机制[36]。在健康、年轻、IR 的 2 型糖尿病人群中发现，肌细胞内线粒体密度降低，线粒体的氧化磷酸化速率下降[37-39]。此外，损伤线粒体功能的因素也是诱发 IR 的原因。Lepretti 等[40]发现，内质网应激造成线粒体呼吸链损伤，导致氧化型与还原型辅酶的比例失调，ATP 生成水平下降，内质网应激加重并进一步导致 IR。Lantier 等[41]通过大鼠高胰岛素 – 正常血糖钳夹试验发现，Sirt – 3 敲除小鼠骨骼肌线粒体功能受损，导致葡萄糖摄取缺陷、IR 发生。线粒体中电子传递链受损产生过多的自由基、细胞凋亡、Ca^{2+} 稳态失调都可能是诱发 IR 和其他一些代谢性疾病的原因。

7.3.6　RAAS 激活

动物实验和临床研究表明，血管紧张素Ⅱ（AngⅡ）和醛固酮在 IR 发生、发展中十分重要[42]。大型随机临床试验显示，血管紧张素转换酶抑制剂或AT1 受体阻滞剂能够降低 2 型糖尿病房颤发生率及减轻 IR[43]。高胰岛素血症可能通过局部激活RAAS，进而增加胰岛素信号通路的中间产物，导致PI3K 途径失活[44]。同时 AngⅡ 刺激 TGF – β 生成，加重心房纤维化[45]。房颤与 RAAS 激活有关，而

RAAS 激活加重 IR 及氧化应激反应。

7.3.7 miRNA 表达

miRNA 为单链、非编码、表达于多种组织器官的 RNA 分子,由 18～24 个核苷酸组成,参与疾病的发生、发展,可被用作新型的疾病生物标志物[46,47]。miRNA 调节基因表达,一种 miRNA 能调节上千个基因的表达,同时一个基因也可以由几种 miRNA 调控。此外,miRNA 的表达具有组织特定性。肥胖会导致脂肪组织 miRNA 的表达失调,由此可得出基因表达的改变与 IR 形成有关。目前研究显示,心肌组织富含 miRNA,并参与心肌 IR 的发生与发展。研究认为,与心血管疾病和糖尿病相关的 miRNA 通过导致内皮功能障碍、胰岛素信号通路受损、血小板活化、巨噬细胞表型及脂质代谢异常等参与心血管疾病的发生。miRNA,如 miR128－3p 抑制后心肌 IRS－1 水平上升,减轻 IR 和心肌梗死后的心脏功能障碍[48]。miR－223 能够调节内皮细胞中的基因表达,在 IR 心肌中表达持续上调[49]。在高脂肪饮食的小鼠心脏中发现,磷脂酸磷酸酯酶(LPP3)水平增加,miR－184 通过调节 LPP3 信号通路减轻 IR[50]。在机体调节葡萄糖摄取的各种因素中,GLUT4 的作用也非常重要。GLUT4 功能损害可能导致 IR 的发生,miRNA 可能在 GLUT4 活性的调节中具有关键作用。研究发现,miR－133 过表达可以降低 2 型糖尿病患者的 GLUT4 水平,从而降低心肌对葡萄糖的摄取,导致心肌 IR[51]。

7.4 改善胰岛素抵抗的降糖药物与心房颤动

改善 IR、增加胰岛素敏感性和缓解高胰岛素血症是 2 型糖尿病治疗的重要环节。增加胰岛素敏感性的降糖药物包括二甲双胍和噻唑烷二酮类(TZD)药物。二甲双胍是增加胰岛素敏感性首选的药物,其可以增加外周肌肉和肝脏组织对葡萄糖的利用率,不仅能够改善 IR,还能够调节血脂,改善骨密度。TZD 药物也可以作为胰岛素增敏剂,改善 IR、调节血脂,也是较为理想的增加胰岛素敏感性的药物。吡格列酮和罗格列酮是 TZD 两大代表性药物。

7.4.1 二甲双胍

从中国台湾全民健康保险数据库(NHIRD)中发现,在调整病史和药物等因素后,与未接受药物治疗的新发 2 型糖尿病患者相比,接受二甲双胍单药治疗的新发 2 型糖尿病患者房颤发生风险降低(HR,0.81;95% CI,0.76～0.86;$P < 0.001$)[52]。另外,二甲双胍单药治疗显著降低了 IR 肥胖儿童的心外膜脂肪组织厚度和房内/房间电机械延迟[53]。然而,Basnet 等[54]对接受心脏外科手术的糖尿病患者进行分析发现,二甲双胍组和非二甲双胍组术后房颤发生例数分别为 149 例(23.5%)和 172 例(26.5%),两组房颤发生例数差异无统计学意义。针对不同患者群体的大型随机对照试验(RCT)需要进一步验证二甲双胍和房颤发生的关系。

7.4.2 噻唑烷二酮类

从 NHRID 中选取 12 000 例非胰岛素依赖型糖尿病患者进行研究,其中 34% 患者使用 TZD 药物降糖。随访 5 年后发现,TZD 组新发房颤发生率为 1.2%,未使用 TZD 组新发房颤发生率为 1.8%。在调整危险因素后,TZD 药物的应用可降低糖尿病患者新发房颤的发生风险(HR,0.69;95% CI,0.49～0.91;$P = 0.028$)[55]。随后,一项荟萃分析纳入了 3 项 RCT 和 4 项观察性研究,共计 130 854 例糖尿病患者。研究结果发现,TZD 药物的使用可以使糖尿病患者新发房颤发生风险降低 27%(OR,0.73;95% CI,0.62～0.87;$P = 0.0003$)。此外,TZD 药物的使用还可以降低房颤复发风险(OR,0.41;$P = 0.002$),但只有吡格列酮能够降低房颤复发(OR,0.56;$P = 0.04$),而罗格列酮对房颤复发没有影响(OR,0.78;$P = 0.12$)[56]。

Palligaard 等[57]从丹麦全国注册数据库中选取 108 624 例无房颤病史的糖尿病患者进行研究,在二甲双胍或磺酰脲类单药治疗的基础上增加 TZD 药物与增加另一种降糖药物,观察 10 年进行数据分析比较。研究发现,TZD 组房颤发生率为 6.2%(95% CI,3.1%～9.3%),其他降糖药物组房颤发生率为 10.2%(95% CI,9.8%～10.6%)。在调整年龄、性别、合并疾病等危险因素后,应用 TZD 药物仍然可以显著降低新发房颤发生风险（HR，0.76；95% CI，0.57～1.00；P=0.047）。关于吡格列酮与大血管事件的研究（PROactive）是一项随机对照双盲研究。研究发现吡格列酮组新发房颤42例（1.6%），安慰剂组新发房颤51例（1.9%），两组间差异无明显统计学意义，阴性结果是可能由研究设计及终点不是针对房颤引起的[58]。另一项针对旁路血管成形术合并2糖尿病患者的前瞻性研究（BARI 2D）发现，对冠状动脉疾病患者使用二甲双胍和（或）罗格列酮并没有降低新发房颤发生率[59]。与PROactive研究相似，BARI 2D研究终点不是房颤，而且药物使用也不同（使用罗格列酮，而不是吡格列酮）。关于2型糖尿病患者采取口服罗格列酮治疗对心血管疾病转归的评价研究（RECORD）是一项前瞻性、双盲、安慰剂对照研究。研究发现，罗格列酮组与安慰剂组新发房颤例数差异无统计学意义[60]。此阴性结果可能与研究设计或使用罗格列酮而不是吡格列酮有关。一项入选150例接受阵发性房颤导管消融治疗的2型糖尿病患者的前瞻性观察性队列研究发现，房颤导管消融15个月后使用吡格列酮组中维持窦性心律者占86.3%，未使用吡格列酮组中维持性窦性心律者占70.7%（P=0.034）[61]。因此，上述证据表明，吡格列酮能够降低新发房颤风险。吡格列酮降低房颤发生的机制不能被认为是TZD这一类药物的效应。吡格列酮可能通过减轻纤维化、改善线粒体功能障碍、减轻心房结构重构和电重构，减少房颤的发生[62-64]。

7.5 结语

　　IR是2型糖尿病的主要发病机制之一，且IR、糖尿病均与房颤发生密切相关。研究发现，IR同时通过各种生理、生物化学机制促进高血压、冠心病和心力衰竭等疾病的发生和发展，构成了房颤发生的病因学。IR的发生机制尚不清楚，IR与房颤之间的关系有待进一步阐明。如果能深入了解IR的发生机制，将为2型糖尿病房颤防治的靶点前移提供思路。

参考文献

[1] January CT, Wann LS, Calkins H, et al. 2019 AHA/ACC/HRS focused update of the 2014 AHA/ACC/HRS guideline for the management of patients with atrial fibrillation: A Report of the American College of Cardiology/American Heart Association Task Force on Clinical Practice Guidelines and the Heart Rhythm Society[J]. Heart Rhythm, 2019, 16 (8):e66 - e93.

[2] Bell DSH and Goncalves E. Atrial fibrillation and type 2 diabetes: Prevalence, etiology, pathophysiology and effect of anti - diabetic therapies. Diabetes Obes Metab, 2019, 21 (2):210 - 217.

[3] Jia G, DeMarco VG and Sowers JR. Insulin resistance and hyperinsulinaemia in diabetic cardiomyopathy[J]. Nat Rev Endocrinol, 2016, 12(3):144 - 153.

[4] Ormazabal V, Nair S, Elfeky O, et al. Association between insulin resistance and the development of cardiovascular disease[J]. Cardiovasc Diabetol, 2018, 17(1):122.

[5] Dirkx E, Schwenk RW, Glatz JF, et al. High fat diet induced diabetic cardiomyopathy[J]. Prostaglandins Leukot Essent Fatty Acids, 2011, 85(5):219 - 225.

[6] Kumar P and Gehi AK. Atrial Fibrillation and Metabolic Syndrome: Understanding the Connection[J]. J Atr Fibrillation, 2012, 5(3):647.

[7] Goudis CA, Korantzopoulos P, Ntalas IV, et al. Diabetes mellitus and atrial fibrillation: Pathophysiological mechanisms and potential upstream therapies[J]. Int J Cardiol, 2015, 184:617 - 622.

[8] Hirschler V, Acebo HL, Fernandez GB, et al. Influence of obesity and insulin resistance on left atrial size in children [J]. Pediatr Diabetes, 2006, 7(1):39 - 44.

[9] Shigematsu Y, Norimatsu S, Ogimoto A, et al. The influence of insulin resistance and obesity on left atrial size in Japanese hypertensive patients[J]. Hypertens Res, 2009, 32(6):500 - 504.

[10] Marcovecchio ML, Gravina M, Gallina S, et al. Increased left atrial size in obese children and its association with insulin resistance: a pilot study[J]. Eur J Pediatr, 2016, 175(1):121 - 130.

[11] Şerban RC and Scridon A. Data Linking Diabetes Mellitus and Atrial Fibrillation - How Strong Is the Evidence? From Epidemiology and Pathophysiology to Therapeutic Implications[J]. Can J Cardiol, 2018, 34(11):1492 - 1502.

[12] Rigalleau V, Baillet L, Hocini M, et al. Atrial fibrillation can cause major hyperglycemia [J]. Diabetes Metab,

2002,28(3):239 - 240.

[13] Lip GY and Varughese GI. Diabetes mellitus and atrial fi-brillation: perspectives on epidemiological and pathophysi-ological links [J]. Int J Cardiol, 2005, 105 (3): 319 - 321.

[14] Fontes JD, Lyass A, Massaro JM, et al. Insulin resistance and atrial fibrillation (from the Framingham Heart Study) [J]. Am J Cardiol, 2012,109(1):87 - 90.

[15] Garg PK, Biggs ML, Kaplan R, et al. Fasting and post - glucose load measures of insulin resistance and risk of inci-dent atrial fibrillation: The Cardiovascular Health Study [J]. Nutr Metab Cardiovasc Dis, 2018, 28 (7): 716 - 721.

[16] Lee Y, Cha SJ, Park JH, et al. Association between insu-lin resistance and risk of atrial fibrillation in non - diabet-ics[J]. Eur J Prev Cardiol, 2020,27(18):1934 - 1941.

[17] Nakano Y, Niida S, Dote K, et al. Matrix metalloprotein-ase - 9 contributes to human atrial remodeling during atrial fibrillation [J]. J Am Coll Cardiol, 2004, 43 (5): 818 - 825.

[18] Savage DB, Petersen KF and Shulman GI. Mechanisms of insulin resistance in humans and possible links with in-flammation[J]. Hypertension, 2005,45(5):828 - 833.

[19] Liu Y, Niu XH, Yin X, et al. Elevated Circulating Fibro-cytes Is a Marker of Left Atrial Fibrosis and Recurrence of Persistent Atrial Fibrillation [J]. J Am Heart Assoc, 2018,7(6):e008083.

[20] Dahiya R, Shultz SP, Dahiya A, et al. Relation of re-duced preclinical left ventricular diastolic function and car-diac remodeling in overweight youth to insulin resistance and inflammation [J]. Am J Cardiol, 2015, 115 (9): 1222 - 1228.

[21] Maria Z, Campolo AR, Scherlag BJ, et al. Dysregulation of insulin - sensitive glucose transporters during insulin re-sistance-induced atrial fibrillation[J]. Biochim Biophys Acta Mol Basis Dis, 2018,1864(4 Pt A):987 - 996.

[22] Hijioka N, Kamioka M, Matsumoto Y, et al. Clinical im-pact of insulin resistance on pulmonary vein isolation out-come in patients with paroxysmal atrial fibrillation[J]. J Cardiovasc Electrophysiol, 2019,30(4):479 - 486.

[23] Chao TF, Suenari K, Chang SL, et al. Atrial substrate properties and outcome of catheter ablation in patients with paroxysmal atrial fibrillation associated with diabetes melli-

tus or impaired fasting glucose[J]. Am J Cardiol, 2010, 106(11):1615 - 1620.

[24] Matulewicz N and Karczewska-Kupczewska M. Insulin re-sistance and chronic inflammation[J]. Postepy Hig Med Dosw (Online), 2016,70(0):1245 - 1258.

[25] Nandipati KC, Subramanian S and Agrawal DK. Protein kinases: mechanisms and downstream targets in inflamma-tion-mediated obesity and insulin resistance[J]. Mol Cell Biochem, 2017,426(1 - 2):27 - 45.

[26] Tang K, Pasqua T, Biswas A, et al. Muscle injury, im-paired muscle function and insulin resistance in Chro-mogranin A-knockout mice[J]. J Endocrinol, 2017,232 (2):137 - 153.

[27] Shrestha S, Singh VK, Sarkar SK, et al. Effect of sub-tox-ic chlorpyrifos on redox sensitive kinases and insulin signa-ling in rat L6 myotubes[J]. J Diabetes Metab Disord, 2018,17(2):325 - 332.

[28] An D and Rodrigues B. Role of changes in cardiac metabo-lism in development of diabetic cardiomyopathy[J]. Am J Physiol Heart Circ Physiol, 2006,291(4):H1489 - H1506.

[29] Cook SA, Varela-Carver A, Mongillo M, et al. Abnormal myocardial insulin signalling in type 2 diabetes and left-ventricular dysfunction[J]. Eur Heart J, 2010,31(1): 100 - 111.

[30] Kim JA, Jang HJ, Martinez-Lemus LA, et al. Activation of mTOR/p70S6 kinase by ANG II inhibits insulin - stimu-lated endothelial nitric oxide synthase and vasodilation [J]. Am J Physiol Endocrinol Metab, 2012, 302 (2): E201 - E208.

[31] Jia G, Habibi J, DeMarco VG, et al. Endothelial Miner-alocorticoid Receptor Deletion Prevents Diet-Induced Car-diac Diastolic Dysfunction in Females[J]. Hypertension, 2015,66(6):1159 - 1167.

[32] Inoue T, Kobayashi K, Inoguchi T, et al. Downregulation of adipose triglyceride lipase in the heart aggravates diabet-ic cardiomyopathy in db/db mice [J]. Biochem Biophys Res Commun, 2013,438(1):224 - 229.

[33] Chan YH, Chang GJ, Lai YJ, et al. Atrial fibrillation and its arrhythmogenesis associated with insulin resistance[J]. Cardiovasc Diabetol, 2019,18(1):125.

[34] Bakar MH, Sarmidi MR, Kai CK, et al. Amelioration of mitochondrial dysfunction-induced insulin resistance in dif-ferentiated 3T3 - L1 adipocytes via inhibition of NF-κB

pathways[J]. Int J Mol Sci, 2014,15(12):22227 – 22257.

[35] Wang CH, Wei YH. Role of mitochondrial dysfunction and dysregulation of Ca(2 +) homeostasis in the pathophysiology of insulin resistance and type 2 diabetes[J]. J Biomed Sci, 2017,24(1):70.

[36] Petersen KF, Befroy D, Dufour S, et al. Mitochondrial dysfunction in the elderly: possible role in insulin resistance[J]. Science, 2003,300(5622):1140 – 1142.

[37] Petersen KF, Dufour S, Befroy D, et al. Impaired mitochondrial activity in the insulin-resistant offspring of patients with type 2 diabetes[J]. N Engl J Med, 2004,350 (7):664 – 671.

[38] Morino K, Petersen KF, Dufour S, et al. Reduced mitochondrial density and increased IRS-1 serine phosphorylation in muscle of insulin-resistant offspring of type 2 diabetic parents[J]. J Clin Invest, 2005,115(12):3587 – 3593.

[39] Befroy DE, Petersen KF, Dufour S, et al. Impaired mitochondrial substrate oxidation in muscle of insulin-resistant offspring of type 2 diabetic patients[J]. Diabetes, 2007, 56(5):1376 – 1381.

[40] Lepretti M, Martucciello S, Burgos Aceves MA, et al. Omega-3 Fatty Acids and Insulin Resistance: Focus on the Regulation of Mitochondria and Endoplasmic Reticulum Stress[J]. Nutrients, 2018,10(3):350.

[41] Lantier L, Williams AS, Williams IM, et al. SIRT3 Is Crucial for Maintaining Skeletal Muscle Insulin Action and Protects Against Severe Insulin Resistance in High-Fat-Fed Mice[J]. Diabetes, 2015,64(9):3081 – 3092.

[42] Lastra-Lastra G, Sowers JR, Restrepo-Erazo K, et al. Role of aldosterone and angiotensin Ⅱ in insulin resistance: an update[J]. Clin Endocrinol (Oxf), 2009,71 (1):1 – 6.

[43] Chaugai S, Meng WY, Ali Sepehry A. Effects of RAAS Blockers on Atrial Fibrillation Prophylaxis: An Updated Systematic Review and Meta-Analysis of Randomized Controlled Trials[J]. J Cardiovasc Pharmacol Ther, 2016,21 (4):388 – 404.

[44] Zhou MS, Schulman IH, Zeng Q. Link between the renin-angiotensin system and insulin resistance: implications for cardiovascular disease[J]. Vasc Med, 2012,17 (5):330 – 341.

[45] Lv W, Zhang L, Cheng X, et al. Apelin Inhibits Angiotensin Ⅱ -Induced Atrial Fibrosis and Atrial Fibrillation via TGF-β1/Smad2/α-SMA Pathway [J]. Front Physiol, 2020,11:583570.

[46] Hubal MJ, Nadler EP, Ferrante SC, et al. Circulating adipocyte-derived exosomal MicroRNAs associated with decreased insulin resistance after gastric bypass[J]. Obesity (Silver Spring), 2017,25(1):102 – 110.

[47] Jones A, Danielson KM, Benton MC, et al. miRNA Signatures of Insulin Resistance in Obesity[J]. Obesity (Silver Spring), 2017, 25(10):1734 – 1744.

[48] Ruiz-Velasco A, Zi M, Hille SS, et al. Targeting mir 128-3p alleviates myocardial insulin resistance and prevents ischemia-induced heart failure[J]. Elife, 2020, 9:e54298.

[49] Chuang TY, Wu HL, Chen CC, et al. MicroRNA-223 Expression is Upregulated in Insulin Resistant Human Adipose Tissue[J]. J Diabetes Res, 2015,2015:943659.

[50] Chang W, Fa H, Xiao D, et al. MicroRNA-184 alleviates insulin resistance in cardiac myocytes and high fat diet-induced cardiac dysfunction in mice through the LPP3/DAG pathway[J]. Mol Cell Endocrinol, 2020,508:110793.

[51] Sucharita S, Ashwini V, Prabhu JS, et al. The Role of Circulating MicroRNA in the Regulation of Beta Cell Function and Insulin Resistance among Indians with Type 2 Diabetes[J]. Indian J Endocrinol Metab, 2018,22(6): 770 – 773.

[52] Chang SH, Wu LS, Chiou MJ, et al. Association of metformin with lower atrial fibrillation risk among patients with type 2 diabetes mellitus: a population-based dynamic cohort and in vitro studies[J]. Cardiovasc Diabetol, 2014, 13:123.

[53] Güneş H, Güneş H, Özmen Ş, et al. Effects of metformin on epicardial adipose tissue and atrial electromechanical delay of obese children with insulin resistance[J]. Cardiol Young, 2020,30(10):1429 – 1432.

[54] Basnet S, Kozikowski A, Sun H, et al. Metformin therapy and postoperative atrial fibrillation in diabetic patients after cardiac surgery[J]. J Intensive Care, 2017,5:60.

[55] Chao TF, Leu HB, Huang CC, et al. Thiazolidinediones can prevent new onset atrial fibrillation in patients with non-insulin dependent diabetes[J]. Int J Cardiol, 2012, 156(2):199 – 202.

[56] Zhang Z, Zhang X, Korantzopoulos P, et al. Thiazolidinedione use and atrial fibrillation in diabetic patients: a meta-analysis[J]. BMC Cardiovasc Disord, 2017,17(1):96.

[57] Pallisgaard JL, Lindhardt TB, Staerk L, et al. Thiazo-lidinediones are associated with a decreased risk of atrial fibrillation compared with other antidiabetic treatment: a nationwide cohort study[J]. Eur Heart J Cardiovasc Pharmacother, 2017,3(3):140 – 146.

[58] Dormandy JA, Charbonnel B, Eckland DJ, et al. Secondary prevention of macrovascular events in patients with type 2 diabetes in the PROactive Study (PROspective pioglitAzone Clinical Trial In macroVascular Events): a randomised controlled trial [J]. Lancet, 2005, 366 (9493): 1279 – 1289.

[59] Pallisgaard JL, Brooks MM, Chaitman BR, et al. Thiazo-lidinediones and Risk of Atrial Fibrillation Among Patients with Diabetes and Coronary Disease [J]. Am J Med, 2018,131(7):805 – 812.

[60] Home PD, Pocock SJ, Beck-Nielsen H, et al. Rosiglita-zone evaluated for cardiovascular outcomes in oral agent combination therapy for type 2 diabetes (RECORD): a multicentre, randomised, open-label trial [J]. Lancet, 2009,373(9681):2125 – 2135.

[61] Schoen T, Pradhan AD, Albert CM, et al. Type 2 diabetes mellitus and risk of incident atrial fibrillation in women [J]. J Am Coll Cardiol, 2012,60(15):1421 – 1428.

[62] Boettcher E, Csako G, Pucino F, et al. Meta-analysis: pioglitazone improves liver histology and fibrosis in patients with non-alcoholic steatohepatitis[J]. Aliment Pharmacol Ther, 2012,35(1):66 – 75.

[63] Zhang Z, Zhang X, Meng L, et al. Pioglitazone Inhibits Diabetes-Induced Atrial Mitochondrial Oxidative Stress and Improves Mitochondrial Biogenesis, Dynamics, and Function Through the PPAR-γ/PGC-1α Signaling Pathway[J]. Front Pharmacol, 2021,12:658362.

[64] Liu C, Liu R, Fu H, et al. Pioglitazone attenuates atrial remodeling and vulnerability to atrial fibrillation in alloxan-induced diabetic rabbits[J]. Cardiovasc Ther, 2017,35 (5).

第8章
糖尿病相关心房电重构

刘长乐　霍宁

8.1　引言

糖尿病是常见的慢性病之一,会促使心肌内部氧化应激增加、葡萄糖转运受损、离子通道失调,并最终导致心肌组织纤维化,在结构－电活动－自主神经重构的复杂相互作用下产生电信号的激发和传播异常,进而引发和维持心律失常[1],包括房颤。诸多流行病学调查表明,糖尿病可作为房颤的独立危险因素,糖尿病患者每年房颤患病率可增加3%[2]。与仅有房颤的患者相比,糖尿病合并房颤患者的住院率、心血管死亡率和总死亡率显著升高,且症状更严重,生活质量更差[3,4]。房颤的病理生理学由4种促进异位电活动和重构的机制所驱动,包括:①离子通道功能障碍;②Ca^{2+}调节异常;③结构重构;④自主神经失调;四种机制可相互促进(图8－1)。心房重构是心房肌细胞对电活动、机械活动和心房内压力等的时间依赖性反应。心房具有很高的电生理和结构可塑性,在疾病状态下,电结构和组织结构会发生改变,导致正常功能受损。电重构包括离子通道功能、细胞内Ca^{2+}调节、自主神经活动和细胞间电导的改变。结构重构是指心房组织成分的改变,表现为不可逆转的微观变化和更严重的病理学表型,这两个过程密切相关,互相影响[5]。许多疾病会导致心房重构,如糖尿病、高血压、瓣膜性心脏病和心肌病等,其中糖尿病对心房电重构的影响最大,而心房电重构又是房颤形成的重要因素之一,故糖尿病相关心房电重构与房颤发生、发展的关系密不可分。本章将对糖尿病相关心房电重构重点进行阐述。

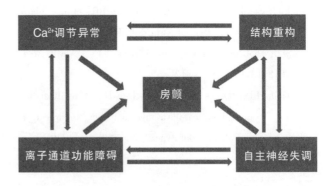

图8－1　4种促进心房异位电活动和重构的机制。

8.2　基础研究

最近研究[6]发现,糖尿病家兔心房电功能受损,心房电生理参数与心房间质纤维化程度及心房间电传导时间密切相关。结构重构导致电组织不均匀性、传导速度减慢和电解偶联,促进房颤持续发生而不引起动作电位特性的改变。广泛心房纤维化和心房间传导延迟增加导致房颤诱发率上升,糖尿病兔的心房有效不应期弥散度增加,表明复极化的异质性是高血糖环境影响下产生的电生理变化。Shao等[7]的研究显示,糖尿病大鼠的心房传导时间显著长于正常大鼠,予糖尿病大鼠恩格列净治疗后可以改善。正常组大鼠房颤诱发率为8.75%,而糖尿病组大鼠显著增加到85%,应用低剂量恩格列净并未减少房颤发生,只有给予高剂量恩格列净,才可使房颤诱发率降至36.8%。由上述研究可知,在高血糖刺激状态下,心房自身传导功能受损,内部电活动发生改变,为房颤的发生奠定了基础。

心脏钙/钙调蛋白依赖性蛋白激酶Ⅱ(CaMKⅡ)

信号调节多种细胞生物化学反应过程,包括兴奋 - 收缩耦合、兴奋 - 转录耦合、力学的产生和能量学代谢。CaMK Ⅱ的慢性激活导致细胞重塑和 Ca^{2+} 处理、离子通道、细胞间偶联和代谢显著改变,使得房性和室性心律失常发作的风险增加,与糖尿病及其并发症关系密切。Chan 等[8]发现,在糖尿病前期,胰岛素抵抗成为房颤的危险因素。研究者对大鼠进行高脂肪、果糖/高胆固醇喂养,与对照组相比,其分离的心房肌细胞中肌浆网 Ca^{2+} 含量和舒张钙火花显著增加,Ca^{2+} 结合的蛋白过度磷酸化。心脏光学标测实验显示,高脂肪、果糖/高胆固醇喂养的大鼠心房出现钙瞬变持续时间延长、传导速度降低和重复性异位局灶放电,并且钙稳态相关蛋白(其中包括 CaMK Ⅱδ,属于 CaMK Ⅱ的一种亚型)、转化生长因子 - β 和胶原蛋白表达增加,Rac1 蛋白活性也显著高于正常组,房颤更易被诱发且持续时间更长。高脂、高糖喂养的大鼠经过 CaMK Ⅱ抑制抑处理后,房颤诱发率显著下降。在 IR 的心房肌细胞以及心房中观察到的触发活动增加可能是由钠钙交换蛋白的表达增加和 CaMK Ⅱδ 介导的兰尼碱受体激活所致,比正常大鼠更易诱发房颤且持续时间延长。

既往研究表明,在组织器官水平上,心房电重构是房颤产生并维持的重要因素;而在细胞水平上,心房肌细胞动作电位形态是心房电生理的主要决定因素。动作电位的上行速度由 Na^+ 电流决定,是心房传导速度的主要决定电流。心脏 Na^+ 电流主要由电压门控 Na^+ 通道携带,该通道由 SCN5a 基因编码。心房中 Na^+ 电流和动作电位上行速度会影响心房传导速度,波动会导致电活动折返,使得房颤易感性增加。动作电位时长和复极化受几种内、外向电流之间的平衡影响,包括 L 型 Ca^{2+} 电流和晚期 Na^+ 电流,以及许多电压门控钾离子(K^+)通道的活动,其中包括瞬态外向 K^+ 电流(由 KV 4.2/4.3 通道携带)和超快速延迟整流 K^+ 电流(由 KV1.5 通道承载的心房特定电流)[9]。Akita 小鼠是一种糖尿病模型小鼠,该小鼠因胰岛素基因突变干扰了胰岛素二硫键的形成而导致胰岛素分泌不足,是动物实验理想的糖尿病模型。Polina 等[10]使用 Akita 小鼠与普通野生型小鼠模型来研究胰岛素对糖尿病状态下心房电生理的影响。Akita 小鼠与注射链佐星的野生型小鼠的

房颤诱发率与持续时间显著增加,接受长效胰岛素治疗的 Akita 小鼠则显著下降,而急性胰岛素治疗后诱发率未下降但持续时间减少。心房电生理研究发现,Akita 小鼠和 1 型糖尿病野生型小鼠 P 波持续时间和 PR 间期较未经处理的野生型小鼠延长,经慢性胰岛素治疗后,上述指标则显著缩短。急性胰岛素治疗也缩短了 Akita 小鼠的 P 波持续时间,但影响的幅度较小。这些发现表明,1 型糖尿病小鼠的心房传导受损,并在慢性和急性胰岛素治疗后得到改善。Akita 小鼠心房总传导时间长于野生型小鼠,左、右心房传导速度均降低。接受慢性胰岛素治疗的 Akita 小鼠心房传导时间加快。以上均证实了 Akita 小鼠的心房传导受损。研究者将小鼠左、右心房肌细胞分离。Akita 小鼠心房肌细胞的动作电位上行速度及峰值速度降低,在复极过程中动作电位时程延长,表明 Akita 小鼠的心房中 Na^+ 电流出现改变。电流 - 电压关系曲线表明,Akita 小鼠的 Na^+ 电流降低。Na^+ 电流激活曲线和其活化动力学分析证明了 Akita 小鼠中 Na^+ 电流密度的降低与最大电导的降低有关。经过长期胰岛素治疗后,上述现象可改善,同时 Akita 小鼠心房中 NaV1.5 蛋白的表达水平增加。该实验同样证明了 Akita 小鼠在高血糖环境中由于电传导受损而对房颤高度敏感,并且胰岛素治疗可以减少这种心律失常的发生。Akita 小鼠的心房动作电位形态随着心房 Na^+ 电流和复极化 K^+ 电流的降低而改变。胰岛素治疗通过慢性和急性给药方式均可以有效增加心房 Na^+ 电流,通过该电流的变化确定了胰岛素在 1 型糖尿病动物模型中的抗心律失常作用。

小电导 - Ca^{2+} - 激活 K^+(SK)通道在调节中枢神经系统兴奋性中的作用已被证实。SK 通道有助于超极化后的动作电位触发以及调节尖峰频率,具有与电压门控 K^+ 通道亚家族成员相似的拓扑结构,但不会被电压激活,而是被细胞内游离 Ca^{2+} 激活,最近发现其可在心脏中表达[11,12]。Yi 等[13]发现,SK2 和 SK3 蛋白的表达在糖尿病病程达 8 周的小鼠心房中分别显著下调85%和92%,且其心房肌细胞的 SK 电流显著低于正常小鼠,SK2 和 SK3 的变化与糖尿病相关的心房电重构的病理变化有关。当小鼠心房细胞系在高糖培养状态下,相比正常环境培养的细

胞,其 SK2 和 SK3 蛋白表达量显著下调。研究者将糖尿病小鼠心房分离,并置于蜜毒明肽中(蜜毒明肽是一种 SK 通道的特异性拮抗剂),蜜毒明肽在对照组小鼠心房肌细胞中显著抑制内向与外向 K^+ 电流,但对糖尿病小鼠的心房肌细胞影响很小。将 SK 电流与总 K^+ 的电流 – 电压关系进行比较发现,糖尿病小鼠心房肌 SK 电流密度显著降低,这与 +10mV 至 –10mV 间的动作电位平台总 K^+ 电流密度降低有关。在电生理刺激实验中,与对照组相比,糖尿病小鼠心房的动作电位 50/90 时程显著延长。糖尿病小鼠心房易发生自发性房性期前收缩、房性心动过速与早期后去极化,而在正常组小鼠中未观察到此现象,表明自发性房性心律失常在糖尿病小鼠中更容易发生,为房颤的发生提供了电生理学基础。在给予正常组小鼠心房细胞蜜毒明肽后,房性心律失常发生率显著上升,表明 SK 电流被抑制会导致心律失常。最后,研究者将小鼠心房系细胞置于普通培养基,用 H_2O_2 培养后,SK2 和 SK3 的蛋白表达分别降低了 51% 和 49%,与之前高糖培养基中的心房细胞有相似的表达趋势,而经 Tiron(一种 O_2 清除剂)处理后,两种通道蛋白的下调明显被抑制,有力证明了 SK2 和 SK3 通道蛋白的变化与氧化应激相关的心房电重构的病理变化有关。

吡格列酮是一种噻唑烷二酮类降糖药物,可作为抗炎特性的过氧化物酶体增殖物激活受体 – γ 激活剂。本课题组的一项研究[14]将兔分为对照组和糖尿病组,糖尿病组又进一步细分为低剂量吡格列酮治疗的糖尿病组与高剂量吡格列酮治疗的糖尿病组,发现吡格列酮可以通过逆转电生理参数来抑制房颤发生并消除心律失常基质。相比对照组,糖尿病兔心房 Na^+ 电流降低,Ca^{2+} 电流密度增加。Na^+ 电流是心房传导速度的重要因素,在动作电位的激活中起着核心作用,且该电流密度和细胞内钙超载有关。细胞内钙超载被认为是心房电重构的主要机制。该研究同时指明糖尿病兔心房有效不应期与其离散度增加,将反向促进单向传导阻滞的发展,从而加速折返,也表明心房复极的异质性是糖尿病相关心房电重构致心律失常发生的促进因素。因此,可以合理推测此研究中糖尿病兔心房更容易发生心肌钙超载,其可作为房颤诱发中的一个重要机制。

心脏作为功能性合胞体发挥作用,是通过间隙连接通道维持的细胞 – 细胞耦合实现的,这些通道连接两个相邻的细胞,可以传递动作电位。每个细胞贡献一个六聚半通道,由称为连接蛋白(Cx)的蛋白质亚单位形成。Cx 家族是一种通道蛋白,促进各种离子、代谢物和信号分子在细胞质之间通过,是正常心肌和血管发育和功能所必需的[15,16]。Cx40 是其家族中重要一员,主要存在于心房与心脏传导系统中。心肌组织的同步收缩以及窦房结产生的电脉冲的传导依赖于间隙连接的 Cx40。Cx40 基因敲除的小鼠心脏及其心肌细胞的传导速度增加,传导异质性降低。此外,Cx40 启动子多态性与房颤的发生有关。人群中 Cx40 基因编码区内的体细胞和种系突变与房颤患者及其遗传性相关,该基因突变会导致房颤的发生[17,18]。Watanabe 等[19]发现,糖尿病大鼠心房间质纤维化程度加重,Cx40 蛋白表达较正常组大鼠低,且糖尿病组大鼠有效不应期较长,房颤诱发率明显升高,同时光学标测实验发现糖尿病组右心房的传导速度慢,传导异质性增加,动作电位交替时程高于正常组。Guo 等[20]在急性阻塞性睡眠呼吸暂停犬模型中发现,Cx40 表达量与房颤诱发率和持续时间呈正相关。

8.3 临床研究

心外膜脂肪组织是沿冠状动脉分布于心包和心肌之间的内脏脂肪,其含量增加与糖尿病和心血管疾病的发生密切相关。异常积累的内脏脂肪为 IR 抵抗的一个危险因素,可以降低对胰岛素的敏感性,增加脂肪组织的促炎细胞因子的表达和分泌,促进糖尿病和心血管疾病发生[21]。Li 等[22]将 13 项研究进行荟萃分析发现,糖尿病患者的心外膜脂肪组织含量与体积显著高于正常受试者。肥胖与心房的电重构结构和功能重塑有关,是房颤重要且可逆的原因,其发病机制与钠潴留和心腔容量超负荷无关。肥胖、心外膜脂肪的积累与房性心律失常的发展之间存在很强的关联性。房颤与心外膜脂肪之间的关联强度大于身体质量指数、腰围等指标[23]。左心房后部脂肪组织的大小与房颤的发生、持续和复发之间存在很强的关联性[24]。房颤患者的心房周围脂肪显示出反映促炎和促纤维化途径激活的特征。Zghaib 等[25]纳入了 30 例消融术前的房颤患者,发现结构和功能紊乱最严重的心外膜脂肪组织位于电生理异常最严重的心肌病灶附近。心外膜脂肪量可预测普通人群房颤的发病率,其含量随着房颤从阵发性心律失常进展为持续性心律失常而增加,可被用于鉴别有重大不良心血管事件发生风险的患者。在流行病学研究中,肥胖与房颤风险之间的强大联系完全可以通过潜在的心房肌病来解释[26]。由此可知,糖尿病、心外膜脂肪组织与心脏电重构之间的关系可成为未来研究房颤发病机制的方向。

近年来,诸多学者研究心房电活动以揭示心律失常的病理生理学机制。高分辨率的电/光标测研究对明确房颤发生机制做出了重大贡献。标测研究发现,房颤的持续性与心房局灶性激活的发生有关,局灶性激活后可以造成颤动波透壁传播。"局灶性颤动波"只有在心内膜和心外膜层之间存在电流不同步时才会出现,即心内膜异步。当心脏处于窦性心律时,右心房最容易发生局灶性激活,并且心内膜异步的频率与时限也更长。局灶波出现过早使得异常心房期外收缩,会导致高程度的传导障碍,从而使房颤容易产生并维持,这种现象在糖尿病患者,尤其是合并左心房扩大的患者中更为多见[27]。心房电重构的主要特征包括心房有效不应期缩短、弥散与心房间传导延迟。糖尿病患者左心房内径、心房产生电活动时间和电压的变化与心房结构重构有关,尤其是在合并房颤的患者中。未能确诊但处于糖尿病前期的患者和糖尿病患者的左、右心房储备功能和应变指数有所降低,其射血能力增强。有学者研究发现,葡萄糖耐量异常人群的心房内机械 - 电活动延迟(EMD)时间显著长于正常对照组人群,该活动异常与糖尿病患者的空腹血糖水平和房颤的发生有关[28]。有研究表明,糖尿病可能会加强肺静脉附近心房组织对正常心房电活动的干扰,房颤消融的方法是通过消除位于肺静脉附近的部分心房组织减少房颤的触发,而糖尿病患者的房颤消融术频率以及术后复发率显著高于非糖尿病人群[29]。Soran 等[30]首次证明,在房颤合并糖尿病患者人群中,尤其是糖化血红蛋白异常者,直流电复律和窦性心律维持的成功率低于单纯房颤患者。房颤合并糖尿病组中66.6%

的患者电复律成功,其中 37.2% 可以保持窦性心律,而对照组成功率为 84.3%,其中 61.8% 的患者可保持窦性心律。Chao 等[31]对 228 例经导管消融的阵发性房颤患者进行研究,根据患者有无糖代谢异常分两组行双心房电解剖标测,发现有糖代谢异常患者的左、右心房总激动时间明显长于无糖代谢异常患者,且前者心房双极电压显著低于后者,低电压区可能会加重心房传导延迟,导致折返回路的形成,从而促进房颤持续存在。在该试验中,有糖代谢异常患者的房颤复发率确实显著升高。葡萄糖代谢异常导致的心房内传导延迟、心房组织损伤、电重构加重,使得电生理特性发生变化。Donnellan 等[32]的研究表明,消融术前患者糖化血红蛋白水平较高与消融术后房颤复发密切相关。在平均两年的随访期间内,在糖化血红蛋白水平改善超过 10% 的患者中只有 1 例患者消融后复发房颤,占该组的 2%。而糖化血红蛋白水平恶化的患者中 91.1% 的患者复发房颤。在接受消融术前,糖化血红蛋白数值高于 9% 患者的房颤复发率是数值为 7% 患者的两倍以上。在多变量分析中,只有糖化血红蛋白在接受消融前 1 年内是复发性心律失常的重要预测因素。该学者的研究证明,糖化血红蛋白是否达标在房颤患者接受消融术前后均有重要预测意义,可以指导患者在消融前改善生活方式,更积极地监测糖化血红蛋白以降低房颤发病率。

糖尿病前期被用于描述患有糖尿病可能性较大的患者,包括糖耐量受损(IGT)和空腹血糖受损(IFG)的患者。EMD 的定义为检测到的电活动开始与心肌中产生力学效应之间的时间延迟。心房内和房间传导时间的延长可以通过心电图标记来计算,延长的心房传导时间是新发或复发房颤的独立预测因素[33]。Gudul 等[34]纳入 59 例 IFG 或 IGT 的患者作为糖尿病组,43 名健康成人作为对照组,EMD 参数是从体表心电图上的 P 波开始到室间隔、侧部和右心室环的组织多普勒成像上的心房收缩波开始测量的。与对照组相比,糖尿病前期患者的室间隔和右心房延迟时间明显更短。与对照组相比,糖尿病前期受试者的心房间延迟和左心房延迟显著增加,可作为房颤发展的预测因素。这一发现表明,糖尿病前期患者甚至在明显糖尿病症状出现之前就可能容易发生房颤,这也可作为亚临床心脏受累的迹象。

2型糖尿病的发生、发展与肾素-血管紧张素-醛固酮系统(RAAS)激活和房颤的发生相关[35]。血管紧张素转换酶2(ACE2)作为RAAS的关键负调控因子,分别将血管紧张素Ⅰ/Ⅱ(AngⅠ/Ⅱ)水解为Ang(1-9)/Ang(1-7),Ang(1-7)进一步作用于Mas受体,形成ACE2/Ang(1-7)/Mas轴。该轴通过提高对胰岛素的敏感性来维持血糖稳态,还可通过血管舒张、抗增殖、抗炎、抗氧化应激、抗纤维化和抗血栓形成来促进心血管保护,从而对抗经典ACE/AngⅡ/血管紧张素Ⅱ受体-1(AT1R)轴的生物学效应[36]。在房颤动物模型中,心房ACE2的表达降低与心房AngⅡ过表达和心房结构重构的发生有关。心房过表达ACE2可改善心肌纤维化、电重构及其相关的房颤诱发率[37,38]。ACE2目前已成为预防房颤的新靶点,其基因组及序列是研究房颤遗传易感性的重要影响因素之一。然而,在人群中,ACE2基因序列并不是较为固定的序列,其具有高度的多态性和高度的遗传异质性,表现出地理、种族和性别特异性的遗传多样性特征,且ACE2变异与房颤的关系存在民族差异,我国目前在这方面的研究还较少。根据前文描述,心房电重构的机制可分为动作电位持续时间不均一性、电传导异常和特定离子通道重塑,受血清Na$^+$和K$^+$水平变化的影响[39,40]。先前有研究报道指出,血清Na$^+$水平升高和低钾血症是术后房颤的危险因素。Liu等[41]为研究ACE2基因亚型与糖尿病患者发生房颤的关系,收集了547例来自中国新疆南部的人群,将其分为2型糖尿病组和非糖尿病组,发现ACE2 rs4240157仅与2型糖尿病患者血清Na$^+$水平升高有关,而ACE2 rs2074192仅与该组的血清K$^+$水平降低有关,两者在合并糖尿病时才更易导致房颤发生。而3种与糖尿病患病风险相关的ACE2基因变异(包括ACE2 rs2048683、rs4646156和rs879922)与房颤发生无关。具有ACE2 rs4646188基因型合并糖尿病的患者血清Na$^+$水平较高,血清K$^+$水平较低,在拥有该基因型的群体中,有无糖尿病对于房颤发病率有显著差异,两者关联性较大。所以,在ACE2突变相关的遗传背景下,并非所有与房颤风险相关的ACE2基因突变都与血清Na$^+$、K$^+$水平的变化有关,两者水

平的同步变化更有可能加快房颤的发生,并且血清K$^+$水平的变化对房颤易感性的作用可能比血清Na$^+$水平的变化更重要。这项研究结果表明,ACE2 rs4646188可能通过介导血清Na$^+$、K$^+$浓度的变化参与心房电重构,从而导致T2D患者对房颤的易感性增加。

自主神经系统活动和生物钟的昼夜变化使得心肌细胞电生理参数在一日内呈现变化。脑和肌肉的Arnt样蛋白1结合会导致心率变异的心肌细胞中钠电压门控通α亚基-5(Scn5a)基因的表达。该基因活动于上午和中午分别出现高峰,心律失常发作的高峰也伴随产生。然而,在糖尿病患者中,这种规律会发生改变。自主神经病变是糖尿病严重且常见的并发症。糖尿病心脏自主神经病变的特征是副交感神经去神经支配、交感神经活动不受调节,以及交感神经去神经支配。糖尿病患者显著降低的心率变异性,成为自主神经功能障碍的标志。研究表明,自主神经节律的昼夜节律异常可导致心血管事件的昼夜节律周期改变,自主神经系统在房颤的发生和持续过程中发挥着重要作用[42-44]。Daios等[45]对糖尿病合并房颤患者进行回顾性研究发现,在中午12点至下午3点之间,房颤发生最为频繁,显著高于其他时间段。研究者认为,由于此时间段在三餐中最重要的午餐后,患者在此时间段消耗卡路里更少,加上接受较强抗血糖治疗以及胰岛素分泌和抵抗问题,此时间段的血糖波动更为剧烈,也更可能发生低血糖症。有研究表明,血糖波动更容易促使房颤发生,但并未发现COX43蛋白、CaMKⅡ蛋白与磷酸化和兰尼碱受体2磷酸化蛋白等电生理相关蛋白在血糖波动或平稳的动物间有差别[46,47]。因此,昼夜节律是否通过影响血糖水平来改变心房电生理活动引起房颤仍有待进一步研究。

8.4　结语

房颤的病因及发病机制复杂多样,合并糖尿病患者的心房电重构是房颤发生与维持的重要原因之一。临床中已经有较多改善心脏结构重构的药物,但特定的用于改善电重构的离子通道靶向制剂仍有待进一步研发。本节对糖尿病相关心房电重构进行

了初步阐述,目前糖尿病患者控制好自身血糖仍是有效延缓心房发生电重构、降低房颤发病率的有力手段。期望未来有更多的研究能够发现糖尿病患者触发房颤发生电重构的靶点,并将其运用到临床治疗之中。

参考文献

[1] Vrachatis DA, Papathanasiou KA, Kossyvakis C, et al. Atrial fibrillation risk in patients suffering from type I diabetes mellitus. A review of clinical and experimental evidence [J]. Diabetes Res Clin Pract, 2021,174:108724.

[2] Dublin S, Glazer NL, Smith NL, et al. Diabetes mellitus, glycemic control, and risk of atrial fibrillation [J]. J Gen Intern Med, 2010,25(8):853 – 858.

[3] Wang A, Green JB, Halperin JL, et al. Atrial Fibrillation and Diabetes Mellitus: JACC Review Topic of the Week [J]. J Am Coll Cardiol, 2019,74(8):1107 – 1115.

[4] Dahlqvist S, Rosengren A, Gudbjornsdottir S, et al. Risk of atrial fibrillation in people with type 1 diabetes compared with matched controls from the general population: a prospective case-control study [J]. Lancet Diabetes Endocrinol, 2017,5(10):799 – 807.

[5] Prabhu S, McLellan AJ, Walters TE, et al. Atrial structure and function and its implications for current and emerging treatments for atrial fibrillation [J]. Prog Cardiovasc Dis, 2015,58(2):152 – 167.

[6] Fu H, Liu C, Li J, et al. Impaired atrial electromechanical function and atrial fibrillation promotion in alloxan-induced diabetic rabbits [J]. Cardiol J, 2013,20(1):59 – 67.

[7] Shao Q, Meng L, Lee S, et al. Empagliflozin, a sodium glucose co-transporter-2 inhibitor, alleviates atrial remodeling and improves mitochondrial function in high-fat diet/ streptozotocin-induced diabetic rats [J]. Cardiovasc Diabetol, 2019,18(1):165.

[8] Chan YH, Chang GJ, Lai YJ, et al. Atrial fibrillation and its arrhythmogenesis associated with insulin resistance [J]. Cardiovasc Diabetol, 2019,18(1):125.

[9] Heijman J, Voigt N, Nattel S, et al. Cellular and molecular electrophysiology of atrial fibrillation initiation, maintenance, and progression [J]. Circ Res, 2014, 114 (9): 1483 – 1499.

[10] Polina I, Jansen HJ, Li T, et al. Loss of insulin signaling may contribute to atrial fibrillation and atrial electrical remodeling in type 1 diabetes [J]. Proc Natl Acad Sci USA, 2020,117(14):7990 – 8000.

[11] Adelman JP, Maylie J, Sah P. Small-conductance Ca^{2+}-activated K^+ channels: form and function [J]. Annu Rev Physiol, 2012,74:245 – 269.

[12] Ellinor PT, Lunetta KL, Glazer NL, et al. Common variants in KCNN3 are associated with lone atrial fibrillation [J]. Nat Genet, 2010,42(3):240 – 244.

[13] Yi F, Ling TY, Lu T, et al. Down-regulation of the small conductance calcium-activated potassium channels in diabetic mouse atria [J]. J Biol Chem, 2015, 290 (11): 7016 – 7026.

[14] Liu C, Liu R, Fu H, et al. Pioglitazone attenuates atrial remodeling and vulnerability to atrial fibrillation in alloxan-induced diabetic rabbits [J]. Cardiovasc Ther, 2017, 35 (5).

[15] Prochnow N. Relevance of gap junctions and large pore channels in traumatic brain injury [J]. Front Physiol, 2014,5:31.

[16] Dhein S, Salameh A. Remodeling of Cardiac Gap Junctional Cell-Cell Coupling [J]. Cells, 2021,10(9).

[17] Noureldin M, Chen H, Bai D. Functional Characterization of Novel Atrial Fibrillation-Linked GJA5 (Cx40) Mutants [J]. Int J Mol Sci, 2018,19(4).

[18] Novielli-Kuntz NM, Jelen M, Barr K, et al. Ablation of both Cx40 and Panx1 results in similar cardiovascular phenotypes exhibited in Cx40 knockout mice [J]. Biosci Rep, 2019,39(2).

[19] Watanabe M, Yokoshiki H, Mitsuyama H, et al. Conduction and refractory disorders in the diabetic atrium [J]. Am J Physiol Heart Circ Physiol, 2012,303(1):H86 – J95.

[20] Guo Y, Xiaokereti J, Meng Q, et al. Low-Level Vagus Nerve Stimulation Reverses Obstructive Sleep Apnea-Related Atrial Fibrillation by Ameliorating Sympathetic Hyperactivity and Atrial Myocyte Injury [J]. Front Physiol, 2020,11:620 – 655.

[21] Yun CH, Lin TY, Wu YJ, et al. Pericardial and thoracic peri-aortic adipose tissues contribute to systemic inflammation and calcified coronary atherosclerosis independent of body fat composition, anthropometric measures and traditional cardiovascular risks [J]. Eur J Radiol, 2012, 81

(4):749 - 756.

[22] Li Y, Liu B, Li Y, et al. Epicardial fat tissue in patients with diabetes mellitus: a systematic review and meta-analysis[J]. Cardiovasc Diabetol, 2019,18(1):3.

[23] Wong CX, Sun MT, Odutayo A, et al. Associations of Epicardial, Abdominal, and Overall Adiposity With Atrial Fibrillation[J]. Circ Arrhythm Electrophysiol, 2016, 9 (12).

[24] van Rosendael AR, Dimitriu-Leen AC, van Rosendael PJ, et al. Association Between Posterior Left Atrial Adipose Tissue Mass and Atrial Fibrillation[J]. Circ Arrhythm Electrophysiol, 2017,10(2).

[25] Zghaib T, Ipek EG, Zahid S, et al. Association of left atrial epicardial adipose tissue with electrogram bipolar voltage and fractionation: Electrophysiologic substrates for atrial fibrillation [J]. Heart Rhythm, 2016, 13 (12): 2333 - 2339.

[26] Packer M. Disease-treatment interactions in the management of patients with obesity and diabetes who have atrial fibrillation: the potential mediating influence of epicardial adipose tissue [J]. Cardiovasc Diabetol, 2019, 18 (1):121.

[27] de Groot NMS, Allessie MA. Pathophysiology of atrial fibrillation: Focal patterns of activation[J]. Pacing Clin Electrophysiol, 2019,42(10):1312 - 1319.

[28] Tadic M, Cuspidi C. Type 2 diabetes mellitus and atrial fibrillation: From mechanisms to clinical practice[J]. Arch Cardiovasc Dis, 2015,108(4):269 - 276.

[29] De Sensi F, De Potter T, Cresti A, et al. Atrial fibrillation in patients with diabetes: molecular mechanisms and therapeutic perspectives[J]. Cardiovasc Diagn Ther, 2015,5 (5):364 - 373.

[30] Soran H, Banerjee M, Mohamad JB, et al. Risk Factors for Failure of Direct Current Cardioversion in Patients with Type 2 Diabetes Mellitus and Atrial Fibrillation[J]. Biomed Res Int, 2018,2018:5936180.

[31] Chao TF, Suenari K, Chang SL, et al. Atrial substrate properties and outcome of catheter ablation in patients with paroxysmal atrial fibrillation associated with diabetes mellitus or impaired fasting glucose[J]. Am J Cardiol, 2010, 106(11):1615 - 1620.

[32] Donnellan E, Aagaard P, Kanj M, et al. Association Between Pre-Ablation Glycemic Control and Outcomes Among Patients With Diabetes Undergoing Atrial Fibrillation Ablation[J]. JACC Clin Electrophysiol, 2019,5(8):897 - 903.

[33] Karabag T, Aydin M, Dogan SM, et al. Investigation of the atrial electromechanical delay duration in Behcet patients by tissue Doppler echocardiography[J]. Eur Heart J Cardiovasc Imaging, 2012,13(3):251 - 256.

[34] Gudul NE, Karabag T, Sayin MR, et al. Atrial conduction times and left atrial mechanical functions and their relation with diastolic function in prediabetic patients[J]. Korean J Intern Med, 2017,32(2):286 - 294.

[35] Bernardi S, Michelli A, Zuolo G, et al. Update on RAAS Modulation for the Treatment of Diabetic Cardiovascular Disease[J]. J Diabetes Res, 2016,2016:8917578.

[36] Li G, Hu R, Zhang X. Antihypertensive treatment with ACEI/ARB of patients with COVID-19 complicated by hypertension[J]. Hypertens Res, 2020,43(6):588 - 590.

[37] Fan J, Zou L, Cui K, et al. Atrial overexpression of angiotensin-converting enzyme 2 improves the canine rapid atrial pacing-induced structural and electrical remodeling. Fan, ACE2 improves atrial substrate remodeling[J]. Basic Res Cardiol, 2015,110(4):45.

[38] Zhou T, Wang Z, Fan J, et al. Angiotensin-converting enzyme-2 overexpression improves atrial remodeling and function in a canine model of atrial fibrillation[J]. J Am Heart Assoc, 2015,4(3):e001530.

[39] Jin X, Jiang Y, Xue G, et al. Increase of late sodium current contributes to enhanced susceptibility to atrial fibrillation in diabetic mice [J]. Eur J Pharmacol, 2019, 857:172444.

[40] Weiss JN, Qu Z, Shivkumar K. Electrophysiology of Hypokalemia and Hyperkalemia[J]. Circ Arrhythm Electrophysiol, 2017,10(3).

[41] Liu C, Pei J, Lai Y, et al. Association of ACE2 variant rs4646188 with the risks of atrial fibrillation and cardioembolic stroke in Uygur patients with type 2 diabetes[J]. BMC Cardiovasc Disord, 2021,21(1):103.

[42] Benichou T, Pereira B, Mermillod M, et al. Heart rate variability in type 2 diabetes mellitus: A systematic review and meta-analysis[J]. PLoS One, 2018,13(4):e0195166.

[43] Linz D, Elliott AD, Hohl M, et al. Role of autonomic nervous system in atrial fibrillation [J]. Int J Cardiol, 2019,287:181 - 188.

[44] Khan AA, Lip GYH, Shantsila A. Heart rate variability in

atrial fibrillation：The balance between sympathetic and parasympathetic nervous system［J］. Eur J Clin Invest，2019,49(11):e13174.

［45］ Daios S, Savopoulos C, Kanellos I, et al. Circadian Pattern of Acute Myocardial Infarction and Atrial Fibrillation in a Mediterranean Country：A study in Diabetic Patients ［J］. Medicina (Kaunas), 2021,57(1).

［46］ Gu J, Fan YQ, Zhang JF, et al. Impact of long-term glycemic variability on development of atrial fibrillation in type 2 diabetic patients［J］. Anatol J Cardiol, 2017,18 (6):410 – 416.

［47］ Saito S, Teshima Y, Fukui A, et al. Glucose fluctuations increase the incidence of atrial fibrillation in diabetic rats ［J］. Cardiovasc Res, 2014,104(1):5 – 14.

第9章
糖尿病心房结构重构

高攀 谢冰歆 刘彤

9.1 引言

　　心房结构重构是诱导糖尿病相关房颤发生的主要机制之一。结构重构是指组织结构上发生的任何变化,包括器官层面、组织结构层面、超微结构层面的心肌细胞内及基因表达方面的变化。器官水平的变化包括心房扩大、肺静脉扩张;组织结构层面的变化包括肌细胞肥大、纤维化、脂肪浸润;超微结构层面的肌细胞内的变化包括糖原积累、肌溶解,以及心房代谢和心房线粒体大小和形状的变化;基因水平的变化包括基因表达及其调控的变化。器官水平的变化和组织结构层面的变化发展非常缓慢,可能直接影响传导,增加纤维传导的复杂性,从而导致房颤的长期维持。而超微结构层面的肌细胞内的变化出现的较早,在组织结构的显著变化之前就会发生,并且不直接影响传导[1]。这些层面上的变化并非相互独立,而是密切相关、相互影响。

9.2 心房扩大

　　心房扩大致肾素–血管紧张素系统激活及解整联蛋白和金属蛋白酶水平增加,导致进一步的心房结构重构。其特点是心房纤维化、心肌细胞坏死和凋亡及缝隙连接处细胞耦合的破坏[2]。Kumagai K等[3]研究发现,心房压力增加直接导致心房有效不应期(AERP)缩短、AERP离散度增加及房颤诱发率增加。心房扩大除了对电生理特性的直接作用外,还可以通过激活 AT1R–ERK 途径诱导心房间质纤维化。血管紧张素Ⅱ(AngⅡ)通过激活血管紧张素 1 型受体(AT1R)来促进纤维化过程。在 AT1R 刺激下,心房成纤维细胞通过自分泌或者旁分泌合成转化生长因子–β1(TGF–β1),其主要通过 TGF–β1/Smad2/3 信号通路促进心房结构重构,导致产生更多的胶原纤维及心房细胞外基质堆积,从而发生心房纤维化。心房肌细胞机械伸展后数分钟内丝裂原活化蛋白激酶(MAPK)活性增加,活化的 MAPK(如pERK)可诱导成纤维细胞增殖及细胞外基质蛋白沉积。本课题组研究[4]显示,四氧嘧啶诱导的糖尿病兔心房肌细胞排布紊乱,细胞直径及横截面积增大,心房内径增大,组织间隙可见大量纤维组织填充。

9.3 心房纤维化

9.3.1 总论

　　近些年在动物和人类中进行的研究表明,糖尿病会加剧心房纤维化。Kato 等[5]研究发现,2 型糖尿病 Goto–Kakizaki(GK)大鼠房性心律失常增加并伴有心房内传导障碍,这表明以弥漫性间质纤维化为特征的心房结构重构是糖尿病相关房颤的主要机制。此外,该研究还认为,在肾脏中,已知糖尿病会产生广泛的细胞外基质而导致肾功能障碍。由于糖尿病是一种全身性疾病,因此在心房,糖尿病也会诱导产生广泛的细胞外基质以促进心房纤维化。本课题组[6]在糖尿病兔进行的研究表明,高血糖会导致心房间质纤维化、离子重塑,从而使糖尿病兔对房颤的易感性增高,由此导致心房结构重构和电重构,进而导致房颤的发展和延续。Chao TF 等[7]研究了阵发性房颤和葡萄糖代谢异常患者导管消融术后的心房基质特性和临床结局,分析了这些患者的临床和电生理特征,发现与无葡萄糖代谢异常的患者相比,房颤合并糖尿病患者的左心房和右心房总激动时间明显延长、左心房和右心房电压明显下降。这表明糖代谢异常影响了心房基质的特性,导致心房内传导延迟、电压下降、房颤复发率增高。Lamberts RR 等[8]研究发现,2 型糖尿病患者的心房肌病理显示纤维化增加。此外,心房起搏诱导的房颤本身并未导致任何可检测到的心房纤维化,而充血性心力衰竭诱导的房颤显示心房心肌显著纤维化[9]。此外,在人类中进行的流行病学研究可间接表明心血管疾病与房颤之间的联系,其中高血压、缺血性心脏病和糖尿病等潜在纤维化致病可预测房颤事件[10]。

心房纤维化与房颤之间的关系可以用以下两种方式之一来解释:心房广泛纤维化可能促进持续性房颤,房颤也可能是长期纤维化的结果[11]。间质纤维化是糖尿病心房结构改变的一个突出特征[12],纤维化导致房颤的可能机制是:心房纤维增生分割心房组织会造成局部传导阻滞并形成折返环,导致心房不均一性传导和传导延迟,并促进房颤诱发率的增加,而扩大的心房表面积可容纳更多的折返子波[13]。

9.3.2　促进心房纤维化的因素

糖尿病相关心脏纤维化的机制可归因于各种因素的组合,包括氧化应激、脂肪浸润、晚期糖基化终末产物(AGE)产生的增加、炎症、生长因子表达增加[14]。其中,活性氧(ROS)对心肌纤维化的发生十分重要。Faria A 等[15]发现,ROS 可通过激活核因子 - κB(NF - κB)信号通路,增加肿瘤坏死因子 β(TNF - β)和 TNF - α 的表达而导致心房纤维化。代谢综合征及肥胖患者易发生心肌脂肪性变,细胞内累积的甘油三酯会导致游离脂肪酸水平的升高和有毒脂质,如神经酰胺的形成,进而导致心肌细胞凋亡和纤维化[16]。此外,血糖水平的升高会刺激 AGE 的产生,可以通过在胶原蛋白和层粘连蛋白之间形成交联来增强间质纤维化[17]。炎症是导致心肌纤维化和心房结构性重构的主要原因,心外膜脂肪组织可通过旁分泌炎症因子导致心房肌炎症,进而发生心房结构重构[18]。糖尿病患者的心肌纤维化会导致舒张功能障碍,而患者心室充盈异常又进一步加重心房扩张,形成恶性循环。

此外,越来越多的研究显示,血糖波动显著增加房颤的发生率[19]。张桢烨等[20]发现,血糖波动可以通过 NF - κB 信号通路活化侏儒相关转录因子(Runx 2)的表达以促进主动脉纤维化。Ying C 等[21]通过建立糖尿病心肌病小鼠模型进行研究发现,血糖波动可通过抑制蛋白激酶 B(PKB 或 AKT)信号通路,增加心肌细胞氧化应激,诱发心肌细胞损伤,促进心肌纤维化。然而,上述研究均未涉及心房组织。Saito S 等[22]在糖尿病大鼠进行的研究表明,血糖波动通过促进心脏纤维化(心房和心室均发生明显纤维化)增加房颤的发生率,硫氧还蛋白互作蛋白(Txnip)表达上调引起的活性氧(ROS)水平增加可能是血糖波动诱发纤维化的机制之一。

9.3.3　心房纤维化细胞学改变

作为心脏间质的主要基质生成细胞,成纤维细胞经历了肌成纤维细胞的转分化表达收缩性蛋白,如 α - 平滑肌肌动蛋白,并合成大量的细胞外基质蛋白以及降解酶,如基质金属蛋白酶。它可以调节和重塑心肌的细胞外基质,以及促进胶原蛋白的合成。

成纤维细胞在糖尿病心房纤维化的进展中发挥关键作用。Sedgwick B 等[23]对比了 2 型糖尿病患者与非糖尿病患者成纤维细胞的固有表型,发现与非糖尿病患者的成纤维细胞相比,2 型糖尿病患者的成纤维细胞 I 型胶原蛋白的 mRNA 水平显著提高了 2 倍;成纤维细胞增殖率相似,但 2 型糖尿病患者成纤维细胞大小变化更大,并且细胞面积有增加的趋势,这有助于解释糖尿病患者中观察到的心脏纤维化的增加。在 2 型糖尿病小鼠中也观察到类似的结果,培养的成纤维细胞显示出 I 型胶原和 TGF - β 的表达增加[24]。此外,胶原蛋白的表达增加促进心房纤维化的假说在 1 型糖尿病秋田小鼠的研究中也得到了支持,秋田小鼠的心房纤维化的增加可以通过长期胰岛素治疗得到缓解[25]。

心肌细胞可能通过以下几种不同的机制在糖尿

病相关的心脏纤维化中发挥关键作用。第一,糖尿病和代谢功能紊乱可能对心肌细胞施加毒性作用,最终导致不可逆转的损伤和细胞死亡[26-27]。糖尿病患者的纤维化可能反映了死亡的心肌细胞被纤维组织所取代,而不是直接激活成纤维细胞或免疫细胞。第二,高血糖症可能会促进心肌细胞的纤维化表型,诱导并促进成纤维细胞增殖和激活的生长因子及细胞因子的合成和释放。第三,糖尿病心脏中的心肌细胞可能表达促炎症介质,通过激活免疫系统引发纤维化[18]。

心肌含有常驻的巨噬细胞。心脏损伤后,招募的单核细胞和巨噬细胞的数量会增加。巨噬细胞是高度可塑的细胞,能够获得纤维化的表型,心肌损伤或压力超负荷时可以被激活为成纤维细胞[28-30]。单核细胞和巨噬细胞对糖尿病心肌的浸润已在1型和2型糖尿病模型中得到证实[31],这些细胞可能通过分泌各种纤维化介质来促进心室的纤维化重构。然而,招募或激活单核细胞和巨噬细胞是否介导糖尿病心脏的纤维化还有待进一步阐明。淋巴细胞亚群会调节成纤维细胞的表型[32],并可能介导重构心肌的纤维化反应[33-34]。但是,淋巴细胞表型的改变是否与糖尿病相关的心脏纤维化的发病机制有关还缺乏相关的证据。

在梗死和压力过载的心脏中,内皮间充质转化(EndMT)通过提供额外的活化成纤维细胞库而促进心脏纤维化[35-36]。Widyantoro B 等[37]在血管内皮细胞特异性内皮素-1(ET-1)基因敲除小鼠和它们的野生型小鼠中使用链脲佐菌素,在诱导糖尿病后的8、24和36周,检查它们的基因表达和组织学及功能参数,发现糖尿病增加了野生型小鼠心脏ET-1的表达,并且通过产生超氧化物导致线粒体破坏和肌纤维错乱。此外,糖尿病小鼠还显示出心脏微血管形成的损害和心脏血管内皮生长因子表达的降低,ET-1通过促进EndMT来进一步促进心脏纤维化和心力衰竭。周细胞也能向肌成纤维细胞转化,并可能在糖尿病状态下获得类似成纤维细胞的表型[38]。

此外,血管细胞可能通过分泌激活成纤维细胞的介质而参与心脏纤维化。肥大细胞能够产生纤维化生长因子和蛋白酶,并被认为与心肌梗死模型中

的心脏纤维化有关。在心肌梗死、心脏压力超负荷和细胞因子过度表达的模型中,肥大细胞与心脏纤维化的发病机制有关[39-41]。在1型糖尿病的小鼠模型中,肥大细胞的延迟积聚被认为与缺陷愈合有关[42]。然而,血管细胞、肥大细胞是否参与糖尿病相关的心脏纤维化还缺乏证据。

因此,糖尿病相关的心房纤维化可认为是由激活的心肌成纤维细胞介导的,但也可能包括心肌细胞、单核巨噬细胞、肥大细胞和血管细胞的纤维化作用。

9.3.4　心房纤维化的分子机制

葡萄糖的促纤维化作用被认为是激活了 Ang Ⅱ和 TGF-β 信号传导、ROS 的生成以及随后的刺激胞外信号调解激酶(ERK)的途径。

Singh VP 等[43]确定了心脏成纤维细胞内肾素-血管紧张素系统的存在及其在细胞外基质沉积中的作用。高葡萄糖水平导致心脏成纤维细胞的 TGF 和胶原蛋白-1 的合成增加,而肾素和血管紧张素转化酶抑制剂则完全阻止了上述物质的合成。Han DC 等[44]评估了高葡萄糖和 TGF-β 对培养中的小鼠肾皮质成纤维细胞行为的影响。与正常葡萄糖(5.56mmol/L)相比,高葡萄糖(25mmol/L)明显增加了 ^3H-胸苷的结合率(24~72 小时后增加 60%~80%)和细胞数量,但没有明显增加细胞死亡,表明外源性 TGF-β 具有促增殖性而非抗增殖性。Kamiński KA 等[45]研究也表明 TGF-β 可在糖尿病高血糖状态下诱导成纤维细胞合成细胞外基质。关于细胞外信号调节激酶途径,Fiaschi T 等[46]探究了高葡萄糖(单独或辅以 Ang Ⅱ)对 JAK2/STAT3 信号通路的激活及其参与心脏成纤维细胞的胶原蛋白 Ⅰ生成的影响,发现糖尿病环境:①增强了 JAK2 和STAT3 的酪氨酸磷酸化;②通过 ROS 介导的机制诱导了酪氨酸磷酸化的 STAT3 的核定位,Ang Ⅱ 的刺激进一步增强了 STAT3 的核积累;③刺激了胶原蛋白 Ⅰ 的产生。除此之外,Tang M 等[47]应用高葡萄糖(25mmol/L)处理新生大鼠的心脏成纤维细胞,并通过实时聚合酶链式反应和酶联免疫吸附试验进行评估,显示 Ⅰ 型和 Ⅲ 型胶原蛋白的 mRNA 和蛋白水平都有增加。ERK1/2 被高葡萄糖水平(25mmol/L)激

活,并应用 PD98059 阻断 ERK 的磷酸化,可明显抑制 I 型和 III 型胶原蛋白的 mRNA 和蛋白表达。这表明心脏成纤维细胞中的 ERK1/2 级联在高葡萄糖控制胶原蛋白沉积的过程中发挥重要作用。

9.4　心房脂肪浸润

2 型糖尿病对理解房颤的发病机制提出了一个独特的挑战:它通常与肥胖同时存在。肥胖与心外膜脂肪组织(位于心包膜下,并与心外膜直接相邻的脂肪)的厚度增加有关,这可能对心房电生理学产生深远影响,并且促进心律失常的发生[48-50]。目前,已经发现心外膜脂肪组织增加与左心房重构和房颤发生率的增加有关,并且支持心外膜脂肪组织可能在房颤的病理生理学中发挥重要作用。心外膜脂肪组织会产生和释放一些化合物(包括细胞因子、脂肪因子),这些化合物可能以旁分泌方式作用于心房,从而影响心房重构和心律失常的发生。心外膜脂肪组织的旁分泌作用在房颤发病机制中的作用是一个正在研究的重要领域。心外膜脂肪组织体积增加的同时,心房心外膜的脂肪浸润也会增加[49]。心外膜脂肪组织浸润与房颤风险增加有关,部分原因是心外膜脂肪组织本身的病理重塑,其中有条理的脂肪组织被纤维脂肪浸润所取代(即脂肪化生),导致心房间质纤维化。一个绵羊房颤模型显示,与对照组相比,左心房和右心房的脂肪组织体积增加,并且发生了脂肪浸润的纤维化[51]。最终,这个过程会损害心房传导速度及均匀性。与胶原纤维一样,脂肪组织既不导电也不收缩,可以在心肌细胞之间形成物理障碍,限制了电传导和机械传导。此外,心肌内这些脂质沉积物的存在有可能进一步促进房颤基质的发展。目前,还不知道糖尿病是否会加剧这一病理过程。

9.5　心房超微结构变化

9.5.1　线粒体的变化

线粒体的数量增加,而它们的体积却在变小,这可能表明向线粒体裂变增加的转变。然而,线粒体的内部结构基本上是正常的:线粒体内的颗粒没有失去,线粒体嵴没有被破坏[52]。

9.5.2　缝隙连接蛋白重构

缝隙连接蛋白(Cx)重构在高血糖相关的房颤中起重要作用。一项实验研究检测了糖尿病大鼠心房 Cx43 的表达和磷酸化程度,结果表明糖尿病上调心房表达,并显著降低 Cx43 磷酸化[53]。为验证上述发现,Wantababe 等[54]使用链脲佐菌素诱导的糖尿病大鼠模型,发现糖尿病组中 Cx43 的表达显著高于 Cx40。上述异常提示糖尿病可以改变 Cx 的表达和分布,导致心房结构重构和传导异常。

9.5.3　肌溶解

肌溶解,即细胞肌纤维结构损失。在控制心室率的快速心房起搏的动物模型中,没有显示出肌丝的损失[55-56]。相反,在心房颤动的山羊和合并相关疾病的动物的心房中观察到肌溶解[57]。在持续性房颤患者的右心耳中,已证实肌层含量减少 14%[58],肌钙蛋白 T、I 和 C 的水平下降[59-60]。因此,肌溶解似乎是心房结构重塑的一个普遍特征。

9.6　基因水平的改变

重构过程的适应性机制涉及基因表达谱向更胎儿表型的改变,即去分化。在发育过程中表达的基因被重新表达,包括骨骼 α - 肌动蛋白、β - 肌凝蛋白重链(β - MHC)、心房钠尿肽、肌联蛋白和结蛋白的再表达,以及成人亚型下调[62]。例如,β - MHC 的再表达可能通过更有效地使用能量来提高变化条件下的生存率[58]。胎儿基因程序的再表达是心室肥厚和衰竭的标志,并已被广泛研究。在房颤山羊模型中,观察到上述蛋白质的数量和定位的变化[59]。在房颤患者的活体组织中,β - MHC 的表达增加和 α - 平滑肌肌动蛋白的重新表达已经被证明。去分化的结构特征是肌溶解、糖原积累、线粒体变化、染色质分散和肌质网的丧失[61],并已经在房颤模型和相关疾病模型中被记录。因此,去分化似乎是房颤中高能量需求过程的一种适应机制,与心室疾病中的研究情况类似。

冬眠现象与心房肌细胞的去分化相吻合,即退行至胎儿表型[62]。各种病理生理条件下,如缺氧、缺血、肥大和糖尿病等,心室出现了类似地向"胎儿基因程序"的转换。在长期房颤状态下,超微结构和基因表达的变化类似于慢性缺血在心室心肌中观察到的结果[63-65]。在房颤患者的心肌活检中,许多基因被上调,包括参与代谢的基因,而且左心房的基因表达改变比右心房更明显。在猪模型中,快速的心房起搏也导致了左心房比右心房更明显的改变,包括心室肌球蛋白调节轻链的异构体转变[66]。去分化和冬眠是对长期暴露在不利环境下的一种适应,并被描述为"程序化细胞生存"的行为[1]。

9.7 结语

房颤本身可以引起心房肌细胞肥大、心肌细胞排列方向紊乱及心肌间质纤维化等,称为心房结构重构,其最终导致心房扩大,是房颤发生、发展的重要机制。大多数来自临床前和临床研究的证据表明,糖尿病是房颤的独立危险因素。因此,糖尿病相关的心房结构重构为房颤的发生提供了病理基础。针对糖尿病心房结构重构的药物,如噻唑烷二酮类药物、抗氧化剂普罗布考等可能是未来糖尿病合并房颤患者上游治疗的新选择。今后仍需实施大量临床的前瞻性研究和基础试验研究,进一步明确相关分子机制和改进目前上游治疗策略的作用,实现对两种疾病共存患者的个体化治疗策略。

参考文献

[1] Opacic D, van Bragt KA, Nasrallah HM, et al. Atrial metabolism and tissue perfusion as determinants of electrical and structural remodelling in atrial fibrillation[J]. Cardiovascular research, 2016, 109:527 – 541.

[2] Bell DSH, Goncalves E. Atrial fibrillation and type 2 diabetes: Prevalence, etiology, pathophysiology and effect of anti-diabetic therapies[J]. Diabetes Obes Metab, 2019, 21: 210 – 217.

[3] Kumagai K, Nakashima H, Urata H, et al. Effects of angiotensin Ⅱ type 1 receptor antagonist on electrical and structural remodeling in atrial fibrillation[J]. Journal of the American College of Cardiology, 2003, 41:2197 – 2204.

[4] Liu C, Fu H, Li J, et al. Hyperglycemia aggravates atrial interstitial fibrosis, ionic remodeling and vulnerability to atrial fibrillation in diabetic rabbits[J]. Anadolu Kardiyol Derg, 2012, 12:543 – 550.

[5] Kato T, Yamashita T, Sekiguchi A, et al. What are arrhythmogenic substrates in diabetic rat atria[J]? J Cardiovasc, 2006, 17:890 – 894.

[6] Liu C, Fu H, Li J, et al. Hyperglycemia aggravates atrial interstitial fibrosis, ionic remodeling and vulnerability to atrial fibrillation in diabetic rabbits[J]. Anadolu Kardiyol Derg, 2012, 12:543 – 550.

[7] Chao TF, Suenari K, Chang SL, et al. Atrial substrate properties and outcome of catheter ablation in patients with paroxysmal atrial fibrillation associated with diabetes mellitus or impaired fasting glucose[J]. Am J Cardiol, 2010, 106:1615 – 1620.

[8] Lamberts RR, Lingam SJ, Wang HY, et al. Impaired relaxation despite upregulated calcium-handling protein atrial myocardium from type 2 diabetic patients with preserved ejection fraction[J]. Cardiovascular diabetology, 2014, 13:72.

[9] Aimé-Sempé C, Folliguet T, Rücker-Martin C, et al. Myocardial cell death in fibrillating and dilated human right atria [J]. Journal of the American College of Cardiology, 1999, 34:1577 – 1586.

[10] Smith JG, Newton-Cheh C, Almgren P, et al. Assessment of conventional cardiovascular risk factors and multiple biomarkers for the prediction of incident heart failure and atrial fibrillation[J]. Journal of the American College of Cardiology, 2010, 56:1712 – 1719.

[11] Schotten U, Dobrev D, Platonov PG, et al. Current controversies in determining the main mechanisms of atrial fibrillation[J]. J Intern Med, 2016, 279:428 – 438.

[12] Karam BS, Chavez-Moreno A, Koh W, et al. Oxidative stress and inflammation as central mediators of atrial fibrillation in obesity and diabetes[J]. Cardiovascular diabetology, 2017, 16:120.

[13] 刘长乐, 刘彤, 李广平. 炎症、氧化应激与糖尿病心房重构[J]. 天津医药, 2013, 41:506 – 508.

[14] Wang A, Green JB, Halperin JL, et al. Atrial Fibrillation and Diabetes Mellitus: JACC Review Topic of the Week [J]. Journal of the American College of Cardiology,

2019,74:1107 - 1115.

［15］Faria A, Persaud SJ. Cardiac oxidative stress in diabetes:
Mechanisms and therapeutic potential［J］. Pharmacol T-
her, 2017,172:50 - 62

［16］Goldberg IJ, Trent CM, Schulze PC. Lipid metabolism and
toxicity in the heart［J］. Cell Metab, 2012,15:805 - 812.

［17］Russo I, Frangogiannis NG. Diabetes-associated cardiac
fibrosis: Cellular effectors, molecular mechanisms and
therapeutic opportunities［J］. J Mol Cell Cardiol, 2016,
90:84 - 93.

［18］Ernault AC, Meijborg VMF, Coronel R. Modulation of
Cardiac Arrhythmogenesis by Epicardial Adipose Tissue:
JACC State-of-the-Art Review［J］. Journal of the American
College of Cardiology, 2021,78:1730 - 1745.

［19］李烽,李晓燕,王如兴. 血糖波动对心房颤动发生的影
响及其机制研究进展［J］. 中华心律失常学杂志,
2021,25:236 - 238.

［20］张桢烨,王宁,钱玲玲,等. 血糖波动加剧 1 型糖尿病大
鼠主动脉纤维化的作用机制［J］. 中华心血管病杂志,
2020:401 - 407.

［21］Ying C, Liu T, Ling H, et al. Glucose variability aggra-
vates cardiac fibrosis by altering AKT signalling path［J］.
Diab Vasc Dis Res, 2017,14:327 - 335.

［22］Saito S, Teshima Y, Fukui A, et al. Glucose fluctuations
increase the incidence of atrial fibrillation in diabetic rats
［J］. Cardiovascular research, 2014,104:5 - 14.

［23］Sedgwick B, Riches K, Bageghni SA, et al. Investigating
inherent functional differences between human cardiac fi-
broblasts cultured from nondiabetic and Type 2 diabetic do-
nors［J］. Cardiovasc Pathol, 2014,23:204 - 210.

［24］Hutchinson KR, Lord CK, West TA,et al. Cardiac fibro-
blast-dependent extracellular matrix accumulation is associ-
ated with diastolic stiffness in type 2 diabetes［J］. PLoS
One, 2013,8:e72080.

［25］Krishnaswamy PS, Egom EE, Moghtadaei M, et al. Al-
tered parasympathetic nervous system regulation of the si-
noatrial node in Akita diabetic mice［J］. J Mol Cell Cardi-
ol, 2015, 82:125 - 135.

［26］Alpert MA, Omran J, Mehra A, et al. Impact of obesity
and weight loss on cardiac performance and morphology in
adults［J］. Prog Cardiovasc Dis, 2014,56:391 - 400.

［27］Barouch LA, Gao D, Chen L, et al. Cardiac myocyte ap-
optosis is associated with increased DNA damage and de-

creased survival in murine models of obesity［J］. Circ
Res, 2006,98:119 - 124.

［28］Usher MG, Duan SZ, Ivaschenko CY, et al. Myeloid min-
eralocorticoid receptor controls macrophage polarization and
cardiovascular hypertrophy and remodeling in mice［J］. J
Clin Invest, 2010,120:3350 - 3364.

［29］Hartupee J, Mann DL. Role of inflammatory cells in fibro-
blast activation ［J］. J Mol Cell Cardiol, 2016, 93:
143 - 148.

［30］Hulsmans M, Sam F, Nahrendorf M. Monocyte and mac-
rophage contributions to cardiac remodeling［J］. J Mol Cell
Cardiol, 2016,93:149 - 155.

［31］Urbina P, Singla DK. BMP-7 attenuates adverse cardiac
remodeling mediated through M2 macrophages in predia-
betic cardiomyopathy［J］. Am J Physiol Heart Circ Physi-
ol, 2014,307:H762 - 772.

［32］Saxena A, Dobaczewski M, Rai V, et al. Regulatory T
cells are recruited in the infarcted mouse myocardium and
may modulate fibroblast phenotype and function［J］. Am J
Physiol Heart Circ Physiol, 2014,307:H1233 - 1242.

［33］Nevers T, Salvador AM, Grodecki-Pena A, et al. Left
Ventricular T-Cell Recruitment Contributes to the Patho-
genesis of Heart Failure［J］. Circ Heart Fail, 2015,8:
776 - 787.

［34］Frieler RA, Mortensen RM. Immune cell and other non-
cardiomyocyte regulation of cardiac hypertrophy and remod-
eling［J］. Circulation, 2015,131:1019 - 1030.

［35］Zeisberg EM, Tarnavski O, Zeisberg M, et al. Endotheli-
al-to-mesenchymal transition contributes to cardiac fibrosis
［J］. Nat Med, 2007,13:952 - 961.

［36］Aisagbonhi O, Rai M, Ryzhov S, et al. Experimental my-
ocardial infarction triggers canonical Wnt signaling and en-
dothelial-to-mesenchymal transition［J］. Dis Model Mech,
2011, 4:469 - 483.

［37］Widyantoro B, Emoto N, Nakayama K, et al. Endothelial
cell-derived endothelin-1 promotes cardiac fibrosis in dia-
betic hearts through stimulation of endothelial-to-mesenchy-
mal transition［J］. Circulation, 2010,121:2407 - 2418.

［38］Humphreys BD. Targeting pericyte differentiation as a
strategy to modulate kidney fibrosis in diabetic nephropathy
［J］. Semin Nephrol, 2012,32:463 - 470.

［39］Frangogiannis NG, Perrard JL, Mendoza LH, et al. Stem
cell factor induction is associated with mast cell accumula-

tion after canine myocardial ischemia and reperfusion[J]. Circulation, 1998,98:687 - 698.

[40] Levick SP, McLarty JL, Murray DB, et al. Cardiac mast cells mediate left ventricular fibrosis in the hypertensive rat heart[J]. Hypertension, 2009,53:1041 - 1047.

[41] Zhang W, Chancey AL, Tzeng HP, et al. The development of myocardial fibrosis in transgenic mice with targeted overexpression of tumor necrosis factor requires mast cell-fibroblast interactions[J]. Circulation, 2011,124:2106 - 2116.

[42] Nishikori Y, Shiota N, Okunishi H. The role of mast cells in cutaneous wound healing in streptozotocin-induced diabetic mice[J]. Arch Dermatol Res, 2014,306:823 - 835.

[43] Singh VP, Baker KM, Kumar R. Activation of the intracellular renin-angiotensin system in cardiac fibroblasts by high glucose: role in extracellular matrix production[J]. Am J Physiol Heart Circ Physiol, 2008,294:H1675 - H1684.

[44] Han DC, Isono M, Hoffman BB, et al. High glucose stimulates proliferation and collagen type I synthesis in renal cortical fibroblasts: mediation by autocrine activation of TGF-beta[J]. J Am Soc Nephrol, 1999,10:1891 - 1899.

[45] Kamiński KA, Szepietowska B, Bonda T, et al. CCN2 protein is an announcing marker for cardiac remodeling following STZ-induced moderate hyperglycemia in mice[J]. Pharmacol Rep, 2009,61:496 - 503.

[46] Fiaschi T, Magherini F, Gamberi T, et al. Hyperglycemia and angiotensin II cooperate to enhance collagen I deposition by cardiac fibroblasts through a ROS-STAT3-dependent mechanism[J]. Biochim Biophys Acta, 2014,1843: 2603 - 2610.

[47] Tang M, Zhang W, Lin H, et al. High glucose promotes the production of collagen types I and III by cardiac fibroblasts through a pathway dependent on extracellular-signal-regulated kinase 1/2[J]. Mol Cell Biochem, 2007,301: 109 - 114.

[48] Abed HS, Samuel CS, Lau DH, et al. Obesity results in progressive atrial structural and electrical remodeling: implications for atrial fibrillation[J]. Heart Rhythm, 2013, 10:90 - 100.

[49] Mahajan R, Lau DH, Brooks AG, et al. Electrophysiological, Electroanatomical, and Structural Remodeling of the Atria as Consequences of Sustained Obesity[J]. Journal of the American College of Cardiology, 2015,66:1 - 11.

[50] Evin M, Broadhouse KM, Callaghan FM, et al. Impact of obesity and epicardial fat on early left atrial dysfunction assessed by cardiac MRI strain analysis[J]. Cardiovascular diabetology, 2016,15:164.

[51] Haemers P, Hamdi H, Guedj K, et al. Atrial fibrillation is associated with the fibrotic remodelling of adipose tissue in the subepicardium of human and sheep atria[J]. Eur Heart J, 2017,38:53 - 61.

[52] Ausma J, Coumans WA, Duimel H, et al. Atrial high energy phosphate content and mitochondrial enzyme activity during chronic atrial fibrillation. Cardiovascular research, 2000,47:788 - 796.

[53] Mitašíková M, Lin H, Soukup T, et al. Diabetes and thyroid hormones affect connexin-43 and PKC-epsilon expression in rat heart atria [J]. Physiol Res, 2009, 58: 211 - 217.

[54] Watanabe M, Yokoshiki H, Mitsuyama H, et al. Conduction and refractory disorders in the diabetic atrium[J]. Am J Physiol Heart Circ Physiol, 2012,303:H86 - H95.

[55] Schoonderwoerd BA, Ausma J, Crijns HJ, et al. Atrial ultrastructural changes during experimental atrial tachycardia depend on high ventricular rate[J]. J Cardiovasc Electrophysiol, 2004,15:1167 - 1174.

[56] Schotten U, Ausma J, Stellbrink C, et al. Cellular mechanisms of depressed atrial contractility in patients with chronic atrial fibrillation[J]. Circulation, 2001,103:691 - 698.

[57] Ausma J, Wijffels M, Thoné F, et al. Structural changes of atrial myocardium due to sustained atrial fibrillation in the goat[J]. Circulation, 1997,96:3157 - 3163.

[58] Frustaci A, Chimenti C, Bellocci F, et al. Histological substrate of atrial biopsies in patients with lone atrial fibrillation[J]. Circulation, 1997,96:1180 - 1184.

[59] Ke L, Qi XY, Dijkhuis AJ, Chartier D, et al. Calpain mediates cardiac troponin degradation and contractile dysfunction in atrial fibrillation [J]. J Mol Cell Cardiol, 2008,45:685 - 693.

[60] Ausma J, Borgers M. Dedifferentiation of atrial cardiomyocytes: from in vivo to in vitro[J]. Cardiovasc Res, 2002, 55:9 - 12.

[61] Barth AS, Merk S, Arnoldi E, et al. Reprogramming of the human atrial transcriptome in permanent atrial fibrillation: expression of a ventricular-like genomic signature [J]. Circ Res, 2005,96:1022 - 1029.

[62] Ausma J, Wijffels M, Thone F, et al. Structural changes

of atrial myocardium due to sustained atrial fibrillation in the goat[J]. Circulation, 1997,96:3157 – 3163.

[63] Ausma J, Thone F, Dispersyn GD, et al. Dedifferentiated cardiomyocytes from chronic hibernating myocardium are ischemia-tolerant [J]. Mol Cell Biochem, 1998, 186: 159 – 168.

[64] Dispersyn GD, Ausma J, Thone F, et al. Cardiomyocyte remodelling during myocardial hibernation and atrial fibrillation: prelude to apoptosis[J]. Cardiovasc Res, 1999, 43:947 – 957.

[65] Thijssen VL, Ausma J, Borgers M. Structural remodelling during chronic atrial fibrillation: act of programmed cell survival[J]. Cardiovasc Res, 2001,52:14 – 24.

[66] Lai LP, Lin JL, Lin CS, et al. Functional genomic study on atrial fibrillation using cDNA microarray and two-dimensional protein electrophoresis techniques and identification of the myosin regulatory light chain isoform reprogramming in atrial fibrillation [J]. J Cardiovasc Electrophysiol, 2004,15:214 – 223.

第 10 章
自主神经系统和糖尿病心房重构

周贤惠　张小雪　娜菲莎·吐尔松买买提

心房颤动(房颤)是临床上最常见的持续性心律失常之一。流行病学资料显示,截至 2010 年,估测全球的房颤患者为 3350 万例,且房颤的患病率及发病率均随着年龄增长而逐步增加[1]。研究显示,房颤的危险因素包括年龄、高血压、肥胖、心脏瓣膜病、心力衰竭和阻塞性睡眠呼吸暂停等[1]。糖尿病作为最常见的慢性疾病之一,在调整了其他已知的危险因素后,仍被认为是房颤的重要独立危险因素(图 10-1)[2]。一项回顾性队列研究发现,房颤的患病率在糖尿病患者中显著增加(3.6% 对 2.5%,$P < 0.0001$)[3]。随访(7.2 ± 2.8)年,糖尿病患者在调整年龄和性别后的房颤发病率为 9.1/1000 人年(95% CI,8.6~9.7),而非糖尿病患者的发病率为 6.6/1000 人年(95% CI,6.2~7.1)[3]。无论是男性还是女性,1 型和 2 型糖尿病患者的房颤发病率均显著高于非糖尿病患者[4]。糖尿病前期和糖尿病分别增加 20% 和 28% 的房颤风险,血糖升高和房颤之间存在剂量 - 反应关系[4]。一项随访了 6.9 年的回顾性研究发现,2 型糖尿病患者较高的糖化血红蛋白变异性与新发房颤发生风险增加有关,这表明长期的血糖波动是这一特别高危人群更容易发生房颤的早期预测因素之一[5]。一项以 1743 例接受择期冠脉搭桥手术患者为研究对象的研究显示,围术期血糖波动范围较大是术后新发房颤发生的独立危险因素(OR,1.06;95% CI,1.01~1.11;$P = 0.014$)[6]。术后新发房颤的发病率随血糖波动幅度的增加而增加[6]。Dublin S 等[7]提出,房颤发病风险随糖尿病的患病时间增加而增加。患病时间每增加 1 年,房颤发病风险增加 3%[7]。我们将在本章进一步探讨自主神经系统和糖尿病心房重构的关系。

糖尿病患者房颤易感性的病理生理机制可能和心房结构重构、电重构、电机械重构和自主神经重构有关(图 10-2)[2]。首先,心房结构重构被认为是糖尿病患者房颤易感性的主要机制之一,主要表现为心房纤维化和心房扩张[2]。2 型糖尿病患者心房分离的心脏成纤维细胞显示,I 型胶原纤维表达增加,而心房组织胶原纤维沉积可减慢心房传导速度,同时造成心房电活动传播途径的不连续性,从而导致心房内折返性心律失常的风险增加[8]。糖尿病与心肌纤维化独立相关,其机制可归结于多种因素的共同作用,包括氧化应激、炎症、晚期糖基化终末产物(AGE)生成增加和生长因子表达增加[9,10]。糖尿病大鼠长期暴露于高血糖环境下的氧化应激和炎症已被证明可以促进转化生长因子 β(TGF - β)的表达,从而激活促纤维化信号通路[9,11]。对于糖尿病动物模型的建立,目前常采用链脲佐菌素或四氧嘧啶化学诱导 1 型糖尿病模型,以及采用高脂肪和高蔗糖组合饲料诱导 2 型糖尿病模型[8]。此外,糖尿病患者心房细胞的线粒体代谢和电子传递链受损,可导致活性氧(ROS)的产生增加[12]。ROS 增加可能通过激活核因子 kappa B 通路,上调 TGF - β 和肿瘤坏死因子 α(TNF - α)表达水平,进而促进心房纤维化,并通过降低钠通道 SCN5A 的表达来减缓传导,从而增加房颤易感性[13,14]。正常降解 ROS 的酶,如超氧化物歧化酶和谷胱甘肽过氧化物酶的表达减少加剧了氧化应激[13]。氧化应激水平的增加也可以促进炎症,糖尿病患者体内炎症标志物,如 C 反应蛋白、TNF - α 和白细胞介素 6 的显著升高与左

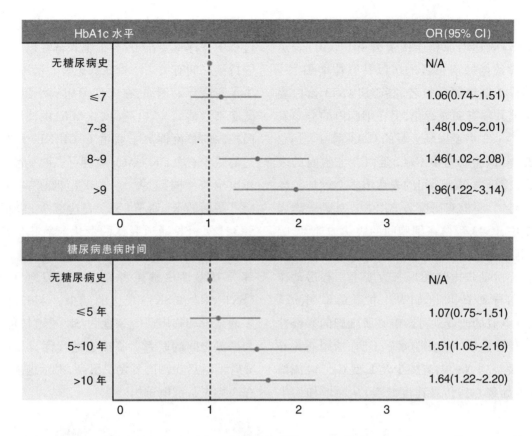

图 10 - 1　血糖控制不良和糖尿病患病时间与房颤风险增加相关[2]（HbA1c:糖化血红蛋白;OR:比值比;CI:置信区间;N/A:不适用）。

心房扩张和房颤发生率增加有关[14,15]。同时,血糖水平升高可使 AGE 生成增加,AGE 在胶原蛋白和层粘连蛋白之间形成交联,进而增强间质纤维化[9]。AGE 的功能是通过激活位于心脏成纤维细胞表面的受体,上调结缔组织生长因子并刺激成纤维细胞增殖[10]。这被称为晚期糖基化终末产物 - 晚期糖基化终末产物受体系统,此系统被认为是糖尿病患者心房促进纤维化的另一方式[10]。此外,肾素血管紧张素 - 醛固酮系统的激活也与 TGF - β 信号通路促纤维化有关[9],血管紧张素转换酶抑制剂已被证明可以降低 1 型糖尿病和 2 型糖尿病中的胶原纤维和 TGF - β 水平[16,17],这些纤维化性改变均促进了房颤的发生并使之维持。另一方面,房颤广泛的心肌纤维化可导致心房舒张功能障碍,心室充盈异常,从而导致心房扩张,这是房颤结构重构的另一表现[18]。此外,心房脂肪组织的增加,特别是在 2 型糖尿病中,也可能导致心房传导速度减慢或传导途径中断,从而促进心律失常的发生[8]。脂肪因子产生于心脏表面的心外膜脂肪层,以旁分泌的方式发挥作用[8]。脂肪因子,如瘦素和脂联素与心房纤维化有关[8]。肥胖和糖尿病患者的瘦素水平升高,而瘦素在心房纤维化的发展中发挥重要作用[19]。血管紧张素 Ⅱ 也被证明可以增加心房成纤维细胞中瘦素的表达,并且增加瘦素可以加强 TGF - β 信号通路[20]。实验研究表明,野生型小鼠高脂饮食会诱发高瘦素血症,并且增加左心房间质纤维化的程度,并且房颤易感性增加,而这一影响在瘦素缺乏的小鼠中被减弱[21]。然而,目前仍不明确 2 型糖尿病患者的心房间质纤维化和心房传导异常是与糖尿病直接相关,还是与肥胖有关。高热量饲料诱导的肥胖绵羊模型在尚未患有糖尿病的情况下,也被诱导出显著的心房结构重构和心房电重构[22]。因此,糖尿病与心房结构重构之间的关系还有待进一步研究。

在心脏电重构方面,房室传导时间延长、心房有效不应期离散度增加和动作电位时间延长有关,以上因素均增加了房颤易感性[11,23]。这可能涉及缝隙连接蛋白的功能变化,由于连接蛋白表达或定位改变进而影响了心房传导速度[8]。缝隙连接蛋白43(Cx43)表达增加和连接蛋白40(Cx40)表达减少可能导致糖尿病患者的房颤易感性增加[23]。对于1型或2型糖尿病患者,其心房Cx43蛋白表达在数量上并没有明显变化,但在细胞内的分布发生了改变[24]。2型糖尿病大鼠的Cx43蛋白表达总量没有改变,但左心房中Cx43蛋白在细胞间的表达增多,连接蛋白在细胞间的表达增多会增加传导的不均一性[24]。也有研究发现,在1型糖尿病大鼠的心室中,Cx43蛋白在细胞间的表达增加,影响了心室细胞间的传导[25]。心脏电重构的表现还可以体现在心房动作电位的形态改变上。心房动作电位的形态与离子电流(如Na⁺电流或K⁺电流)有关,离子电流的改变则可影响心肌细胞的兴奋性以及心房传导速度。在细胞水平上,在糖尿病兔心房中可以观察到Na⁺电流减少及L型Ca²⁺电流增加,这可能导致心房传导速度减慢,从而增加发生

心律失常的风险[11]。K⁺电流在动作电位复极化过程中发挥重要作用,与细胞兴奋性以及动作电位的持续时间有关[8]。糖尿病患者心房中K⁺电流发生了变化[8]。例如,在1型糖尿病小鼠中,心房乙酰胆碱激活的K⁺电流(IK-ACh)的减少与G蛋白门控内向整流钾离子通道1(GIRK1)和GIRK4表达的减少有关,IK-ACh减少可以明显减少心房动作电位持续时间[26,27]。在1型糖尿病小鼠中,由Ca²⁺激活的K⁺通道(SK)表达减少,包括SK2和SK3,这些SK通道表达的变化与氧化应激的增加有关[28]。临床研究亦存在相同趋势。Skibsbye等[29]在慢性房颤患者心房中也发现了SK通道(SK1、SK2和SK3)表达的减少。未来,仍需要更多的试验和临床研究来探讨SK通道功能、糖尿病和房颤之间的联系。临床上糖代谢异常的患者在导管消融后房颤的复发率更高,提示糖尿病患者存在心律失常前电重构[30]。

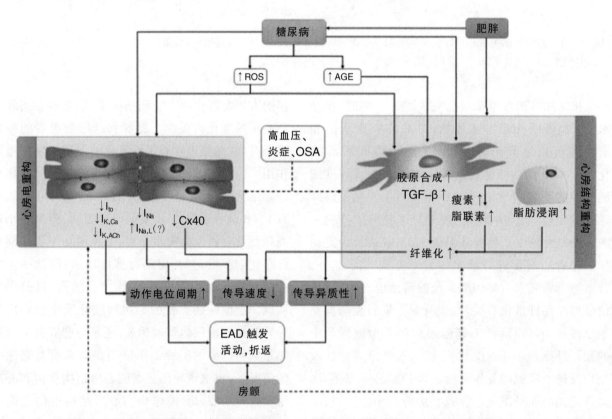

图10-2   糖尿病患者房颤易感性的细胞机制。活性氧和(或)晚期糖基化终末产物的增加触发心房电重构和心房结构重构。非糖尿病性肥胖可促进心房结构重构。高血压、阻塞性睡眠呼吸暂停和全身炎症常与糖尿病相关,并有助于心房电重构和心房结构重构[8](ROS:活性氧;AGE:晚期糖基化终末产物;I_to:瞬态输出电流;I_{K,Ca}:Ca²⁺活化的钙离子通道;I_{K,ACh}:乙酰胆碱活化的钾离子通道;I_{Na}:钠电流;I_{Na,L}:晚期内向钠电流;OSA:阻塞性睡眠呼吸暂停;TGF-β:转化生长因子β;EAD:早期后去极化;Cx40:连接蛋白40)。

在电机械重构方面,糖尿病也可能影响心房兴奋 - 收缩偶联[2]。四氧嘧啶诱导的糖尿病兔心房电功能受损,与心房纤维化的增加以及心房间传导延迟有关,从而增加了房颤易感性[31]。临床研究发现,空腹血糖受损的患者心房间传导时间明显延长,同时左心房排空容量和排空分数降低[32]。同样,2 型糖尿病患者心房间和心房内电 - 机械延迟显著高于健康对照组,表明电 - 机械延迟是新发和复发性房颤的独立预测因子[33,34]。

心脏自主神经病变(CAN)是糖尿病患者发生心血管不良事件的另一重要原因[35]。高血糖主要通过损害神经血液灌注、激活细胞代谢和氧化还原相关的生物学途径而在 CAN 中发挥重要作用(图 10 - 3)[36]。糖尿病患者的心脏自主神经功能障碍与任何其他形式的糖尿病神经病变相同,由高血糖和血脂异常引起[37]。高血糖是 1 型糖尿病神经病变的主要驱动因素,而血脂异常是 2 型糖尿病患者的主要驱动因素[38]。高血糖的情况下,葡萄糖通过葡萄糖转运蛋白 3 进入施万细胞[39]。过量的葡萄糖发生糖酵解,丙酮酸超过三羧酸循环的能力,导致其转向无氧代谢和乳酸积累[39]。乳酸从施万细胞穿梭而进入轴突,导致线粒体功能障碍和轴索变性[39]。同时,糖尿病引起的微血管损伤会降低神经元血流量,从而导致脱髓鞘、轴突丢失、髓纤维密度降低和神经传导速度降低[40]。高血糖患者产生过量 ROS 的常见机制包括电子传递链的过度激活、AGE - RAGE 相互作用、促炎细胞因子增加、非糖酵解途径上调和高蛋白质折叠负荷等,从而导致有毒的酰基肉碱在施万细胞内堆积,同样发生线粒体功能障碍和轴突变性[38]。此外,神经元细胞中胆固醇氧化成氧甾醇会导致神经元损伤和细胞凋亡[41,42]。随着神经毒性脱氧鞘脂的产生而改变的鞘脂代谢,可能是 2 型糖尿病神经病变患者神经损伤的另一种机制[43,44]。高热量饮食等生活方式因素与肠道微生物群的改变和代谢性内毒素血症的出现有关[37]。代谢性内毒素血症激活 Toll 样受体 - 4 以产生交感迷走神经失衡,其特征是促炎交感神经表达增加和抗炎副交感神经表达减少,最终导致血管周围脂肪组织炎症、全身炎症、神经元炎症和 CAN[45]。与 CAN 发病机制有关的其他因素包括遗传和表观遗传变化、自身免疫性自主神经节病和低 C 肽水平等[46]。

心房自主神经重构被认为是糖尿病患者房颤易感性增加的关键因素,这可能主要是由交感神经和副交感神经活动的不平衡造成,其特征是副交感神经去神经支配、不受调节的交感神经活动,以及随后的交感神经去神经支配[47]。实验研究表明,糖尿病小鼠的心率变异性分析提示副交感神经张力减低,免疫组化结果显示糖尿病小鼠心房组织中胆碱能神经密度明显增加[48]。这与临床上糖尿病患者心房组织中有更强的摄取胆碱和释放乙酰胆碱的能力这一发现是一致的[49]。另一项研究证明,糖尿病小鼠在受到交感神经刺激后较对照组更易发生房颤,心房有效不应期缩短(ERP)且离散度增加,而副交感神经刺激对房颤发生率和 ERP 长短无明显影响[50]。糖尿病小鼠心房酪氨酸羟化酶阳性的神经纤维(交感神经)分布密度异质性较大,而乙酰胆碱酯酶阳性的神经纤维(副交感神经)的平均密度明显下降,且密度分布无显著差异[50]。因此可以推测,糖尿病患者中交感与副交感的调节失衡是导致房颤的原因之一[51]。

心脏自主神经系统(CANS)可以分为外源性 CANS 和内源性 CANS,前者是指脑干和心脏节前纤维,后者由心外膜神经丛、脂肪垫和连接它们的相关神经纤维组成[52]。外源性 CANS 包括交感神经和迷走神经,内源性 CANS 的心外膜神经丛也含有交感神经成分。内源性 CANS 与外源性 CANS 通过激动不同部位而产生与之相对应的不同效应,它们之间的平衡有益于调节和维持稳定的心律[52]。迷走神经刺激通过增加 IK、乙酰胆碱(Ach)缩短了 ERP,导致折返波长的减少,这使得折返的维持更容易[53],而交感神经的激活将通过增强的早期后去极化(EAD)或延迟后去极化(DAD)来促进异位活动[54]。临床证据表明,存在于交感神经纤维和神经节细胞的马歇尔韧带可以在异丙肾上腺素输注过程中产生自发节律,这也将增加折返的发生,提高房颤的易感性[54]。然而,也有研究发现,房颤的发生伴随交感神经和迷走神经的同步激活,异丙肾上腺素和 Ach 联合给药的房颤诱发率较单独给药(Ach)显著增加[55]。这表明,交感神经和迷走神经的同步激活也可能是房颤发生的有利因素[52]。对于糖尿病患者房颤易感性的增加,近年来有学者提出"自主神经失衡"的概念来解释心房电活动不稳定和房颤发作[52]。根据这个概念,任何一个 CANS 成分的激活或预激活都会导致交感神经和迷走神经失衡。通过干预实现"再平衡"的关键是实现对不同 CANS 组件的激活强度和激活时间的定量评估[52]。CANS 固有的复杂网络包括心脏表面的脂肪垫和肺静脉周围的神经节丛(GP),两者都是房颤自主神经网络控制机制中的关键节点[52]。既往研究表明,任何一种 GP 都会在受到刺激后迅速释放乙酰胆碱和儿茶酚胺,进一步引发房颤[56]。自主神经网络的交联结构高度复杂,不同的 GP 之间相互联系,单一刺激 GP 可能导致多个 GP 反应产生协同效应[52]。因此,很难准确定位房颤神经调节机制中的特定 GP[52]。"CANS 网络控制机制"这一概念对此提供了非常恰当的解释[52],即在神经末梢传入的直接刺激下,GP 作为网络节点,可以在 GP 之间产生串联或并联的信号传递效应,同时产生正反馈,从而放大上述激活效应[52]。结果,心房心肌将暴露于快速释放的大量神经递质,然后导致心房电生理特性的急剧变化或重塑,从而触发和维持房颤[52]。

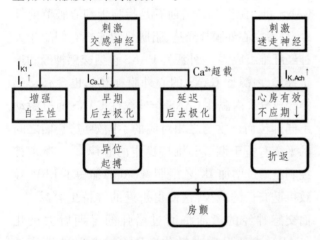

图 10-3　CANS 交感和副交感神经在房颤中的作用。刺激交感神经主要通过增强自主性、早期后去极化和延迟后去极化导致局灶异位放电。而迷走神经刺激通过缩短心房有效不应期促进了折返的维持。房颤可以由异位起搏或折返的机制引起[52]。

CAN 最常见的症状包括头晕、虚弱、心悸和晕厥等[57]。但在其早期阶段,CAN 可能是完全无症状的,只能根据心率变异性(HRV)、压力反射敏感性

测试或心脏成像上的左心室扭转增加来做出诊断[57]。在 CAN 晚期患者中,可能出现静息性心动过速(≥100 次/分钟)和运动不耐受,还可能与直立性低血压(站立时收缩压或舒张压分别下降 20mmHg 或 10mmHg,而心率没有适当增加)相关[57]。糖尿病患者的 HRV 显著降低,这是自主神经功能障碍的标志[2]。HRV 的改变,特别是高低频比的升高,与无症状房颤密切相关[58]。研究发现,血糖控制和血管紧张素转化酶抑制剂治疗可能会对没有自主神经病变的糖尿病患者的 HRV 产生有利影响[59]。自主神经功能的另一个指标心率恢复,也被报道可以预测 2 型糖尿病房颤的风险,而不依赖于左心房容积指数和其他,如高血压和冠状动脉疾病的临床因素,这也提示自主神经功能障碍在糖尿病房颤的发病机制中发挥作用[8]。

糖尿病控制与并发症研究的试验表明,与常规治疗相比,强化胰岛素治疗的 1 型糖尿病,可使 CAN 的发生率降低 31%[60]。糖尿病干预和并发症流行病学研究显示,血糖控制对微血管并发症持续有益[61],而对于已经发生的 CAN 来说,持续性或复发性房颤可能导致心房 ERP 逐渐缩短、ERP 离散度增加、心率适应性降低等心房基质重构变化,即心脏自主神经重构不仅与房颤触发活动相关,而且还参与房颤的维持机制[52]。通过给予自主神经阻滞剂、阿托品和普萘洛尔或通过心外膜进行 GP 消融来阻断心脏自主神经系统可以减少心房的异质性,从而逆转和抑制心房电重构的发生[62]。

综上所述,高血糖可影响心房自主神经调节,导致心交感神经活性增强和副交感神经活性下降,诱导房颤的发生[63]。与慢性高血糖相比,糖尿病患者血糖波动与氧化应激增加的关联更强,这与硫氧还蛋白相互作用蛋白上调引起的 ROS 水平升高有关[2,64]。严重低血糖还与交感神经激活、不应期缩短和房颤风险增加有关,这表明血糖水平的大幅度变化可能是房颤更重要的危险因素[5,65]。研究表明,长期血糖变化与新发房颤显著相关[5]。因此,糖尿病的治疗应该不仅专注于降低血糖水平,还要预防血糖波动[2]。

目前已经发现一些口服糖尿病药物可以减轻心房重构并降低房颤风险[2]。二甲双胍是目前治疗糖

尿病最常用的处方药物,被证实还可降低房颤风险[66]。心房肌细胞体外实验表明,二甲双胍可以减少心动过速诱导的肌溶解和氧化应激,这可能是二甲双胍抗心律失常作用的潜在机制[66]。噻唑烷二酮类药物也与房颤风险降低相关,动物研究表明噻唑烷二酮类药物可以减轻炎症性心房纤维化,这可能降低糖尿病相关房颤的风险[67]。一项以 2 型糖尿病为研究对象的观察性研究表明,罗格列酮减少了心房结构重构,减低了房颤的易感性,吡格列酮则被发现与罗格列酮相比,在预防房颤方面有更显著的效果[68]。然而,磺胺类药物作为最常用的二线降糖药物,目前尚未发现其使用与新发房颤的相关性,可能同样没有预防房颤的作用[2]。值得注意的是,与二甲双胍相比,磺胺类药物治疗使得严重低血糖的发生风险增加了 4.5 倍,并且急性低血糖与交感神经激活导致的心律失常相关[69]。胰岛素在糖尿病患者中对房颤的影响目前尚不明确。胰岛素治疗可以导致低血糖,这与房颤发生率增加是相关的[2]。在一项病例对照研究中,即使调整了糖尿病持续时间,胰岛素使用者发生新发房颤的风险也高于非胰岛素使用者[70]。但是,胰岛素的使用也可能意味着疾病本身严重,合并有更多的并发症,因此,需要更多前瞻性随机研究进一步明确胰岛素在房颤发生、发展中的作用[2]。

糖尿病是公认的房颤患者发生血栓栓塞事件的危险因素,并与脑卒中风险相对增加 70% 相关[71]。糖尿病被纳入 CHA2DS2 - VASc 风险评分,该评分被广泛用于评估脑卒中风险和指导抗凝治疗[72]。研究发现,与非胰岛素需用型糖尿病患者相比,胰岛素需用型糖尿病患者在 1 年内发生脑卒中或全身性栓塞的风险高出 2.5 倍[73]。因此,糖尿病持续时间较长或需要胰岛素的糖尿病患者即使没有血栓栓塞的其他主要危险因素,口服抗凝治疗也可能获益更多[2]。有研究已经报道了糖尿病患者心脏复律的疗效降低[74]。近期一项病例对照研究提出,糖尿病的存在与立即复律的成功率显著降低相关(OR,0.372;95% CI,0.19 ~ 0.73),进一步研究显示血糖控制是心脏复律失败的独立预测因素[74]。同时,糖尿病也与消融后早期房颤复发的高复律失败率相关[75]。研究发现,较高的基础糖化血红蛋白水平与导管消融术后房颤复发率较高相关,这表明适当的血糖控制可能对改善糖尿病患者消融后的结果很重要[30]。导管消融是一种治疗抗心律失常药物难治性症状性房颤的方法,并已被证明是有效的糖尿病患者的治疗选择,可以更好地控制房颤,改善生活质量,降低住院率[76]。全面、综合地认识糖尿病相关房颤的机制,准确制订糖尿病合并房颤患者的最佳治疗策略,并且有效干预、积极预防可能发生的并发症,是我们目前应该追求的目标。

参考文献

[1] 王云龙. 心房颤动的症状及诊治[J]. 人口与健康, 2020, (12):92 - 94.

[2] Wang A, Green JB, Halperin JL, et al. Atrial fibrillation and diabetes mellitus: JACC review topic of the week[J]. J Am Coll Cardiol, 2019, 74(8):1107 - 1115.

[3] Nichols GA, Reinier K, Chugh SS. Independent contribution of diabetes to increased prevalence and incidence of atrial fibrillation[J]. Diabetes Care, 2009, 32(10):1851 - 1856.

[4] Aune D, Feng T, Schlesinger S, et al. Diabetes mellitus, blood glucose and the risk of atrial fibrillation: a systematic review and meta-analysis of cohort studies[J]. J Diabetes Complications, 2018, 32(5):501 - 511.

[5] Gu J, Fan YQ, Zhang JF, et al. Impact of long-term glycemic variability on development of atrial fibrillation in type 2 diabetic patients [J]. Anatol J Cardiol, 2017, 18(6): 410 - 416.

[6] Sim MA, Liu W, Chew STH, et al. Wider perioperative glycemic fluctuations increase risk of postoperative atrial fibrillation and ICU length of stay[J]. PLoS One, 2018, 13(6):e0198533.

[7] Dublin S, Glazer N L, Smith N L et al. Diabetes mellitus, glycemic control, and risk of atrial fibrillation[J]. Journal of General Internal Medicine, 2010, 25(8):p853 - p858.

[8] Bohne LJ, Johnson D, Rose RA, et al. The association between diabetes mellitus and atrial fibrillation: clinical and mechanistic insights[J]. Front Physiol, 2019, 10:135.

[9] Russo I, Frangogiannis NG. Diabetes-associated cardiac fibrosis: cellular effectors, molecular mechanisms and therapeutic opportunities[J]. J Mol Cell Cardiol, 2016, 90:84 - 93.

[10] Kato T, Yamashita T, Sekiguchi A, et al. AGEsRAGE system mediates atrial structural remodeling in the diabetic rat[J]. J Cardiovasc Electrophysiol, 2008,19:415 - 420.

[11] Liu C, Fu H, Li J, et al. Hyperglycemia aggravates atrial interstitial fibrosis, ionic remodeling and vulnerability to atrial fibrillation in diabetic rabbits[J]. Anadolu Kardiyol Dergisi, 2012,12:543 - 550.

[12] Anderson EJ, Kypson AP, Rodriguez E, et al. Substrate-specific derangements in mitochondrial metabolism and redox balance in the atrium of the type 2 diabetic human heart[J]. J Am Coll Cardiol, 2009,54:1891 - 1898.

[13] Ziolo MT, Mohler PJ. Defining the role of oxidative stress in atrial fibrillation and diabetes[J]. J Cardiovasc Electrophysiol, 2015,26:223 - 225.

[14] Faria A, Persaud SJ. Cardiac oxidative stress in diabetes: mechanisms and therapeutic potential[J]. Pharmacol Ther, 2017,172:50 - 62.

[15] Guo Y, Lip GYH, Apostolakis S. Inflammation in atrial fibrillation[J]. J Am Coll Cardiol, 2012,60:2263 - 2270.

[16] Singh VP, Le B, Khode R,et al. Intracellular angiotensin II production in diabetic rats is correlated with cardiomyocyte apoptosis, oxidative stress, and cardiac fibrosis[J]. Diabetes, 2008,57:3297 - 3306.

[17] Toblli JE, Cao G, DeRosa G, et al. Reduced cardiac expression of plasminogen activator inhibitor 1 and transforming growth factor beta1 in obese Zucker rats by perindopril[J]. Heart, 2005,91:80 - 86.

[18] Tiwari S, Schirmer H, Jacobsen BK, et al. Association between diastolic dysfunction and future atrial fibrillation in the Tromso Study from 1994 to 2010[J]. Heart, 2015, 101:1302 - 1308.

[19] Karmazyn M, Purdham DM, Rajapurohitam V, et al. Signalling mechanisms underlying the metabolic and other effects of adipokines on the heart[J]. Cardiovasc Res, 2008,79:279 - 286.

[20] Fukui A, Takahashi N, Nakada C, et al. Role of leptin signaling in the pathogenesis of angiotensin II -mediated atrial fibrosis and fibrillation[J]. Circ Arrhythm Electrophysiol, 2013, 6:402 - 409.

[21] Fukui A, Ikebe-Ebata Y, Kondo H, et al. Hyperleptinemia exacerbates high-fat diet-mediated atrial fibrosis and fibrillation[J]. J Cardiovasc Electrophysiol, 2017, 28: 702 - 710.

[22] Abed HS, Samuel CS, Lau DH, et al. Obesity results in progressive atrial structural and electrical remodeling: implications for atrial fibrillation[J]. Heart Rhythm, 2013, 10:90 - 100.

[23] Watanabe M, Yokoshiki H, Mitsuyama H et al. Conduction and refractory disorders in the diabetic atrium[J]. Am J Physiol Heart Circ Physiol, 2012,303:H86 - H95.

[24] Li B, Pan Y, Li X. Type 2 diabetes induces prolonged P-wave duration without left atrial enlargement[J]. J Korean Med Sci, 2016,31: 525 - 534.

[25] Nygren A, Olson ML, Chen KY, et al. Propagation of the cardiac impulse in the diabetic rat heart: reduced conduction reserve[J]. J Physiol, 2007,580:543 - 560.

[26] Park, H. J. , Zhang et al. Role of SREBP-1 in the development of parasympathetic dysfunction in the hearts of type 1 diabetic Akita mice[J]. Circ. Res, 2009,105: 287 - 294.

[27] Park HJ, Zhang Y, Du C, et al. Glycogen synthase kinase-3beta inhibition ameliorates cardiac parasympathetic dysfunction in type 1 diabetic Akita mice[J]. Diabetes, 2014, 63:2097 - 2113.

[28] Yi F, Ling TY, Lu T, et al. Down-regulation of the small conductance calcium-activated potassium channels in diabetic mouse atria[J]. J Biol Chem, 2015,290:7016 - 7026.

[29] Skibsbye L, Poulet C, Diness JG, et al. Small-conductance calcium-activated potassium (SK) channels contribute to action potential repolarization in human atria[J]. Cardiovasc Res, 2014,103(1):156 - 167.

[30] Anselmino M, Matta M, D'ascenzo F, et al. Catheter ablation of atrial fibrillation in patients with diabetes mellitus: a systematic review and meta-analysis[J]. Europace, 2015,17:1518 - 1525.

[31] Fu H, Liu C, Li J, et al. Impaired atrial electromechanical function and atrial fibrillation promotion in alloxan-induced diabetic rabbits[J]. Cardiol J, 2013,20:59 - 67.

[32] Ayhan S, Ozturk S, Alcelik A ,et al. Atrial conduction time and atrial mechanical function in patients with impaired fasting glucose[J]. J Interv Card Electrophysiol, 2012,35:247 - 252.

[33] Demir K, Avci A, Kaya Z, et al. Assessment of atrial electromechanical delay and P-wave dispersion in patients with type 2 diabetes mellitus[J]. J Cardiol, 2016,67: 378 - 383.

[34] De Vos CB，Weijs B，Crijns HJGM，et al. Atrial tissue doppler imaging for prediction of newonset atrial fibrillation [J]. Heart，2009，95：835 - 840.

[35] Pop-Busui R，Evans GW，Gerstein HC，et al. Effects of cardiac autonomic dysfunction on mortality risk in the action to control cardiovascular risk in diabetes（ACCORD）trial[J]. Diabetes Care，2010，33（7）：1578 - 1584.

[36] 王擎，王建礼，王海英，等. 糖尿病对心房颤动的作用[J].国际心血管病杂志，2020，47（01）：40 - 43.

[37] Rajbhandari J，Fernandez CJ，Agarwal M，et al. Diabetic heart disease：a clinical update[J]. World J Diabetes，2021，12（4）：383 - 406.

[38] Stino AM，Rumora AE，Kim B，et al. Evolving concepts on the role of dyslipidemia，bioenergetics，and inflammation in the pathogenesis and treatment of diabetic peripheral neuropathy[J]. J Peripher Nerv Syst，2020，25：76 - 84.

[39] Feldman EL，Nave KA，Jensen TS，et al. New horizons in diabetic neuropathy：mechanisms，bioenergetics，and pain [J]. Neuron，2017，93：1296 - 1313.

[40] Yang H，Sloan G，Ye Y，et al. New perspective in diabetic neuropathy：from the periphery to the brain，a call for early detection，and precision medicine[J]. Front Endocrinol（Lausanne），2019，10：929.

[41] Feldman EL，Callaghan BC，Pop-Busui R，et al. Diabetic neuropathy[J]. Nat Rev Dis Primers，2019，5：41.

[42] Jang ER，Lee CS. 7-ketocholesterol induces apoptosis in differentiated PC12 cells via reactive oxygen species-dependent activation of NF-κB and Akt pathways[J]. Neurochem Int，2011，58：52 - 59.

[43] Othman A，Bianchi R，Alecu I，et al. Lowering plasma 1-deoxysphingolipids improves neuropathy in diabetic rats [J]. Diabetes，2015，64：1035 - 1045.

[44] Callaghan BC，Gallagher G，Fridman V，et al. Diabetic neuropathy：what does the future hold[J]？ Diabetologia，2020，63：891 - 897.

[45] Bakkar NZ，Dwaib HS，Fares S，et al. Cardiac autonomic neuropathy：a progressive consequence of chronic low-grade inflammation in type 2 diabetes and related metabolic disorders[J]. Int J Mol Sci，2020，21（23）：9005.

[46] Fisher VL，Tahrani AA. Cardiac autonomic neuropathy in patients with diabetes mellitus：current perspectives[J]. Diabetes Metab Syndr Obes，2017，10：419 - 434.

[47] Kuehl M，Stevens MJ. Cardiovascular autonomic neuropathies as complications of diabetes mellitus[J]. Nat Rev Endocrinol，2012，8：405 - 416.

[48] Liu T，Li G. Probucol and succinobucol in atrial fibrillation：pros and cons[J]. International Journal of Cardiology，2010，144（2）.

[49] Mabe AM，Hoover DB. Remodeling of cardiac cholinergic innervation and control of heart rate in mice with streptozotocin-induced diabetes[J]. Auton Neuroscil，2011；162（1 - 2）：24 - 31.

[50] Chao TF，Suenari K，Chang SL，et al. Atrial substrate properties and outcome of catheter ablation in patients with paroxysmal atrial fibrillation associated with diabetes mellitus or impaired fasting glucose[J]. Am J Cardiol，2010，106（11）.

[51] 赵辉，张其同，刘彤. 糖尿病心房重构的研究进展[J].中国中西医结合急救杂志，2015，22（3）：334 - 336.

[52] Qin M，Zeng C，Liu X. The cardiac autonomic nervous system：a target for modulation of atrial fibrillation[J]. Clin Cardiol，2019，42（6）：644 - 652.

[53] Liu L，Nattel S. Differing sympathetic and vagal effects on atrial fibrillation in dogs：role of refractoriness heterogeneity[J]. Am J Physiol，1997，273：H805 - H816.

[54] Hwang C，Chen PS. Ligament of marshall：why it is important for atrial fibrillation ablation[J]. Heart Rhythm，2009，6（12 Suppl）：S35 - S40

[55] Park HW，Shen MJ，Lin SF，et al. Neural mechanisms of atrial fibrillation[J]. Curr Opin Cardiol，2012，27：24 - 28.

[56] Celotto C，Sánchez C，Mountris KA，et al. Location of parasympathetic innervation regions from electrograms to guide atrial fibrillation ablation therapy：an in silico modeling study[J]. Front Physiol，2021，11，12：674197.

[57] American Diabetes Association. Microvascular complications and foot care：standards of medical care in diabetes - 2019[J]. Diabetes Care，2019，42（Suppl 1）：S124 - S138.

[58] Rizzo MR，Sasso FC，Marfella R，et al. Autonomic dysfunction is associated with brief episodes of atrial fibrillation in type 2 diabetes[J]. J Diabetes Complications，2015，29：88 - 92.

[59] Urbancic-Rovan V，Meglicit B，Stefanovska A，et al. Incipient cardiovascular autonomic imbalance revealed by

wavelet analysis of heart rate variability in type 2 diabetic patients[J]. Diabet Med, 2007,24(1):18 – 26.

[60] Pop-Busui R, Low PA, Waberski BH, et al. Effects of prior intensive insulin therapy on cardiac autonomic nervous system function in type 1 diabetes mellitus: the diabetes control and complications trial/epidemiology of diabetes interventions and complications study (DCCT/EDIC)[J]. Circulation, 2009,119(22):2886 – 2893.

[61] David M. Nathan, for the DCCT/EDIC Research Group. The diabetes control and complications trial/epidemiology of diabetes interventions and complications study at 30 years: overview[J]. Diabetes Care 1 January, 2014,37 (1):9 – 16.

[62] Lu Z, Scherlag BJ, Lin J, et al. Atrial fibrillation begets atrial fibrillation: autonomic mechanism for atrial electrical remodeling induced by short-term rapid atrial pacing[J]. Circ Arrhythm Electrophysiol, 2008,1:184 – 192.

[63] Bell DSH, Goncalves E. Atrial fibrillation and type 2 diabetes: prevalence, etiology, pathophysiology and effect of anti-diabetic therapies[J]. Diabetes Obes Metab, 2019, 21(2):210 – 217.

[64] Monnier L, Mas E, Ginet C, et al. Activation of oxidative stress by acute glucose fluctuations compared with sustained chronic hyperglycemia in patients with type 2 diabetes[J]. J Am Med Assoc, 2006,295:1681 – 1687.

[65] Ko SH, Park YM, Yun JS, et al. Severe hypoglycemia is a risk factor for atrial fibrillation in type 2 diabetes mellitus: nationwide population-based cohort study[J]. J Diabetes Complications, 2018,32:157 – 163.

[66] Chang SH, Wu LS, Chiou MJ, et al. Association of metformin with lower atrial fibrillation risk among patients with type 2 diabetes mellitus: a population-based dynamic cohort and in vitro studies[J]. Cardiovasc Diabetol, 2014, 13:123.

[67] Kume O, Takahashi N, Wakisaka O, et al. Pioglitazone attenuates inflammatory atrial fibrosis and vulnerability to atrial fibrillation induced by pressure overload in rats[J].

Heart Rhythm, 2011,8:278 – 285.

[68] Liu T, Zhao H, Li J, et al. Rosiglitazone attenuates atrial structural remodeling and atrial fibrillation promotion in alloxan-induced diabetic rabbits [J]. Cardiovasc. Ther, 2014,32,178 – 183.

[69] Yu O, Azoulay L, Yin H, et al. Sulfonylureas as initial treatment for type 2 diabetes and the risk of severe hypoglycemia[J]. Am J Med, 2018,131:317.

[70] Liou YS, Yang FY, Chen HY, et al. Antihyperglycemic drugs use and new-onset atrial fibrillation: a population-based nested case control study[J]. PLoS One, 2018,13: e01972

[71] Patti G, Cavallari I, Andreotti F, et al. Prevention of atherothrombotic events in patients with diabetes mellitus: from antithrombotic therapies to new-generation glucose-lowering drugs[J]. Nat Rev Cardiol, 2019,16:113 – 130.

[72] Kirchhof P, Benussi S, Kotecha D, et al. 2016 ESC guidelines for the management of atrial fibrillation developed in collaboration with EACTS[J]. Eur J Cardiothorac Surg, 2016,50:e1 – E88.

[73] Patti G, Lucerna M, Cavallari I, et al. Insulinrequiring versus noninsulin-requiring diabetes and thromboembolic risk in patients with atrial fibrillation: prefer in AF[J]. J Am Coll Cardiol, 2017,69:409 – 419.

[74] Soran H, Banerjee M, Mohamad JB, et al. Risk factors for failure of direct current cardioversion in patients with type 2 diabetes mellitus and atrial fibrillation[J]. Biomed Res Int, 2018,2018:5936180.

[75] Ebert M, Stegmann C, Kosiuk J, et al. Predictors, management, and outcome of cardioversion failure early after atrial fibrillation ablation[J]. Europace, 2018,20:1428 – 1434.

[76] Forleo GB, Mantica M, De Luca L, et al. Catheter ablation of atrial fibrillation in patients with diabetes mellitus type 2: results from a randomized study comparing pulmonary vein isolation versus antiarrhythmic drug therapy[J]. J Cardiovasc Electrophysiol, 2009,20:22 – 28.

第11章
糖尿病相关内皮功能障碍

刘岱麒　刘彤

11.1 引言

　　房颤是临床上最常见的持续性心律失常,显著增加脑卒中、心力衰竭及死亡风险[1]。据报道,截至2010年全球AF患者的数量已突破3350万,其中我国有800万~1000万[2]。糖尿病(DM)是严重危害人类健康的全身性代谢疾病,据国际糖尿病联合会(IDF)发布数据,截至2019年全球约4.63亿人群(20~79岁)患有DM,且预计2030年将增至5.78亿[3]。DM是心血管疾病的主要危险因素,与心血管事件和死亡率增加相关。多项大规模流行病学调查证实,DM是房颤发生的独立危险因素,然而DM相关心房重构和房颤发生的具体机制尚未阐明。除肥胖、高胆固醇血症、高脂血症、晚期糖基化终末产物形成增加、氧化应激增加等因素外,内皮功能障碍也是DM的重要发病机制。糖尿病常呈全身性微循环功能障碍,表现为外周肢体与心肌组织中血管生成障碍,而视网膜与肾脏组织中血管过度生成。美国心脏病学杂志发表的文章提出,对于糖尿病合并1个及以上微血管疾病患者,其心血管死亡或心力衰竭住院率增加,同时患微血管疾病的数量与心力衰竭的严重程度正相关。可见,DM导致的心房内皮损伤,是高血糖导致心房重构的关键因素。

11.2 内皮细胞功能

　　循环系统中的内皮细胞是指排列在血管和心腔内表面的单层细胞,以形成管腔内循环血液和管壁之间的界面,涉及从心脏到微毛细血管的整个循环系统。在血管的直线部分,血管内皮细胞通常沿着血液流动的方向排列和延伸。同时,内皮细胞能够根据血管的类型改变其结构和表型。例如,动脉血管壁的内皮细胞往往比毛细血管壁的内皮细胞厚,毛细血管内的内皮细胞较薄,便于气体、营养物质和代谢物的交换。此外,内皮细胞被认为是一个动态器官,在不同的血管床,甚至在同一血管床的不同部分对刺激的反应也不同。内皮细胞具有独特的生物学特性,可以对各种激素、神经递质、血管活性因子做出反应,调节血管张力(血管运动)和凝血过程(血栓形成、血小板聚集和炎症)。内皮细胞释放的多种血管活性因子,包括具有血管舒张功能的一氧化氮(NO)、前列腺素和内皮细胞超极化因子,以及具有血管收缩功能的血栓素和内皮素-1。这些血管活性因子间的平衡有助于维持内皮细胞功能,防止内皮损伤和动脉粥样硬化形成。内皮功能障碍是血管疾病的一个早期标志,已被证明可以预测包括心肌梗死、不稳定心绞痛和脑卒中在内的多个不良心血管事件。内皮功能障碍的评估对确定血栓形成风险、管理动脉粥样硬化和血栓类疾病至关重要。

11.3 糖尿病导致内皮能量代谢紊乱

　　心壁由内向外分为心内膜、心肌膜和心外膜三层。心内膜由内皮和内皮下层组成。DM造成的心内膜损伤主要指由高血糖引起的心房内皮细胞功能紊乱。在正常生理情况下,内皮细胞处于静止状态,

葡萄糖可不依赖胰岛素经葡萄糖转运载体 1
(GLUT1)转运进入细胞。GLUT1 活性主要受细胞外
葡萄糖浓度调节[4]，因此内皮细胞较其他细胞更易
受血糖波动影响。内皮细胞获取三磷酸腺苷(ATP)
主要通过糖酵解，而非氧化磷酸化[5,6]。糖酵解过程
中，一部分葡萄糖 - 6 - 磷酸(G - 6 - P)可进入磷酸
戊糖途径而产生大量抗氧化物质烟酰胺腺嘌呤二核
苷酸磷酸(NADPH)，以维持内皮细胞氧化还原平
衡。脂肪酸氧化也存在于内皮提供能量的过程中，
但其提供的能量甚微[7]。有研究提示，葡萄糖缺乏
时，脂肪酸氧化代偿性增加可在一定程度上满足较
高能量需求[8]。同样，脂肪酸氧化也是 NADPH 的重
要来源，有助于维持内皮细胞稳态。

糖尿病时，固有的葡萄糖及脂肪酸代谢紊乱。
高血糖引起的缺氧和炎症反应导致心肌重构，内皮
细胞迁移至损伤区域以恢复氧气和营养物质的输
送，这一过程需要大量能量。内皮细胞增殖迁移过
程中，糖酵解通量是正常情况的 2 倍，以提供内皮细
胞迁移并在氧化代谢受损区域增殖所需能量[9]。上
述改变加之 DM 期间 GLUT1 活性增强引起的葡萄糖
转运增加，内皮细胞内的葡萄糖浓度显著升高[10]。
过剩的葡萄糖将进入糖酵解的其他分支途径以参与
代谢活动，包括己糖胺生物合成途径、磷酸戊糖途
径、多元醇途径和糖化途径等。其中磷酸戊糖是糖
酵解的重要分支途径，包括生成 NADPH 的氧化阶段
和生成戊糖的非氧化阶段。过高的葡萄糖水平会抑
制 G - 6 - P 进入磷酸戊糖途径，直接导致内皮活性
和迁移能力的降低[11]。同时磷酸戊糖途径的失活
也会导致氧化应激增强[12]，而提高磷酸戊糖途径的
关键限速酶 G - 6 - P 脱氢酶活性可有效缓解高血糖
引起的氧化应激[13]。己糖胺生物合成途径是一种将
糖酵解中间产物 G - 6 - P 转化为尿苷 5' - 二磷酸 -
N - 乙酰氨基葡糖(UDP - GlcNAc)的代谢反应过
程，正常状态下 UDP - GlcNAc 参与蛋白质糖基化修
饰，高血糖引起的糖基化增加将抑制内皮一氧化氮
合成酶(eNOS)的活性及血管生成[14]。在多元醇途
径中，醛糖还原酶将葡萄糖转化为山梨醇，同时消耗
NADPH。山梨醇代谢生成晚期糖基化终末产物
(AGE)的前体 3 - 脱氧葡萄糖酮，而过量的 AGE 可
与其受体 RAGE 结合，增加内皮细胞通透性，抑制

eNOS 活性，并激活 NADPH 氧化酶(NOX)和 NF -
κB [15-17] 通路。糖酵解中间产物可被转化为丙酮
醛，也可抑制内皮细胞中 eNOS 的活性[18]。综上，
DM 时内皮细胞内过剩的葡萄糖进入多种代谢途径，
而这些途径及其副产物可直接或间接影响内皮细胞
功能。

11.4　糖尿病导致内皮屏障功能受损

高血糖导致的心肌内皮细胞损伤通常表现为内
皮细胞通透性增加，同时心肌组织中微血管密度降
低[19]。糖尿病时血管通透性的升高主要依赖于二
酰甘油(DAG) - 蛋白激酶 C(PKC)通路的激活[20]。
PKC 是一个丝氨酸 - 苏氨酸激酶家族，分为三个亚
家族：经典型 PKC(cPKC)、新型 PKC(nPKC)，以及
非典型 PKC(aPKC)[21]。其中，DAG 依赖型的 cPKC
和 nPKC 亚家族与 DM 时血管通透性增加高度相
关[21]，该通路的激活可能通过增加内皮细胞的通透
性和白细胞在心肌组织中的黏附作用而引起 DM 内
皮功能损伤[22]。近期关于人静脉内皮细胞(HU-
VEC)的研究提示，高血糖可增强 PKC 诱导血管内皮
钙黏蛋白(VE - cadherin)磷酸化，破坏黏内皮附功
能[23]。同时，高血糖导致的 PKC 激活和自由基的过
度释放将影响内皮紧密连接相关蛋白(跨膜蛋白、支
架蛋白和信号转导蛋白)功能，特别是跨膜蛋白中的
闭合蛋白、密封蛋白家族以及支架蛋白[24]，上述蛋
白功能的受损将直接影响内皮的屏障功能。

11.5　糖尿病导致内皮细胞舒张收缩功能失衡

内皮功能障碍的另一个标志是 NO 以及其他血
管活性因子的生物利用率降低。正常情况下，内皮
细胞释放的血管扩张剂(NO、前列环素和缓激肽)以
及血管收缩剂(前列腺素、内皮素和血管紧张素 II)
动态平衡。这些物质的平衡维持心脏和脉管系统稳
定。糖尿病心脏中内皮素分泌增加[25]，心肌纤维化
和心肌肥厚[26]。同时，前列腺素 H2(PGH2)、血栓
素 A2(TXA2)和前列腺素 F2α 分泌增加，导致 NOX

和磷酸二酯酶上调,ROS 产生增加,环腺苷酸(cAMP)和环鸟苷酸(cGMP)降解,血管过度收缩[27]。

NO 是机体内重要的信号分子及效应分子,具有介导神经传递及血管舒张的作用。NO 是一种化学性质活泼的自由基气体分子,具有高度的脂溶性,能以扩散的方式快速地通过细胞膜,起到重要的生物活性作用。NO 具有广泛的生物效应,如调节血管张力、吞噬细胞诱导的免疫反应、神经系统的信号分子。在有氧情况下,L-精氨酸和 NADPH 在 NOS 催化下产生 NO。NOS 有 3 个异构体,分别为神经型 NOS(nNOS)、免疫型 NOS(iNOS)和内皮型 NOS(eNOS)。心肌中存在的形式为 eNOS 和 nNOS。L-精氨酸转化为 L-瓜氨酸和 NO 的反应涉及 5 个辅助因子,即黄素腺嘌呤二核苷酸、黄素单核苷酸、血红素、钙调蛋白和四氢生物蝶呤(BH4)。

在糖尿病情况下,由自由基增加导致 NO 失活,血管 NO 依赖性舒张反应消失[28-29]。研究证明,D-葡萄糖处理后的 HUVEC 和大鼠心脏内皮细胞活性氧中间物(ROI)生成增加[30]。糖尿病大鼠的冠状动脉内皮细胞线粒体中 ROS 的浓度增加[31]。此外,超氧化物歧化酶治疗链脲佐菌素诱导的大鼠和仓鼠糖尿病模型显示,可增强其主动脉内皮依赖性松弛,且内皮依赖性血管舒张障碍可以通过抗氧化剂治疗恢复[32]。以上研究表明,抗氧化剂可以通过防止内皮功能紊乱预防糖尿病内皮功能障碍[33]。

目前,糖尿病中 BH4 氧化所致的生物利用度降低以及 eNOS 的解偶联被认为是氧化应激影响 NO 功能的主要因素[34]。NOX 是参与内皮细胞信号传递的酶,它通过 NADPH 作为电子供体,催化氧气还原为超氧阴离子(O_2^-)。在高血糖和胰岛素抵抗时,NOX 的活性以及 O_2^- 的产生均会增加[35]。O_2^- 与 NO 形成过氧亚硝酸盐($ONOO^-$),导致 eNOS 解偶联,丧失生物活性。$ONOO^-$ 也可导致 NOS 必需辅助因子 BH4 的氧化[36]。然而,也有一些证据表明,BH4 的消耗并不是体内氧化应激时期内皮功能障碍的主要原因[37]。目前虽已证明补充 BH4 是抑制超氧阴离子产生和内皮细胞功能改善的有效治疗方法,但这些研究多是在 BH4 浓度比生理浓度高 100 倍的情况下进行。近期研究提示,过氧亚硝酸盐可

能导致 eNOS 的锌硫酸盐中心被氧化,从而导致 eNOS 解偶联[38]。在 2 型糖尿病患者中,NOS 的内源性抑制剂不对称二甲基精氨酸(ADMA)水平升高,ADMA 堆积也可能是糖尿病患者的 NO 表达减少和内皮功能障碍的关键因素[39]。

11.6 房颤中内皮细胞功能障碍

血流剪切力是影响循环系统中内皮功能的另一个重要生理刺激。与暴露在高剪切力下的血管相比,暴露在低剪切力下的区域更容易发生动脉粥样硬化病变。如前所述,NO 具有抗血栓的特性,高剪切力引起的 eNOS 合成和利用增加可能是血管功能的保护因素,而低剪切力部位 NOS 下调[40]。由于房颤导致的心房收缩功能丧失,左心房低血流量,房颤时 eNOS 表达和 NO 生物利用度明显下降[41]。NO 生物利用度的降低是房颤时内皮功能障碍的一个原因。在动物模型中,窦性心律下血液层流应力和心房内皮细胞的周期性拉伸力刺激可以维持心房内膜 NOS 的表达[41]。动脉内皮中活化的血小板释放 NO 而发挥抗血栓活性[42],防止血小板被招募到正在形成的血栓中,同时也阻碍了 PAI-1 的活化[43]。在心房颤动的动物模型中,左心房中的 NOS 表达减少,NO 的生物利用度降低,PAI-1 的表达增加。与对照组动物相比,房颤组动物左心耳中的 NO 浓度也降低,致房颤患者左心耳血栓形成[41]。此外,房颤患者一般年龄较大,并有其他并发症,如高血压、高胆固醇血症和糖尿病,其均会对心房内皮功能产生不利影响。

除了剪切力致房颤内皮功能紊乱外,还有其他机制影响房颤中的内皮功能。二甲基精氨酸,包括 ADMA 和对称二甲基精氨酸(SDMA)被认为在房颤的内皮功能障碍中起作用。ADMA 和 SDMA 都是 L-精氨酸的内源性甲基化类似物,即 NO 的前体物质。ADMA 水平升高通过抑制 NOS 而导致心血管疾病中的内皮功能紊乱、氧化应激和炎症[44]。SDMA 虽不直接抑制 NOS,但可干扰细胞对 L-精氨酸的摄取。在房颤患者中发现,ADMA 和 SDMA 水平升高,可能是房颤患者内皮功能障碍的另一种机制[45]。此外,房颤会诱发心房炎症、C 反应蛋白及细胞因子

的升高,对内皮细胞产生促炎作用,导致内皮功能紊乱。一些研究表明,内皮功能障碍,即 NO 活性降低,是合并动脉粥样硬化危险因素患者的最早标志之一[47]。房颤中血浆 Von Willebrand 因子(vWF)的持续升高同样是内皮损伤/功能障碍的标志,其与不良后果相关[49]。多项研究表明,房颤患者恢复窦性心律后内皮功能改善[50]。房颤是导致内皮功能障碍的重要原因之一,这种内皮功能障碍可通过复律逆转。

11.7 药物治疗改善糖尿病患者内皮功能

他汀类药物和肾素-血管紧张素抑制剂可防止 eNOS 的解偶联,改善 NO 的生物利用度,恢复内皮功能[51]。有关降糖药物二甲双胍改善内皮功能的研究较多[52-53]。在一项双盲、安慰剂对照研究中,对于左心室肥大、射血分数≥45% 和糖尿病前期的患者,二甲双胍治疗 12 个月可显著减轻左心室质量和氧化应激水平[54]。钠-葡萄糖共转运体-2(SGLT2)抑制剂可有效改善糖尿病患者的内皮功能障碍,降低心力衰竭事件的发生风险[55-56],改善大动脉顺应性[57],防止左心室肥大和舒张功能障碍[58]。胰高血糖素样肽-1受体激动剂可有效降低主要不良心血管事件风险,但不包括 HF 以及相关终点[59],且对人体内皮细胞的作用尚有争议。

近期,关于精氨酸酶 I 抑制剂纠正糖尿病内皮功能障碍的研究增多。糖尿病时内皮精氨酸酶 I 的表达和活性增加,阻碍 eNOS 对 L-精氨酸的利用[60],使 NO 生物合成及利用度减少,内皮功能紊乱[61],其中机制可能涉及内皮和红细胞(RBC)间的交叉对话[51],RBC 内皮黏附性增强可能会促进糖尿病患者细胞间的相互作用[62]。糖尿病患者血液提取的 RBC 可损害内皮依赖性的离体血管段扩张功能。此外,在心肌缺血再灌注损伤的实验模型中,与健康对照组的 RBC 相比,注射糖尿病患者的 RBC 增加离体大鼠心脏梗死面积,延缓缺血后心脏功能的恢复[61],而上述影响可以通过阻断精氨酸酶而得到改善。

11.8 结语

糖尿病可引起内皮细胞能量代谢紊乱、屏障功能受损及舒张收缩功能失衡,其可能与糖脂代谢紊乱、DAG/PKC 通路的激活以及 NO 等血管扩张剂失活相关。此外,房颤可导致 NO 生物利用度降低、ADMA 及 SDMA 等水平升高,从而促进内皮损伤。在治疗上,他汀类药物、肾素-血管紧张素抑制剂、二甲双胍及 SGLT2 抑制剂等均可改善内皮细胞功能。综上,内皮细胞功能障碍可能是糖尿病和房颤之间的关键链接因素之一,但内皮细胞损伤在糖尿病致房颤发生过程中的作用及具体机制目前尚不明确,需要更多的研究进一步探讨。

参考文献

[1] Wijesurendra RS, Casadei B. Mechanisms of atrial fibrillation[J]. Heart, 2019,105(24):1860-1867.

[2] Chugh SS, Havmoeller R, Narayanan K, et al. Worldwide epidemiology of atrial fibrillation: a Global Burden of Disease 2010 Study[J]. Circulation, 2014,129(8): 837-847.

[3] Saeedi P, Petersohn I, Salpea P, et al. Global and regional diabetes prevalence estimates for 2019 and projections for 2030 and 2045: Results from the International Diabetes Federation Diabetes Atlas, 9(th) edition[J]. Diabetes Res Clin Pract, 2019,157:107843.

[4] Kaiser N, Sasson S, Feener EP, et al. Differential regulation of glucose transport and transporters by glucose in vascular endothelial and smooth muscle cells[J]. Diabetes, 1993,42(1):80-89.

[5] Dobrina A, Rossi F. Metabolic properties of freshly isolated bovine endothelial cells[J]. Biochim Biophys Acta, 1983, 762(2):295-301.

[6] Hansen SS, Aasum E, Hafstad AD. The role of NADPH oxidases in diabetic cardiomyopathy[J]. Biochim Biophys Acta Mol Basis Dis, 2018,1864:1908-1913.

[7] Helies-Toussaint C, Gambert S, Roller P, et al. Lipid metabolism in human endothelial cells[J]. Biochim Biophys Acta, 2006,1761(7):765-774.

[8] Koziel A, Woyda-Ploszczyca A, Kicinska A, et al. The in-

fluence of high glucose on the aerobic metabolism of endothelial EA. hy926 cells[J]. Pflugers Arch, 2012,464(6): 657 - 669.

[9] De Bock K, Georgiadou M, Schoors S, et al. Role of PFKFB3-driven glycolysis in vessel sprouting [J]. Cell, 2013,154(3):651 - 663.

[10] Sone H, Deo BK, Kumagai AK. Enhancement of glucose transport by vascular endothelial growth factor in retinal endothelial cells[J]. Invest Ophthalmol Vis Sci, 2000,41 (7):1876 - 1884.

[11] Zhang Z, Apse K, Pang J, et al. High glucose inhibits glucose-6-phosphate dehydrogenase via cAMP in aortic endothelial cells[J]. J Biol Chem, 2000,275(51):40042 - 40047.

[12] Leopold JA, Cap A, Scribner AW, et al. Glucose-6-phosphate dehydrogenase deficiency promotes endothelial oxidant stress and decreases endothelial nitric oxide bioavailability[J]. FASEB J, 2001,15(10):1771 - 1773.

[13] Leopold JA, Zhang YY, Scribner AW, et al. Glucose-6-phosphate dehydrogenase overexpression decreases endothelial cell oxidant stress and increases bioavailable nitric oxide[J]. Arterioscler Thromb Vasc Biol, 2003,23(3): 411 - 417.

[14] Du XL, Edelstein D, Dimmeler S, et al. Hyperglycemia inhibits endothelial nitric oxide synthase activity by posttranslational modification at the Akt site[J]. J Clin Invest, 2001,108(9):1341 - 1348.

[15] Soro-Paavonen A, Zhang WZ, Venardos K, et al. Advanced glycation end-products induce vascular dysfunction via resistance to nitric oxide and suppression of endothelial nitric oxide synthase [J]. J Hypertens, 2010, 28 (4): 780 - 788.

[16] Wautier JL, Zoukourian C, Chappey O, et al. Receptor-mediated endothelial cell dysfunction in diabetic vasculopathy. Soluble receptor for advanced glycation end products blocks hyperpermeability in diabetic rats[J]. J Clin Invest, 1996,97(1):238 - 243.

[17] Katakami N. Mechanism of Development of Atherosclerosis and Cardiovascular Disease in Diabetes Mellitus [J]. J Atheroscler Thromb, 2018,25(1):27 - 39.

[18] Su Y, Qadri SM, Wu L, et al. Methylglyoxal modulates endothelial nitric oxide synthase-associated functions in EA. hy926 endothelial cells [J]. Cardiovasc Diabetol,

2013,12:134.

[19] Viberti GC. Increased capillary permeability in diabetes mellitus and its relationship to microvascular angiopathy [J]. Am J Med, 1983,75(5B):81 - 84.

[20] Yuan SY, Ustinova EE, Wu MH, et al. Protein kinase C activation contributes to microvascular barrier dysfunction in the heart at early stages of diabetes[J]. Circ Res, 2000,87(5):412 - 417.

[21] Mellor H, Parker PJ. The extended protein kinase C superfamily[J]. Biochem J, 1998,332 (Pt 2):281 - 292.

[22] Ishii H, Jirousek MR, Koya D, et al. Amelioration of vascular dysfunctions in diabetic rats by an oral PKC beta inhibitor[J]. Science, 1996,272(5262):728 - 731.

[23] Haidari M, Zhang W, Willerson JT, et al. Disruption of endothelial adherens junctions by high glucose is mediated by protein kinase C-beta-dependent vascular endothelial cadherin tyrosine phosphorylation[J]. Cardiovasc Diabetol, 2014,13:105.

[24] Murakami T, Frey T, Lin C, et al. Protein kinase cbeta phosphorylates occludin regulating tight junction trafficking in vascular endothelial growth factor-induced permeability in vivo[J]. Diabetes, 2012,61(6):1573 - 1583.

[25] Chen S, Evans T, Mukherjee K, et al. Diabetes-induced myocardial structural changes: role of endothelin-1 and its receptors [J]. J Mol Cell Cardiol, 2000, 32 (9): 1621 - 1629.

[26] Liefeldt L, Rylski B, Walcher F, et al. Effects of transgenic endothelin-2 overexpression on diabetic cardiomyopathy in rats[J]. Eur J Clin Invest, 2010, 40(3): 203 - 210.

[27] Muzaffar S, Jeremy JY, Angelini GD, et al. NADPH oxidase 4 mediates upregulation of type 4 phosphodiesterases in human endothelial cells[J]. J Cell Physiol, 2012,227 (5):1941 - 1950.

[28] Williams SB, Cusco JA, Roddy MA, et al. Impaired nitric oxide-mediated vasodilation in patients with non-insulin-dependent diabetes mellitus [J]. J Am Coll Cardiol, 1996,27(3):567 - 574.

[29] Heygate KM, Lawrence IG, Bennett MA, et al. Impaired endothelium-dependent relaxation in isolated resistance arteries of spontaneously diabetic rats[J]. Br J Pharmacol, 1995,116(8):3251 - 3259.

[30] Rosen P, Du X, Sui GZ. Molecular mechanisms of endo-

thelial dysfunction in the diabetic heart[J]. Adv Exp Med Biol, 2001,498:75 - 86.

[31] Cho YE, Basu A, Dai A, et al. Coronary endothelial dysfunction and mitochondrial reactive oxygen species in type 2 diabetic mice[J]. Am J Physiol Cell Physiol, 2013,305 (10):C1033 - C1040.

[32] Xia Z, Nagareddy PR, Guo Z, et al. Antioxidant N-acetylcysteine restores systemic nitric oxide availability and corrects depressions in arterial blood pressure and heart rate in diabetic rats[J]. Free Radic Res, 2006,40(2): 175 - 184.

[33] Voinea M, Georgescu A, Manea A, et al. Superoxide dismutase entrapped-liposomes restore the impaired endothelium-dependent relaxation of resistance arteries in experimental diabetes[J]. Eur J Pharmacol, 2004,484(1): 111 - 118.

[34] Vanhoutte PM, Shimokawa H, Feletou M, et al. Endothelial dysfunction and vascular disease - a 30th anniversary update[J]. Acta Physiol (Oxf), 2017,219(1):22 - 96.

[35] Hink U, Li H, Mollnau H, et al. Mechanisms underlying endothelial dysfunction in diabetes mellitus[J]. Circ Res, 2001,88(2):E14 - E22.

[36] Landmesser U, Dikalov S, Price SR, et al. Oxidation of tetrahydrobiopterin leads to uncoupling of endothelial cell nitric oxide synthase in hypertension[J]. J Clin Invest, 2003,111(8):1201 - 1209.

[37] Schmidt K, Rehn M, Stessel H, et al. Evidence against tetrahydrobiopterin depletion of vascular tissue exposed to nitric oxide/superoxide or nitroglycerin[J]. Free Radic Biol Med, 2010,48(1):145 - 152.

[38] Zou MH, Shi C, Cohen RA. Oxidation of the zinc-thiolate complex and uncoupling of endothelial nitric oxide synthase by peroxynitrite[J]. J Clin Invest, 2002,109(6):817 - 826.

[39] Xiong Y, Fu YF, Fu SH, et al. Elevated levels of the serum endogenous inhibitor of nitric oxide synthase and metabolic control in rats with streptozotocin-induced diabetes [J]. J Cardiovasc Pharmacol, 2003,42(2):191 - 196.

[40] Davis ME, Grumbach IM, Fukai T, et al. Shear stress regulates endothelial nitric-oxide synthase promoter activity through nuclear factor kappaB binding[J]. J Biol Chem, 2004,279(1):163 - 168.

[41] Cai H, Li Z, Goette A, et al. Downregulation of endocar-

dial nitric oxide synthase expression and nitric oxide production in atrial fibrillation: potential mechanisms for atrial thrombosis and stroke[J]. Circulation, 2002,106(22): 2854 - 2858.

[42] Freedman JE, Loscalzo J, Barnard MR, et al. Nitric oxide released from activated platelets inhibits platelet recruitment[J]. J Clin Invest,1997,100(2):350 - 356.

[43] Swiatkowska M, Cierniewska-Cieslak A, Pawlowska Z, et al. Dual regulatory effects of nitric oxide on plasminogen activator inhibitor type 1 expression in endothelial cells [J]. Eur J Biochem, 2000,267(4):1001 - 1007.

[44] Sibal L, Agarwal SC, Home PD, et al. The Role of Asymmetric Dimethylarginine (ADMA) in Endothelial Dysfunction and Cardiovascular Disease[J]. Curr Cardiol Rev, 2010,6(2):82 - 90.

[45] Goette A, Hammwohner M, Bukowska A, et al. The impact of rapid atrial pacing on ADMA and endothelial NOS [J]. Int J Cardiol, 2012,154(2):141 - 146.

[46] Guazzi M, Arena R. Endothelial dysfunction and pathophysiological correlates in atrial fibrillation [J]. Heart, 2009,95(2):102 - 106.

[47] Vita JA, Treasure CB, Nabel EG, et al. Coronary vasomotor response to acetylcholine relates to risk factors for coronary artery disease [J]. Circulation, 1990, 81 (2): 491 - 497.

[48] Borschel CS, Rubsamen N, Ojeda FM, et al. Noninvasive peripheral vascular function and atrial fibrillation in the general population [J]. J Hypertens, 2019, 37 (5): 928 - 934.

[49] Conway DS, Pearce LA, Chin BS, et al. Prognostic value of plasma von Willebrand factor and soluble P-selectin as indices of endothelial damage and platelet activation in 994 patients with nonvalvular atrial fibrillation [J]. Circulation, 2003,107(25):3141 - 3145.

[50] Yoshino S, Yoshikawa A, Hamasaki S, et al. Atrial fibrillation-induced endothelial dysfunction improves after restoration of sinus rhythm[J]. Int J Cardiol, 2013,168(2): 1280 - 1285.

[51] Gorabi AM, Kiaie N, Hajighasemi S, et al. Statin-Induced Nitric Oxide Signaling: Mechanisms and Therapeutic Implications[J]. J Clin Med, 2019,8(12).

[52] Wu S, Li X, Zhang H. Effects of metformin on endothelial function in type 2 diabetes[J]. Exp Ther Med, 2014,7

（5）:1349 – 1353.

［53］ Kruszelnicka O, Chyrchel B, Golay A, et al. Differential associations of circulating asymmetric dimethylarginine and cell adhesion molecules with metformin use in patients with type 2 diabetes mellitus and stable coronary artery disease ［J］. Amino Acids, 2015,47（9）:1951 – 1959.

［54］ Mohan M, Al-Talabany S, McKinnie A, et al. A randomized controlled trial of metformin on left ventricular hypertrophy in patients with coronary artery disease without diabetes: the MET-REMODEL trial［J］. Eur Heart J, 2019, 40（41）:3409 – 3417.

［55］ Radholm K, Figtree G, Perkovic V, et al. Canagliflozin and Heart Failure in Type 2 Diabetes Mellitus: Results From the CANVAS Program［J］. Circulation, 2018,138（5）:458 – 468.

［56］ Figtree GA, Radholm K, Barrett TD, et al. Effects of Canagliflozin on Heart Failure Outcomes Associated With Preserved and Reduced Ejection Fraction in Type 2 Diabetes Mellitus［J］. Circulation, 2019, 139（22）: 2591 – 2593.

［57］ Park SH, Farooq MA, Gaertner S, et al. Empagliflozin improved systolic blood pressure, endothelial dysfunction and heart remodeling in the metabolic syndrome ZSF1 rat ［J］. Cardiovasc Diabetol, 2020,19（1）:19.

［58］ Zhang DP, Xu L, Wang LF, et al. Effects of antidiabetic drugs on left ventricular function/dysfunction: a systematic review and network meta-analysis［J］. Cardiovasc Diabetol, 2020,19（1）:10.

［59］ Okeke NL, Schafer KR, Meissner EG, et al. Cardiovascular Disease Risk Management in Persons With HIV: Does Clinician Specialty Matter［J］. Open Forum Infect Dis, 2020,7（9）:ofaa361.

［60］ Beleznai T, Feher A, Spielvogel D, et al. Arginase 1 contributes to diminished coronary arteriolar dilation in patients with diabetes［J］. Am J Physiol Heart Circ Physiol, 2011,300（3）:H777 – 783.

［61］ Zhou Z, Mahdi A, Tratsiakovich Y, et al. Erythrocytes From Patients With Type 2 Diabetes Induce Endothelial Dysfunction Via Arginase I［J］. J Am Coll Cardiol, 2018, 72（7）:769 – 780.

［62］ Pernow J, Mahdi A, Yang J, et al. Red blood cell dysfunction: a new player in cardiovascular disease［J］. Cardiovasc Res, 2019,115（11）:1596 – 1605.

第 12 章
心外膜脂肪与糖尿病心房重构

周璐　刘彤

12.1　心外膜脂肪组织

　　心外膜脂肪组织(EAT)是胸部位于心肌和心外膜(心包脏层)之间的内脏脂肪库,在心脏周围不均匀分布[1]。正常个体中,EAT覆盖心肌总表面积的80%左右,主要分布在房室和室间的凹槽,并沿心房周围以及冠状动脉回旋支和左前降支延伸[2]。与心包脂肪组织(PAT)不同,EAT位于心包内部[3],起源于脏壁中胚层,由冠状动脉供应血流[4]。EAT与PAT共同构成心脏脂肪组织。EAT的组成结构因年龄、性别、体重、种族而异[5]。在生理情况下,EAT的体积在生命周期的前40年内随年龄增加,此后,其大小主要取决于体质指数(BMI)[6]。EAT大约占心脏总重量的20%[7],且不同个体间具有显著差异。显微镜下,EAT是一个复杂的微环境,主要由较其他内脏脂肪细胞更小的脂肪细胞组成,同时包含间质血管细胞(前脂肪细胞、成纤维细胞、内皮细胞等)、免疫细胞、神经节等[8,9]。EAT与心肌之间有着紧密的解剖关系,且血流供应相同,使得脂肪组织可通过旁分泌、血管分泌等方式直接作用于心肌[10]。

　　EAT富含饱和脂肪酸与蛋白质,较其他内脏脂肪库具有更强的游离脂肪酸摄取与释放能力,而葡萄糖利用率较低[11]。循环中游离脂肪酸通过扩散而进入心肌组织。EAT作为脂肪酸的内脏储存库,可吸收脂肪酸,保护其内的心肌组织免受脂毒性影响。且EAT可通过氧化局部脂肪酸而为心脏提供能量(脂肪酸氧化为心脏的主要能量来源)[12]。EAT具有较强的代谢活性,通过分泌多种生物活性

分子影响心脏的形态与功能[8]。在生理状态下,EAT通过产热、调节代谢、机械支持对心脏起保护作用。而病理条件下,其具有脂毒性,通过分泌脂肪细胞因子、促炎细胞因子等对心脏与冠状动脉产生不良影响[13]。

　　脂肪组织的导电性较差,EAT如同包裹在心脏外部的绝缘层,在AF治疗中严重阻碍射频电流通过,影响心外膜射频消融的深度与大小,降低心房壁消融术的有效性。Suarez等[14]利用心房心外膜射频消融的数学建模发现,心房周围EAT增加后,即便使用冷却电极,射频深度也会下降。研究人员推断,EAT的这种缓慢电传导特性或许在消融左心房后壁时对食管起保护作用,但目前尚未有研究报道[15]。

　　EAT含棕色脂肪组织特异性基因(UCP1、PRDM16、PPARGC1A),具有棕色脂肪功能[16]。解偶联蛋白1(UCP1)在EAT中的表达量较高,可作用于成熟Brite细胞(分布于白色脂肪组织的一种新型脂肪细胞,具有棕色脂肪细胞的特点),避免人与其他大型哺乳动物在寒冷暴露中导致核心体温下降时发生致命性室性心律失常[16]。

12.2　心外膜脂肪组织的临床测量方法

　　临床上,可通过超声心动图、CT、心血管磁共振成像(CMR)对EAT进行无创检测[17]。

　　超声心动图是评估EAT的最经济方便的成像方法,且无辐射,临床上使用广泛。但超声心动图测量EAT有一定局限性,仅适用于测量EAT厚度,不能

准确估计 EAT 的体积,且无法区分 EAT 与 PAT[17]。其敏感性、特异性均低于 CT 与 CMR。

CT 是临床上常用的识别与测量 EAT 体积与厚度的影像学技术,其具有高空间分辨率[18],能清晰地展示出低密度脂肪层以及其外的心包组织,且可以通过不同层面的扫描对脂肪组织进行量化。但该方法需要患者长时间暴露于电离辐射中,且心脏跳动、细胞含水量、胞质脂肪滴等都会对图像采集产生一定的干扰[19]。

CMR 是定量 EAT 体积最简便的非侵入性检查[17],具有良好的软组织空间分辨率和高对比度分辨率。CMR 可连续分层评估整个心脏,并且不受成像平面的位置与方向影响[20]。对于有 MRI 禁忌证(如肥胖、幽闭恐惧症、佩戴起搏器等)的患者,都可以进行该项检查。但 CMR 成本较高、检查时间较长,其扫描厚度一般比 CT 更厚,限制了对 EAT 体积估计的准确性,且 CMR 无法清晰地显示出心包组织[21]。

12.3　糖尿病与心外膜脂肪组织

近年来,糖尿病(DM),特别是 2 型糖尿病(T2DM)的发病率正在急速上升。T2DM 患者的体脂分布异常,较正常人群的内脏脂肪更多。近年来,越来越多的学者开始关注 DM 与 EAT 的关系[22]。

一项关于 30 例无代谢疾病、心血管疾病、肺或肝脏疾病史的肥胖患者的研究表明,胰岛素抵抗和糖耐量受损与 EAT 厚度正相关[23]。非糖尿病患者 EAT 增加会导致脂肪细胞中脂肪酸结合蛋白 4(FABP4)表达增加,FABP4 与脂肪酸结合增多,从而增加代谢综合征与 T2DM 的发病率[13,24]。研究表明,EAT 与 T2DM 密切相关,T2DM 患者 EAT 的增加独立于 BMI[25],且其厚度随 T2DM 的患病时间延长而增加[26]。同时 EAT 厚度与餐后血糖、糖化血红蛋白水平等代谢参数正相关[27]。但 EAT 与 1 型糖尿病(T1DM)的关系还不明确。有研究报道,与正常人群相比,T1DM 的年轻患者存在更多 EAT,同时,存在更多 EAT 的 T1DM 患者心血管发病率更高[28]。但也有研究表明,T1DM 患者的 EAT 含量并不高,且两者的相关性也不明显[29]。

T2DM 患者死亡的首要原因是心血管并发症,DM 心血管并发症的诱发机制包括血糖控制不良、胰岛素抵抗、晚期糖基化终末产物累积、肾素血管紧张素系统异常激活、内皮功能障碍等[30,31]。Christensen 等发现 T2DM 患者高水平 EAT 与心血管并发症的发生风险增加相关,认为 EAT 可作为预测 DM 心血管并发症的一种新型生物标志物[32]。糖尿病性心肌病(DCM)是一种 DM 心血管并发症,可诱导 T2DM 患者的心脏结构与功能改变,该综合征通常与心肌底物代谢改变同时存在,如胰岛素对心肌葡萄糖摄取的刺激减少,即心肌胰岛素抵抗[33,34]。研究发现,T2DM 患者 EAT 分泌物可抑制胰岛素介导的蛋白激酶 B(AKT)磷酸化[35],而 AKT 是心肌葡萄糖摄取的关键调控因子[33]。因此,T2DM 患者 EAT 分泌物的长期刺激会导致心肌胰岛素抵抗,引发 DCM,诱导心脏结构与功能改变。

Moreno-Santos 等的一项研究显示,无论有无心血管并发症,DM 患者 EAT 中 PGC1α 与 UCP1 的 mRNA 表达均下降,棕色脂肪组织的相关基因表达下调,而白色脂肪组织的相关基因表达上调,表明 DM 患者 EAT 丢失棕色脂肪组织样表型[36],从而失去相关的保护性产热作用。

研究人员还发现,T2DM 患者的 EAT 对原代大鼠心肌细胞具有强烈的负性肌力作用[37],该种心脏抑制作用归因于 T2DM 患者 EAT 分泌的大量脂肪细胞因子,如 FABP4、白介素-1(IL-1)、白介素-6(IL-6)、肿瘤坏死因子(TNF)等[37]。用 T2DM 患者 EAT 条件培养基孵育原代大鼠心肌细胞,肌节缩短和胞质 Ca^{2+} 通量减少与肌浆内质网 ATP 酶 2α(SERCA2α)蛋白表达减少相平行[35]。而 SERCA2α 是心肌细胞 Ca^{2+} 代谢的关键调控因子,SERCA2α 表达降低是人类与啮齿动物心脏病理状态的共同特征[38,39]。

12.4　心外膜脂肪组织与心房结构重构

肥胖是 AF 发生与发展的重要危险因素之一,肥胖患者较普通人群的 AF 发生风险增加 49%[40]。肥胖可激活脂肪细胞与脂肪组织生成,EAT 随 BMI 增加而增多[41]。肥胖患者 EAT 增多,可延伸至心脏前壁,甚至包裹住整个心脏,严重者的脂肪组织蔓延到肌束与肌纤维之间的结缔组织,该种现象被称为"心脏肥胖"[12]。研究表明,代谢正常的病态肥胖患者 EAT 厚度与心房扩大、舒张功能受损正相关,调整 BMI、年龄、性别后,相关性无改变[42]。给予病态肥胖的 AF 患者减肥干预,可致患者左心房与右心房的体积显著减小[41],而左心房的体积大小与房颤的发生密切相关[43,44]。

　　EAT 可预测 AF 的发生、发展、严重程度,以及 AF 的不良预后[45]。Yorgun 等用多探测器计算机断层扫描发现,EAT 体积与左心房直径正相关,且心房周围总 EAT 增多会导致 AF 发生[46]。调整其他危险因素后,EAT 体积每增加 10mL,AF 患病率就增加 13%[47]。EAT 对不同部位 AF 与不同类型 AF 影响也不尽相同,研究显示,左心房源性 AF(LAF)与右心房源性 AF(RAF)患者整个心脏周围的 EAT 总体积没有统计学差异,而 RAF 组患者左、右心房周围的 EAT 体积均明显小于 LAF 组,表明 EAT 可能对 RAF 影响较小[48]。与正常人群相比,阵发性 AF 与持续性 AF 患者心房周围 EAT 增多,而心室周围 EAT 无明显变化[49],且持续性 AF 较阵发性 AF 患者 EAT 更多,左心房体积更大,炎症因子水平更高,脂联素水平更低(脂联素为 EAT 分泌的一种保护性脂肪细胞因子)[49]。因此,研究人员认为 EAT 可能是 AF 持续存在的启动因子。AF 发生、发展的重要决定因素不仅取决于 EAT 体积,还与其分布相关。数据显示,位于左心房后部的脂肪组织厚度增加与 AF 发生具有较大相关性,而该脂肪厚度与年龄、BMI、左心房面积的相关性无统计学意义[50]。

　　EAT 具有活跃的代谢功能,其分泌的脂肪细胞因子、促炎细胞因子作用于邻近心肌[51],使其发生炎症反应与氧化应激,是 AF 发生、发展的关键性因素[52]。炎症反应与氧化应激促使脂肪细胞与巨噬细胞浸润到脂肪组织,分泌大量内脏脂肪素促进心脏成纤维细胞增殖,胶原蛋白合成,大量细胞外基质累积[53],最终导致心脏纤维化重构。在无 AF 病史患者的右心耳病理切片中观察到局部 EAT 体积与心肌纤维含量正相关[54]。Venteclef 等也发现,人的 EAT 分泌物处理大鼠心房组织 1 周后就可诱导其整

体间质纤维化,其主要由 I 型、III 型、IV 型胶原构成,而其他内脏脂肪组织处理后并无此变化[55]。研究人员分析该种纤维化可能与 EAT 分泌物相关。通过微量样本多指标流式蛋白定量技术(CBA)与酶联免疫吸附试验(ELISA)证实,EAT 的确分泌一些脂肪细胞因子而参与成纤维细胞增殖、胶原合成等过程,促进细胞外基质生成,心肌纤维化,如激活素 A(TGF - β 超家族的一个成员)、瘦素、血管生成因子、基质金属蛋白酶(MMP1、MMP2、MMP7)等[55]。EAT 分泌的激活素 A 较其他内脏脂肪组织浓度增加 3 倍,其促进 TGF - β1 与 TGF - β2 表达,诱导 I 型、III 型、VI 型胶原从头合成。瘦素也能刺激心肌成纤维细胞产生 I 型胶原,从而诱导心肌纤维化[56]。基质金属蛋白酶是调节细胞外基质活性的关键因子,大量表达可导致细胞外基质重构,这些细胞因子均在 AF 发生、发展期间表达上调[57]。

　　此外,EAT 大量堆积于心脏表面可导致心肌缺氧,从而诱发炎症反应与氧化应激。研究人员发现,缺氧诱导因子 - 1α(HIF - 1α)在大量堆积的 EAT 中表达上调[58],脂肪组织中 HIF - 1α 可诱导细胞外基质累积,从而导致纤维化,且 EAT 中的血管生成素样蛋白 2(ANGPTL2)、p38 - 丝裂原活化蛋白激酶(p38 - MAPK)与 HIF - 1α 表达相平行[59]。ANGPTL2 为 ANGPTL 家族成员之一,主要由脂肪组织在缺氧时分泌,p38 - MAPK 为 ANGPTL2 下游分子,磷酸化激活后促进 IKBα(NF - KB 抑制剂)降解,NF - KB 核异位,导致炎症相关基因的表达,从而启动后续纤维化机制。

12.5　心外膜脂肪组织与心房电重构

　　在 20 世纪 60～70 年代,人们首次怀疑房性心律失常可能与心脏内、心脏周围多余的脂肪组织相关[60,61]。尸检研究发现,大量脂肪沉积在房间隔与心外膜间隙[60,61],有学者推测,该种房间隔的"脂肪瘤性肥厚"可能会中断电传导通路以致房性心律失常[62]。后有研究表明,AF 患者 EAT 增多、心房传导时间延长[63]。多变量线性回归分析显示,EAT 厚度与心房传导时间正相关,且 EAT 厚度与心房传

导时间可评估心房电重构与结构重构[63]。现有数据将 AF 患者心房电重构区域与高 EAT 区域联系起来[28,64]，也有研究将 AF 心房高频来源部位共定位到高 EAT 区域[65,66]，提示局部 EAT 参与 AF 的发生、发展。

EAT 可通过脂肪细胞直接浸润，影响心脏电传导。脂肪细胞浸润心肌可导致 12 导联心电图 P 波持续时间（PWD）延长，PWD 延长表明心房去极化延迟、电压降低[63,67]，其是心房增大的标志，并与 AF 发生率与死亡率的增加有关[68]。Friedman 心脏研究显示，经协变量调整后，健康受试者的 EAT 厚度与 PWD 正相关[69]。对于心房尺寸正常的健康个体，EAT 厚度增加与 PWD 延长的相关性能反映心房传导速度减慢，而对于病态肥胖患者，P 波延长可部分反映心房增大。同时，脂肪细胞浸润心肌（特别是左心房后壁），使得心肌细胞相互分离，形成解剖屏障，迫使电脉冲在分隔开的心肌中沿锯齿状路径移动，这种不连续的传导最终导致折返与传导延迟[70]，类似于微纤维化的作用[69]。同时，脂肪细胞浸润心肌使得传导介质不均一，导致激活波的各向异性传播，如同慢性心肌梗死的电传导障碍[71]。

脂肪组织的分泌物可直接作用于心肌细胞，改变离子流与心房电生理特性，导致房性心律失常的发生。EAT 分泌的凝溶胶蛋白能使 L 型 Ca 通道失活[72]（L 型 Ca 通道主要在动作电位第 2 期发挥作用），及时终止其效应，但凝溶胶蛋白在术后 AF 患者 EAT 中表达下调[73]，且 AF 患者较低凝溶胶蛋白丰度与心肌细胞动作电位延长相一致[54]，表明凝溶胶蛋白可通过改变离子电流而影响心脏电生理。同样，EAT 分泌的 TNF - α、IL - 1β 也可影响心脏电生理，TNF - α、IL - 1β 诱导 Ito（瞬时外向 K+ 电流）显著降低[74]。Ito 在动作电位中主要负责心肌细胞的早期复极化（动作电位第 1 期），该离子电流降低后，动作电位时程（APD）延长，心肌细胞电生理重构。游离脂肪酸也可能具有电生理效应[75]，但具体机制还不明确。有研究显示，脂肪酸能使静息膜电位（RMP）水平更低，且可以缩短动作电位持续时间。但 Lin 等人发现，脂肪细胞与左心房心肌细胞共培养后，RMP 提高[76]，去极化阈值降低，使得更易诱发

心律失常，且共培养的左心房心肌细胞复极 90% 的动作电位时程（APD90）延长，而 APD20 与 APD50 并无明显变化[76]，这种不均衡的 APD 延长也是致心律失常的重要因素[77]。同时还发现，共培养的左心房心肌细胞 INa - Late 与 ICa - L 显著增加，使得 APD 延长，且 INa - Late 抑制剂是选择性作用于心房的 AF 治疗药物[78]，表明该离子电流的改变对心房肌的电生理影响显著。

EAT 也能通过破坏心肌细胞间联系、重塑缝隙连接来影响局部心肌的电生理[54]。间隙连接蛋白40（Cx40）是心肌细胞间电传导的关键介质，人 Cx40 表达与定位的变化与 AF 的发生、发展密切相关[79]。右心房前部 EAT 多的 AF 患者会出现更广泛的 Cx40 偏侧化[54]，表明局部 EAT 增多与传导减慢相关。伴随着心肌纤维化与 Cx40 肌膜偏侧化[54]，该间隙连接蛋白从纵向到横向位置的再分配会打乱心肌细胞间电耦合的方向性，影响正常心肌电生理。也有研究表明，EAT 分泌物 IL - 6 可降低 HL - 1 小鼠心房肌细胞中 Cx40 和 Cx43 的表达[80]，TNF - α 的刺激可降低豚鼠心房肌细胞 Cx40 的表达[81]，而 Cx40 表达下调将导致心脏传导速度减慢。通过蛋白组学分析发现，具有黏附功能的蛋白在 EAT 分泌物中大量存在，包括踝蛋白 - 1（Talin - 1）、热休克蛋白（HSP）、淋巴细胞胞浆蛋白1（LCP1）、14 - 3 - 3 家族蛋白等[54]。黏附蛋白也可调节心肌细胞间连接与缝隙连接的结构。例如，Talin - 1 通过调节整合素介导细胞间黏附[82]，由此导致心肌细胞 Cx40 偏侧化与相关的传导异质性。

12.6　结语

肥胖与 T2DM 都是 AF 的重要危险因素，导致 EAT 扩张累积，分泌大量促炎、促纤维化脂肪细胞因子，诱发心血管功能障碍。由此看来，DM 患者 EAT 与 AF 的发生有着密切关联。EAT 与心肌细胞间无任何解剖屏障，主要通过下列几种方式影响心脏：

1. EAT 分泌物通过旁分泌、血管分泌等方式直接作用于心肌，引发炎症反应与氧化应激。

2. EAT 大量包裹于心脏外表面，导致心肌缺氧，

从而启动炎症反应与氧化应激通路。长期炎症与氧化应激刺激可导致心肌纤维化。

3. 脂肪细胞直接浸润,使得心肌细胞分离,心脏传导减慢及各向异性。

4. EAT 分泌物作用于心肌细胞,改变离子电流与心房电生理特性。

5. EAT 破坏心肌细胞间联系、重塑缝隙连接。

EAT 作为一种独特的内脏脂肪库,具有多方面的特性。对 EAT 的研究也越来越多,但其与 DM 的相关方面并未被完全阐明。许多学者研究了 DM 治疗药物对心房结构重构与心房电重构的影响,如恩格列净(一种葡萄糖钠共转运体 - 2 抑制剂)可改善 T2DM 患者的心房结构重构与心房电重构,可用于预防 T2DM 相关 AF[83],但尚未将其与 EAT 联系起来。所以,未来的研究还需要评估 DM 治疗干预是否影响 EAT。

参考文献

[1] Iacobellis G, Corradi D, Sharma AM. Epicardial adipose tissue: anatomic, biomolecular and clinical relationships with the heart[J]. Nat Clin Pract Cardiovasc Med, 2005,2 (10):536 - 543.

[2] Marchington JM, Mattacks CA, Pond CM. Adipose tissue in the mammalian heart and pericardium: structure, foetal development and biochemical properties[J]. Comp Biochem Physiol B, 1989,94(2):225 - 232.

[3] Iacobellis G. Epicardial and pericardial fat: close, but very different[J]. Obesity (Silver Spring), 2009, 17 (4): 625 - 627.

[4] Samanta R, Pouliopoulos J, Thiagalingam A, et al. Role of adipose tissue in the pathogenesis of cardiac arrhythmias [J]. Heart Rhythm, 2016,13(1):311 - 320.

[5] Nagy E, Jermendy AL, Merkely B, et al. Clinical importance of epicardial adipose tissue[J]. Arch Med Sci, 2017,13(4):864 - 874.

[6] Rabkin SW. Epicardial fat: properties, function and relationship to obesity[J]. Obes Rev, 2007,8(3):253 - 261.

[7] Shirani J, Berezowski K, Roberts WC. Quantitative measurement of normal and excessive (cor adiposum) subepicar-

dial adipose tissue, its clinical significance, and its effect on electrocardiographic QRS voltage[J]. Am J Cardiol, 1995,76(5):414 - 418.

[8] Mazurek T, Zhang L, Zalewski A, et al. Human epicardial adipose tissue is a source of inflammatory mediators[J]. Circulation, 2003,108(20):2460 - 2466.

[9] Şengül C, Özveren O. Epicardial adipose tissue: a review of physiology, pathophysiology, and clinical applications[J]. Anadolu Kardiyol Derg, 2013,13(3):261 - 265.

[10] Iacobellis G, Willens HJ, Barbaro G, et al. Threshold values of high-risk echocardiographic epicardial fat thickness[J]. Obesity (Silver Spring), 2008,16(4): 887 - 892.

[11] Pezeshkian M, Noori M, Najjarpour-Jabbari H, et al. Fatty acid composition of epicardial and subcutaneous human adipose tissue[J]. Metab Syndr Relat Disord, 2009,7 (2):125 - 131.

[12] Cherian S, Lopaschuk GD, Carvalho E. Cellular cross-talk between epicardial adipose tissue and myocardium in relation to the pathogenesis of cardiovascular disease[J]. Am J Physiol Endocrinol Metab, 2012,303(8):E937 - E949.

[13] Iacobellis G, Bianco AC. Epicardial adipose tissue: emerging physiological, pathophysiological and clinical features [J]. Trends Endocrinol Metab, 2011, 22 (11): 450 - 457.

[14] Suárez AG, Hornero F, Berjano EJ. Mathematical modeling of epicardial RF ablation of atrial tissue with overlying epicardial fat[J]. Open Biomed Eng J, 2010,4:47 - 55.

[15] Al Chekakie MO, Akar JG. Epicardial Fat and Atrial Fibrillation: A Review [J]. J Atr Fibrillation, 2012, 4 (6):483.

[16] Sacks HS, Fain JN, Holman B, et al. Uncoupling protein-1 and related messenger ribonucleic acids in human epicardial and other adipose tissues: epicardial fat functioning as brown fat[J]. J Clin Endocrinol Metab, 2009,94(9): 3611 - 3615.

[17] Davidovich D, Gastaldelli A, Sicari R. Imaging cardiac fat [J]. Eur Heart J Cardiovasc Imaging, 2013, 14 (7): 625 - 630.

[18] Sato T, Kameyama T, Ohori T, et al. Effects of eicosapentaenoic acid treatment on epicardial and abdominal visceral adipose tissue volumes in patients with coronary ar-

tery disease[J]. J Atheroscler Thromb. 2014;21(10):
1031 – 1043.

[19] Liu CY, Redheuil A, Ouwerkerk R, et al. Myocardial fat
quantification in humans: Evaluation by two-point water-fat
imaging and localized proton spectroscopy[J]. Magn Re-
son Med, 2010,63(4):892 – 901.

[20] Flüchter S, Haghi D, Dinter D, et al. Volumetric assess-
ment of epicardial adipose tissue with cardiovascular mag-
netic resonance imaging [J]. Obesity (Silver Spring),
2007,15(4):870 – 878.

[21] C. B. Monti, M. Codari, C. N. De Cecco, et al. Novel
imaging biomarkers: epicardial adipose tissue evaluation
[J]. Br J Radiol, 2020,931113: 20190770

[22] Xie LJ, Cheng MH. Body adipose distribution among pa-
tients with type 2 diabetes mellitus [J]. Obes Res Clin
Pract, 2012,6(4):e263 – e346.

[23] Iacobellis G, Leonetti F. Epicardial adipose tissue and in-
sulin resistance in obese subjects[J]. J Clin Endocrinol
Metab, 2005,90(11):6300 – 6302.

[24] Ouwens DM, Sell H, Greulich S, et al. The role of epi-
cardial and perivascular adipose tissue in the pathophysiol-
ogy of cardiovascular disease[J]. J Cell Mol Med, 2010,
14(9):2223 – 2234.

[25] Li Y, Liu B, Li Y, et al. Epicardial fat tissue in patients
with diabetes mellitus: a systematic review and meta-analy-
sis[J]. Cardiovasc Diabetol, 2019,18(1):3.

[26] Wang Z, Zhang Y, Liu W, et al. Evaluation of Epicardial
Adipose Tissue in Patients of Type 2 Diabetes Mellitus by
Echocardiography and its Correlation with Intimal Medial
Thickness of Carotid Artery[J]. Exp Clin Endocrinol Dia-
betes, 2017,125(9):598 – 602.

[27] Kim HM, Kim KJ, Lee HJ, et al. Epicardial adipose tis-
sue thickness is an indicator for coronary artery stenosis in
asymptomatic type 2 diabetic patients: its assessment by
cardiac magnetic resonance [J]. Cardiovasc Diabetol,
2012,11:83.

[28] Chambers MA, Shaibi GQ, Kapadia CR, et al. Epicardial
adipose thickness in youth with type 1 diabetes[J]. Pedi-
atr Diabetes, 2019,20(7):941 – 945.

[29] Svanteson M, Holte KB, Haig Y, et al. Coronary plaque
characteristics and epicardial fat tissue in long term survi-
vors of type 1 diabetes identified by coronary computed

tomography angiography[J]. Cardiovasc Diabetol, 2019,
18(1):58.

[30] Forbes JM, Yee LT, Thallas V, et al. Advanced glycation
end product interventions reduce diabetes-accelerated ath-
erosclerosis[J]. Diabetes, 2004,53(7):1813 – 1823.

[31] Gaede P, Lund-Andersen H, Parving HH, et al. Effect of
a multifactorial intervention on mortality in type 2 diabetes
[J]. N Engl J Med, 2008,358(6):580 – 591.

[32] Christensen RH, von Scholten BJ, Hansen CS, et al. Epi-
cardial adipose tissue predicts incident cardiovascular dis-
ease and mortality in patients with type 2 diabetes[J].
Cardiovasc Diabetol, 2019,18(1):114.

[33] Ouwens DM, Diamant M. Myocardial insulin action and
the contribution of insulin resistance to the pathogenesis of
diabetic cardiomyopathy [J]. Arch Physiol Biochem,
2007,113(2):76 – 86.

[34] Rijzewijk LJ, van der Meer RW, Lamb HJ, et al. Altered
myocardial substrate metabolism and decreased diastolic
function in nonischemic human diabetic cardiomyopathy:
studies with cardiac positron emission tomography and mag-
netic resonance imaging[J]. J Am Coll Cardiol, 2009,54
(16):1524 – 1532.

[35] Greulich S, Maxhera B, Vandenplas G, et al. Secretory
products from epicardial adipose tissue of patients with type
2 diabetes mellitus induce cardiomyocyte dysfunction[J].
Circulation. 2012;126(19):2324 – 2334.

[36] Moreno-Santos I, Pérez-Belmonte LM, Macías-González
M, et al. Type 2 diabetes is associated with decreased
PGC1α expression in epicardial adipose tissue of patients
with coronary artery disease[J]. J Transl Med, 2016,14
(1):243.

[37] Lamounier-Zepter V, Look C, Alvarez J, et al. Adipocyte
fatty acid-binding protein suppresses cardiomyocyte con-
traction: a new link between obesity and heart disease[J].
Circ Res, 2009,105(4):326 – 334.

[38] Lebeche D, Davidoff AJ, Hajjar RJ. Interplay between im-
paired calcium regulation and insulin signaling abnormali-
ties in diabetic cardiomyopathy[J]. Nat Clin Pract Cardio-
vasc Med, 2008,5(11):715 – 724.

[39] Stammers AN, Susser SE, Hamm NC, et al. The regula-
tion of sarco (endo) plasmic reticulum calcium-ATPases
(SERCA)[J]. Can J Physiol Pharmacol, 2015,93(10):

843 – 854.

［40］Wanahita N, Messerli FH, Bangalore S, et al. Atrial fibrillation and obesity-results of a meta-analysis［J］. Am Heart J, 2008,155(2):310 – 315.

［41］Abed HS, Nelson AJ, Richardson JD, et al. Impact of weight reduction on pericardial adipose tissue and cardiac structure in patients with atrial fibrillation［J］. Am Heart J, 2015,169(5):655 – 662..

［42］Iacobellis G, Leonetti F, Singh N, et al. Relationship of epicardial adipose tissue with atrial dimensions and diastolic function in morbidly obese subjects［J］. Int J Cardiol, 2007,115(2):272 – 273.

［43］Conen D, Glynn RJ, Sandhu RK, et al. Risk factors for incident atrial fibrillation with and without left atrial enlargement in women［J］. Int J Cardiol, 2013, 168(3): 1894 – 1899.

［44］Stritzke J, Markus MR, Duderstadt S, et al. The aging process of the heart: obesity is the main risk factor for left atrial enlargement during aging the MONICA/KORA (monitoring of trends and determinations in cardiovascular disease/cooperative research in the region of Augsburg) study［J］. J Am Coll Cardiol, 2009,54(21): 1982 – 1989.

［45］Wong CX, Abed HS, Molaee P, et al. Pericardial fat is associated with atrial fibrillation severity and ablation outcome［J］. J Am Coll Cardiol, 2011, 57(17): 1745 – 1751.

［46］Yorgun H, Canpolat U, Aytemir K, et al. Association of epicardial and periatrial adiposity with the presence and severity of non-valvular atrial fibrillation［J］. Int J Cardiovasc Imaging, 2015,31(3):649 – 657.

［47］Al Chekakie MO, Welles CC, Metoyer R, et al. Pericardial fat is independently associated with human atrial fibrillation［J］. J Am Coll Cardiol, 2010, 56(10): 784 – 788.

［48］Hasebe H, Yoshida K, Iida M, et al. Differences in the structural characteristics and distribution of epicardial adipose tissue between left and right atrial fibrillation［J］. Europace, 2018,20(3):435 – 442.

［49］Shin SY, Yong HS, Lim HE, et al. Total and interatrial epicardial adipose tissues are independently associated with left atrial remodeling in patients with atrial fibrillation［J］.

J Cardiovasc Electrophysiol, 2011,22(6):647 – 655.

［50］Batal O, Schoenhagen P, Shao M, et al. Left atrial epicardial adiposity and atrial fibrillation［J］. Circ Arrhythm Electrophysiol, 2010,3(3):230 – 236.

［51］Lin YK, Chen YJ, Chen SA. Potential atrial arrhythmogenicity of adipocytes: implications for the genesis of atrial fibrillation［J］. Med Hypotheses, 2010, 74(6): 1026 – 1029.

［52］Negi S, Sovari AA, Dudley SC. Atrial fibrillation: the emerging role of inflammation and oxidative stress［J］. Cardiovasc Hematol Disord Drug Targets, 2010,10(4):262 – 268.

［53］Yu XY, Qiao SB, Guan HS, et al. Effects of visfatin on proliferation and collagen synthesis in rat cardiac fibroblasts［J］. Horm Metab Res, 2010,42(7):507 – 513.

［54］Nalliah CJ, Bell JR, Raaijmakers AJA, et al. Epicardial Adipose Tissue Accumulation Confers Atrial Conduction Abnormality［J］. J Am Coll Cardiol, 2020, 76(10): 1197 – 1211.

［55］Venteclef N, Guglielmi V, Balse E, et al. Human epicardial adipose tissue induces fibrosis of the atrial myocardium through the secretion of adipo – fibrokines［J］. Eur Heart J, 2015,36(13):795 – 805.

［56］Cheng KH, Chu CS, Lee KT, et al. Adipocytokines and proinflammatory mediators from abdominal and epicardial adipose tissue in patients with coronary artery disease［J］. Int J Obes (Lond), 2008,32(2):268 – 274.

［57］Boixel C, Fontaine V, Rücker-Martin C, et al. Fibrosis of the left atria during progression of heart failure is associated with increased matrix metalloproteinases in the rat［J］. J Am Coll Cardiol, 2003,42(2):336 – 344.

［58］Abe I, Teshima Y, Kondo H, et al. Association of fibrotic remodeling and cytokines/chemokines content in epicardial adipose tissue with atrial myocardial fibrosis in patients with atrial fibrillation［J］. Heart Rhythm, 2018,15(11): 1717 – 1727.

［59］Chilukoti RK, Giese A, Malenke W, et al. Atrial fibrillation and rapid acute pacing regulate adipocyte/adipositas-related gene expression in the atria［J］. Int J Cardiol, 2015,187:604 – 613.

［60］Hutter AM, Page DL. Atrial arrhythmias and lipomatous hypertrophy of the cardiac interatrial septum［J］. Am

Heart J, 1971,82(1):16 – 21.

[61] Page DL. Lipomatous hypertrophy of the cardiac interatrial septum: its development and probable clinical significance [J]. Hum Pathol, 1970,1(1):151 – 163.

[62] Shirani J, Roberts WC. Clinical, electrocardiographic and morphologic features of massive fatty deposits ("lipomatous hypertrophy") in the atrial septum[J]. J Am Coll Cardiol, 1993,22(1):226 – 238.

[63] Canpolat U, Aytemir K, Özer N, et al. Relationship between the epicardial fat thickness and total atrial conduction time in patients with lone paroxysmal atrial fibrillation [J]. Int J Cardiol, 2015,185:106 – 108.

[64] Mahajan R, Lau DH, Brooks AG, et al. Electrophysiological, Electroanatomical, and Structural Remodeling of the Atria as Consequences of Sustained Obesity[J]. J Am Coll Cardiol, 2015,66(1):1 – 11.

[65] Nagashima K, Okumura Y, Watanabe I, et al. Does location of epicardial adipose tissue correspond to endocardial high dominant frequency or complex fractionated atrial electrogram sites during atrial fibrillation? [J]. Circ Arrhythm Electrophysiol, 2012,5(4):676 – 683.

[66] Nakahara S, Hori Y, Kobayashi S, et al. Epicardial adipose tissue-based defragmentation approach to persistent atrial fibrillation: its impact on complex fractionated electrograms and ablation outcome[J]. Heart Rhythm, 2014, 11(8):1343 – 1351.

[67] Platonov PG. P-wave morphology: underlying mechanisms and clinical implications[J]. Ann Noninvasive Electrocardiol, 2012,17(3):161 – 169.

[68] Magnani JW, Gorodeski EZ, Johnson VM, et al. P wave duration is associated with cardiovascular and all-cause mortality outcomes: the National Health and Nutrition Examination Survey [J]. Heart Rhythm, 2011, 8 (1): 93 – 100.

[69] Friedman DJ, Wang N, Meigs JB, et al. Pericardial fat is associated with atrial conduction: the Framingham Heart Study[J]. J Am Heart Assoc, 2014,3(2):e000477.

[70] Kanazawa H, Yamabe H, Enomoto K, et al. Importance of pericardial fat in the formation of complex fractionated atrial electrogram region in atrial fibrillation[J]. Int J Cardiol, 2014,174(3):557 – 564.

[71] de Bakker JM, van Capelle FJ, Janse MJ, et al. Slow conduction in the infarcted human heart. Zigzag´course of activation[J]. Circulation, 1993,88(3):915 – 926.

[72] Lader AS, Kwiatkowski DJ, Cantiello HF. Role of gelsolin in the actin filament regulation of cardiac L-type calcium channels[J]. Am J Physiol, 1999,277 (6): C1277 – C1283.

[73] Viviano A, Yin X, Zampetaki A, et al. Proteomics of the epicardial fat secretome and its role in post-operative atrial fibrillation[J]. Europace, 2018,20(7): 1201 – 1208.

[74] Monnerat G, Alarcón ML, Vasconcellos LR, et al. Macrophage-dependent IL-1β production induces cardiac arrhythmias in diabetic mice[J]. Nat Commun, 2016,7:13344.

[75] Kang JX, Xiao YF, Leaf A. Free, long-chain, polyunsaturated fatty acids reduce membrane electrical excitability in neonatal rat cardiac myocytes[J]. Proc Natl Acad Sci U S A, 1995,92(9):3997 – 4001.

[76] Lin YK, Chen YC, Chen JH, et al. Adipocytes modulate the electrophysiology of atrial myocytes: implications in obesity-induced atrial fibrillation [J]. Basic Res Cardiol, 2012,107(5):293.

[77] Hondeghem LM, Carlsson L, Duker G. Instability and triangulation of the action potential predict serious proarrhythmia, but action potential duration prolongation is antiarrhythmic [J]. Circulation, 2001, 103 (15): 2004 – 2013.

[78] Belardinelli L, Shryock JC, Fraser H. Inhibition of the late sodium current as a potential cardioprotective principle: effects of the late sodium current inhibitor ranolazine [J]. Heart, 2006,92 Suppl 4(Suppl 4):iv6 – iv14.

[79] Kanagaratnam P, Rothery S, Patel P, et al. Relative expression of immunolocalized connexins 40 and 43 correlates with human atrial conduction properties[J]. J Am Coll Cardiol, 2002,39(1):116 – 123.

[80] Lazzerini PE, Laghi-Pasini F, Acampa M, et al. Systemic Inflammation Rapidly Induces Reversible Atrial Electrical Remodeling: The Role of Interleukin-6-Mediated Changes in Connexin Expression[J]. J Am Heart Assoc, 2019,8 (16):e011006.

[81] Sawaya SE, Rajawat YS, Rami TG, et al. Downregulation of connexin40 and increased prevalence of atrial arrhythmias in transgenic mice with cardiac-restricted overexpression

of tumor necrosis factor[J]. Am J Physiol Heart Circ Physiol, 2007,292(3):H1561 - H1567.

[82] Shimaoka M, Kawamoto E, Gaowa A, et al. Connexins and Integrins in Exosomes[J]. Cancers (Basel), 2019,11 (1):106.

[83] Shao Q, Meng L, Lee S, et al. Empagliflozin, a sodium glucose co-transporter-2 inhibitor, alleviates atrial remodeling and improves mitochondrial function in high-fat diet/ streptozotocin-induced diabetic rats[J]. Cardiovasc Diabetol, 2019,18(1):165.

第 13 章
氧化应激和糖尿病心房重构

邱久纯

13.1 引言

糖尿病是最常见的慢性代谢性疾病,平均每年影响 4 亿人,发病率约为 9%[1]。越来越多的人认识到肥胖、糖尿病和房颤是密切相关的流行病,这激发了人们对揭示它们的机制联系的兴趣。房颤是临床实践中最常见的心律失常,其发病率在过去几十年里显著增高[2]。大多数病例可归因于心血管疾病,如高血压、心力衰竭和冠状动脉疾病。糖尿病作为临床上发生房颤的独立风险因素之一,与房颤有着密切的病理生理联系[3]。Huxley 等发现,糖尿病患者发生房颤的风险比非糖尿病患者高出约 40%[4]。而糖尿病作为伴有多种炎性因子增多的慢性代谢病,其引起的氧化应激与其并发症有密切的联系[5]。糖尿病引起的心房重构在房颤的形成和维持过程中发挥重要作用。本章将分别讲解氧化应激对心房结构重构和电重构,以及抗氧化药物的影响,并从不同方面解释氧化应激在糖尿病与房颤之间的作用和机制,如图 13-1。

13.2 氧化应激和心房结构重构

目前认为,糖尿病可以引起的高血糖可造成全身的氧化应激反应,其可能机制如下:①还原糖的自氧化。还原糖,如葡萄糖在自氧化过程中转化为亚烃二醇和二羟基,同时产生大量活性氧。②非酶蛋白糖基化。长期高血糖可导致多种蛋白糖基化,最终形成晚期糖基化终产物(AGE),随后的脱水重排

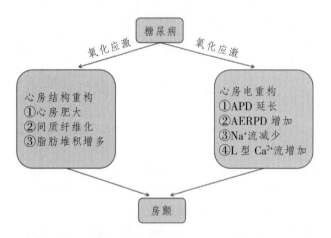

图 13-1 氧化应激在糖尿病与房颤之间的作用和机制。APD,动作电位时程;AERPD,心房有效不应期离散度。

过程形成 AGE,与其受体(RAGE)结合引起反应活性氧化物(ROS)的生成。另外,AGE 还和脂质过氧化密切相关。③多醇途径活性增加。在高血糖状态下,活性增强的醛糖还原酶激活葡萄糖多醇代谢途径,导致还原型辅酶Ⅱ(NADPH)的减少和还原性谷胱甘肽(GSH)的消耗,并导致 ROS 合成增加。④蛋白激酶 C(PKC)的激活。高血糖增加二酰基甘油的生成,激活 PKC,进而激活细胞内的 NADPH 氧化酶,最终诱导 ROS 合成和脂质过氧化。同样,ROS 可以反过来激活 PKC,从而进一步增加 ROS 的生成。⑤抗氧化系统损伤。高血糖会导致多种抗氧化酶的糖基化和失活,而糖代谢紊乱会降低多种抗氧化剂的水平(维生素 C、维生素 E、谷胱甘肽等)。所以,糖尿病引起自由基的产生和抗氧化减弱,从而引起氧化应激。在糖尿病患者中引起的心房结构重构(心房肥大、间质纤维化,脂肪堆积增多)是糖尿病引起房

颤的主要原因[6]。而间质纤维化可隔离成组的心房肌细胞和单个的心房肌细胞,从而破坏细胞-细胞耦合,导致心房内和心房间传导不均匀和传导速度减慢,从而进一步加重房颤的发生和持续。在人类和大型动物模型中,慢性房颤需要一种心房基质以用于结构重构,这种基质与氧化应激相关的大量促炎过程有关[7]。Qing Wang 等发现,控制血糖与糖尿病患者的心房重构有关[8]。而我们接下来将探究糖尿病中氧化应激和心房重构可能的相关通路和分子,其分类见图13-2。

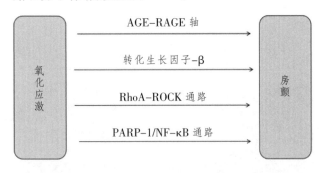

图13-2 糖尿病中氧化应激和心房重构可能的相关通路和分子。AGE,晚期糖基化终产物;RAGE,晚期糖基化终产物受体;RhoA,Ras 同源基因家族成员 A;Rock,Rho 相关螺旋形成的蛋白激酶;PARP-1,多聚腺苷二磷酸核糖聚合酶1;NF-κB,多效性转录因子。

13.2.1 AGE-RAGE 轴

AGE 是由葡萄糖和其他糖基化化合物与蛋白质的非酶反应形成的,这些糖基化化合物既来自葡萄糖,也来自动脉内皮细胞和心脏中增加的脂肪酸氧化(如二羰基、3-脱氧葡萄糖醛酮、甲基乙二醛和乙二醛)[9,10]。其次在高血糖环境和衰老过程中,AGE 在体内形成速度加快,也参与糖尿病血管疾病的病理生理改变[11]。

细胞内 AGE 前体的产生可以通过三种机制损害细胞。第一,AGE 修饰的胞内蛋白质会改变功能;第二,被 AGE 前体修饰的胞外基质成分与其他基质成分以及表达在细胞表面的基质受体异常结合;第三,被 AGE 前体修饰的血浆蛋白质和巨噬细胞、血管内皮细胞以及血管平滑肌细胞的 AGE 受体结合。

在体内已经发现多种 AGE 受体,而 RAGE 是比较特殊的一种,它是免疫球蛋白受体超家族的一员,

通过与 AGE 结合刺激细胞内的信号通路以影响细胞功能。有实验已经证明,AGE 和 RAGE 相互作用可以在多种细胞引起氧化应激的产生,并且随后引起增生、炎症、血栓形成和纤维化反应[12],可见 AGE-RAGE 轴对糖尿病的心房重构起到十分重要的作用。

而 Kato 等通过链佐星(STZ)诱导糖尿病小鼠模型的实验发现了 AGE-RAGE 轴和糖尿病心肌结构重构有关的证据,模型中心房纤维化和 RAGE 的表达显著增高[13]。最近有实验报道,房颤的患者左心耳的 AGE 产物水平和炎症细胞水平增高[14],这也从侧面说明 AGE 和炎症反应可能都与房颤有关。

尽管 AGE-RAGE 轴导致糖尿病心房重构的机制并不完全清楚,但循环 AGE 可能与内皮细胞 RAGE 相互作用导致 ROS 的产生,会反过来刺激多效性转录因子(NF-kB),引起基因表达的多种病理改变[11]。另外,AGE-RAGE 引起的氧化应激进一步增强 AGE-RAGE 的作用[15-18],形成的正反馈作用可能会进一步加强对心房结构的重构作用。

13.2.2 转化生长因子-β

转化生长因子-β(TGF-β)是一种与多种细胞功能密切相关的多效性细胞因子,主要参与调节炎症、细胞外基质沉积、细胞增殖、分化和生长。TGF-β 能够调节成纤维细胞的表型和功能,并且能够导致成纤维细胞分化,增加细胞基质的生成[19]。

哺乳动物中存在 3 种结构相似的 TGF-β 亚型(TGF-β1、TGF-β2、TGF-β3),其中 TGF-β1 是常见的亚型。许多研究表明,TGF-β1 在心房纤维化中发挥十分重要的作用[20-23]。例如,已经有实验发现 TGF-β1 在糖尿病心房组织中表达增加,并且和心房间质纤维化有关联。Fu 等[24]在糖尿病小鼠模型中发现,相比于对照组,普罗帕酮能够抑制 LA 蛋白 HSP70、NF-κB、P-ERK、TGF-β 的表达,并且可减轻心房的间质纤维化和降低氧化应激的指标。Kunamalla 等通过基因靶向治疗减少心房 TGF-β1,从而减轻纤维化程度[25],这也为治疗糖尿病心房重构提供了新的思路。

另外,心房肌细胞快速起搏诱导旁分泌血管紧张素 Ⅱ(AT-Ⅱ)信号,导致相邻心房成纤维细胞分

泌 TGF - β[26],这也可以推测房颤还可以通过促进 TGF - β 的分泌进一步引起心房纤维化。纤维化可隔离成组的心房肌细胞和单个的心房肌细胞,从而破坏细胞 - 细胞耦合,导致心房内和心房间传导不均匀和传导速度减慢,从而进一步加重房颤的发生和持续。

13.2.3 RhoA - ROCK 通路

Ras 同源基因家族成员 A (RhoA)/Rho 相关螺旋形成的蛋白激酶(ROCK)是丝氨酸/苏氨酸激酶家族的成员之一。ROCK 是研究最多的 RhoA 的下游分子,通过磷酸化肌球蛋白磷酸酶调节细胞骨架重组[27]。另外,RhoA - ROCK 通路也与内皮迁移、血小板活化、血栓形成、氧化应激以及平滑肌收缩等多种生物学功能有关[28,29]。在 2 型糖尿病小鼠模型中发现,法舒地尔(两种 ROCK 的高度选择抑制剂)能够减少 ROCK 和 RhoA 的表达,并且相对于对照组,心房的纤维化减少[30]。实验研究提示,RhoA - ROCK 通路与糖尿病大鼠的心肌基质的重塑有关,并提示可能与 JNK 通路和 TGF - β/Smad 通路的激活有关[31]。所以,我们设想 RhoA - ROCK 通路参与了氧化应激引起的糖尿病心房重构,这也为我们进一步探索糖尿病心房重构的机制提供了新的靶点。

13.2.4 PARP - 1/NF - κB 通路

多聚腺苷二磷酸核糖聚合酶(PARP)是存在于多数真核细胞中的一个多功能蛋白质翻译后修饰酶。PARP 由 6 种核酶组成,并通过识别结构损伤的 DNA 片段而被激活,被认为是 DNA 损伤的感受器。它还能对许多核蛋白进行聚腺苷二磷酸核糖基化。其修饰的蛋白质有组蛋白、RNA 聚合酶、DNA 聚合酶、DNA 连接酶等,并通过组蛋白的 ADP - 核糖基化使组蛋白脱离下来,有助于修复蛋白的结合而进行 DNA 的损伤修复。另外,PARP 激活也是多种病理生理条件和疾病状态的关键途径[32]。

1 型和 2 型糖尿病会造成患者血糖处于长期增高的状态,而持续血糖增高引起的氧化应激会造成 DNA 断裂,引起 DNA 极不稳定,从而激活 PARP - 1 去修复这种损伤[33]。当 PARP - 1 被过度激活后,会耗尽细胞内的烟酰胺腺嘌呤二核苷酸(NADH),进

一步造成氧化还原失衡,导致 ATP 供应下降,以及能量不足和细胞死亡。而且,PARP - 1 能够通过多种机制去调节 NF - κB 的激活[34]。另外,PARP - 1 也是房颤保护心肌功能的治疗靶点[35]。最近已有多项试验说明,PARP - 1/IKKα/NF - κB 通路与糖尿病心房重构有关。其中,在糖尿病小鼠模型中发现,NF - κB 及其上游信号通路因子 PARP - 1、Akt、IKKα 和下游因子 NLRP3 的 mRNA 表达在糖尿病小鼠心房组织中显著升高[36]。Zhang D 等发现 PARP - 1 的抑制剂可以很明显地减轻糖尿病小鼠的心肌肥大程度[35]。另外,NF - κB 作为 PARP - 1 的下游调控分子,还同时受到其他生物分子的调控,例如,PKC - β 也可以激活 NF - κB 参与糖尿病心房重构[37]。

13.3 氧化应激和心房电重构

前面我们已经介绍了氧化应激与心房结构重构的相互影响,说明心房结构重构与房颤是相互促进的关系。现在我们也认识到,心房电重构既是房颤的原因,也是房颤发生的后果。心房电重构的特征主要是心房有效不应期缩短、心房有效不应期离散度增加、频率适应性丧失和心房间传导时间(IACT)延长。STZ 诱导的糖尿病小鼠模型发现小鼠心房的传导速度减慢和不均匀传导,以及动作电位延长等多种异常现象[38]。另外,在四氧嘧啶诱导的糖尿病兔模型中也同样发现,实验组兔心房肌功能障碍,例如,AERP 的离散度增加、IACT 的延长以及间质纤维化增加[39]。而糖尿病作为房颤的独立危险因素,心房电重构在其中发挥十分重要的作用,近年来得到了越来越多的关注,且氧化应激与糖尿病并发症密切相关。氧化应激和糖尿病心房电重构的关系还并不十分清楚,但其可以为预防和治疗糖尿病引起的房颤提供新的治疗方案。

临床研究中,Chao 等使用三维标测系统对 228 例患者的双心房电解剖图进行分析,发现糖尿病和空腹血糖受损的患者有较低的心房电压和较长时间的心房激动时间,且异常糖代谢患者在射频消融治疗后的房颤复发率高于正常组[40],说明糖尿病引起房颤发生可能与心房电压改变有关。

分子水平上,电重构与心肌细胞膜上的一系列电子通道的功能和表达异常有关。其中与钙离子相关的触发器是房颤的关键启动因子,但通过心房进行性电重构和结构重构形成的合适底物是心律失常长期持续和从阵发性转为持续性所必需的。如本课题组发现,糖尿病小鼠的心房肌细胞膜 L 型 Ca^{2+} 的最大电流密度增加,L 型 Ca^{2+} 通道更容易被激活[37]。Ca^{2+} 流入心房细胞增多会抑制钙离子 - ATP 酶,影响肌质网对 Ca^{2+} 的吸收,从而引起细胞内 Ca^{2+} 超载。如果 Ca^{2+} 超载时间延长并逐渐加重,则会通过负反馈作用使 L 型 Ca^{2+} 减低,从而造成 AERP 和 APD 的缩短,AP 平台期消失,以及 AERP 频率适应性丧失,这可能是糖尿病引起心房电重构的早期特征。Ca^{2+} 可能通过其他途径引起房颤,房颤的起始通常由后去极化(DAD)造成的触发活动引起,DAD 能被从肌浆网(SR)通过 RYR2 泄露的 Ca^{2+} 激活,其反过来会促进舒张期 SR 钙离子释放,从而引起钠钙交换而引起复极化。当复极化足够大时,会形成心房期前收缩,从而引发房颤。RYR2 能被钙调素依赖蛋白激酶 Ⅱ(CaMK Ⅱ)磷酸化,其与 Ca^{2+} 的泄露有关。CaMK Ⅱ 通常需要与 Ca^{2+} 结合而被活化,也能被氧化应激触发。所以,氧化应激在心房电重构过程中起到十分重要的作用。

另外,钠泵也是房颤触发和维持的主要离子机制之一。本课题组[41]发现,相对于对照组,糖尿病小鼠的间质纤维化更加严重,能为房颤的产生和维持提供合适的基质基础。另外,还发现实验组能够延长 APD90 和 APD50,并应用全细胞膜片钳研究 L 型 Ca^{2+} 和 Na^+ 的密度和峰值密度,以此来测试心房细胞电位的指标,其中相比于对照组,实验组的 L 型 Ca^{2+} 密度和峰值密度都增高,而 Na^+ 的密度和峰值密度都降低,从而说明,I_{Na} 的降低和 $I_{Ca,L}$ 的增高与糖尿病的离子重构有关。I_{Na} 密度降低使相应心肌细胞 0 相上升速率下降,可以导致心房肌传导速度减慢并出现传导阻滞,这就增加了心房肌传导的不均一性,有利于折返的形成,并且使折返波的波长减小,心房内折返环增加,从而增加了房颤的易感性,并且使房颤的持续时间延长。这就进一步解释了糖尿病引发的心房电重构与房颤之间的关系。虽然 NADPH - ROS 信号与 Na^+ 通道的表达之间的关系需要进一步

的探索。Dudley 等通过实验说明,NADPH 在房颤的猪模型的心房组织中明显增高,说明氧化应激也参与房颤的产生[42]。

目前都认为,多发子波折返学说是房颤的维持机制。折返学说是指心房内存在多个折返形成的子波,且相互不停地发生碰撞,新的子波不断形成,进而形成房颤。单向阻滞是形成折返的前提,传达速度减慢不仅是诱发传导阻滞的关键因素,而且可以维持房颤的稳定。而传导速度减慢主要由心房结构重构、Na^+ 通道改变、磷酸化以及间隙连接蛋白的定位改变引起。

间隙连接对心肌细胞间的偶联起到十分重要的作用,而间隙连接的功能主要依赖组成间隙连接的通道开放数量和特性,以及通道开放的可能性。间隙连接通道允许相邻心肌细胞进行离子交换,而且与心脏所有部分的正常传导有关。间隙连接的功能异常会引起传导功能受损和诱发插入性兴奋,而这些因素主要与连接蛋白的磷酸化有关。并且,大部分心脏疾病与间隙连接的重塑和亚蛋白的表达有关。间隙连接以六聚体阵列的斑块形式存在,其中包含数百到数千个跨越相邻细胞脂质双分子层的连接蛋白多肽通道[43],成年人心室组织的间隙连接主要由 Cx40 和 Cx43 组成。在糖尿病心肌病发展过程中,心肌连接蛋白亚型的含量、分布和磷酸化状态,以及它们与电传导缺陷的相关性,目前仍不完全清楚。其中已经证实,在糖尿病小鼠的心房中 Cx43 的含量减少,其磷酸化增加与心房的传导速度减慢以及房颤的发生有很大关系[44]。Joshi 等在 1 型糖尿病心肌病的实验模型中发现,心脏 Cx43 的含量、分布和酪氨酸磷酸化状态发生了显著改变,并且可能一部分与糖尿病形成的高促氧化环境有关[45]。同时,氧化应激也可以通过影响 Cx43 的转运而减少细胞 - 细胞之间的偶联[46]。另外,在睡眠呼吸暂停综合征模型中,氧化应激可以引起 Cx40 和 Cx43 的表达改变以及间隙连接大小的改变[47]。

肝激酶 B1(LKB1)与糖尿病的主要代谢途径高度相关。LKB1 是一种丝氨酸/苏氨酸激酶,可以激活下游 13 种激酶,其中包括 AMP 激活的蛋白激酶(AMPK),AMPK 参与调节葡萄糖和脂肪酸稳态,以及其在全身能量代谢中发挥关键作用,成为治疗与

糖尿病相关的心血管疾病的战略性细胞靶点之一[48,49]。在非肥胖型 2 型糖尿病早期的大鼠模型中,AMPK 激活具有心脏保护作用[50]。其次,LKB1 在人和小鼠的肝脏、骨骼肌以及心脏中丰富表达。Kim 等[51]通过实验发现,LKB1 基因敲除小鼠在出生第一天即出现 P 波延长,从而推测 LKB1 缺失会引起心房电重构,并且发现 LKB1 基因敲除小鼠的心房细胞 Cx43 减少,Na^+ 密度下降,说明 LKB1 对于早期电重构具有十分重要的作用。另外,相比于对照组,心房动作电位延长,并出现 2:1 的传导阻滞,引起心房间电偶联的完全丧失。在链佐星诱导的 2 型糖尿病模型中,LKB1 - AMPK 途径具有保护作用[52]。

13.4 抗氧化药物与糖尿病心房重构

前面两部分详细介绍了氧化应激与糖尿病心房结构重构和电重构的内在联系,而抗氧化药物对心房重构产生作用更能进一步说明氧化应激在糖尿病心房重构中发挥举足轻重的作用。ROS 在糖尿病引起的全身氧化应激中发挥了重要作用,而 ROS 主要来源是 NO 合酶(NOS)、黄嘌呤氧化酶、线粒体以及 NADPH 氧化酶[53,54],这些炎性分子与心房重构之间的关系见第 2 章。

另外,细胞通过抗氧化物质来保护其免受 ROS 损伤,这些抗氧化物质包括超氧化物歧化酶、过氧化氢酶、谷胱甘肽过氧化物酶和过氧化物酶。细胞还含有少量外源性抗氧化分子,包括维生素 C(抗坏血酸)、维生素 E(生育酚)、尿酸和还原性谷胱甘肽,这些分子在保护细胞免受氧化损伤中起着至关重要的作用。维生素 C 和维生素 E 是减少 ROS 作用的基本抗氧化剂,其还具有其他调节作用,包括下调 NADPH 氧化酶和上调 NOS 的活性。另外,Carnes 等证明了抗坏血酸对预防狗起搏诱发的房颤和减少电重构的有益作用[55],并且,在一项前瞻性随机试验中,维生素 C 治疗能够降低持续房颤成功转复后早期复发的风险[56]。Harling 等[57]通过分析发现,预防性使用维生素 C 和维生素 E 可显著降低术后房颤(POAF)的发生率以及心脏手术后的全因性心律失常的发生率。从而可以总结出,维生素的预防应用可以降低患者术后的氧化应激参数,从而降低 POAF 的发生率。

NADPH 氧化酶与多种心血管疾病的氧化还原信号有密切关系[58,59]。还有研究[60]发现,夹竹桃麻素可以减缓糖尿病组的心房重构和炎性指标。另外,黄嘌呤氧化酶(XO)是嘌呤分解代谢的关键酶,可以通过 NO 和 Ca^{2+} 通路等几种方式去生成 ROS[61],先前的研究已经说明 XO 对心房重构有保护作用[62,63]。有实验研究别嘌呤醇对糖尿病兔模型的作用,发现 XO 与糖尿病心房重构有关联[64]。

除此之外,TZD 包括罗格列酮、吡格列酮、曲格列酮等,这些药物主要用于治疗糖尿病。TZD 的作用靶点包括过氧化物酶体增殖激活受体 γ(PPARγ)、磷脂酰肌醇 - 3 激酶(PI3K)等可达到降糖作用,除了其胰岛素的增敏作用外,此类药物还有一些其他作用,包括抗炎、抗氧化、改善内皮功能等。既往已经提出,TZD 可能对预防房颤有潜在获益[65]。Gumieniczek 发现,吡格列酮能够减轻四氧嘧啶诱导的糖尿病小鼠心肌的氧化应激水平[66]。本课题组研究了罗格列酮对四氧嘧啶诱导的糖尿病兔的影响,糖尿病组中 SOD(超氧化物歧化酶,是生物体内存在的一种抗氧化金属酶,在机体氧化与抗氧化平衡中起到十分重要的作用)明显减少,而罗格列酮能够相对增加 SOD 的水平($P < 0.05$),其次罗格列酮治疗后心房间质纤维化,并且 LCAT 及房颤的易损性都有明显改善[67]。同样,他汀类药物有多种效应,包括抗炎、抗氧化等作用。一些研究已经发现,瑞舒伐他汀对接受手术的患者具有预防房颤的作用[68],并且能对心房肌的离子通道有影响[69]。Pan 等发现,瑞舒伐他汀也可以减轻 2 型糖尿病小鼠的炎性损伤和改变相关的心房电重构等[70]。

通过对几种抗氧化药物和糖尿病心房之间影响的讨论,可以说明氧化应激确实与糖尿病心房重构以及房颤有密切关系。虽然其具体的作用机制尚不太清楚,但是仍然能为未来糖尿病相关房颤的研究提供方向。

13.5 结语

最后,我们不难发现心房重构和房颤是相互促进的关系。心房间质纤维化、心房肥大和脂肪增多能够产生房颤发生和维持的基质，而离子通道的改变更加直观地解释了房颤发生的原因。同样，房颤本身可以引起心肌细胞肥大、心肌细胞排列方向紊乱及心肌间质纤维化等，称为心房结构重构，最终导致心房扩大。参与氧化应激的通路和分子可以相互促进，共同构成一张氧化应激网络，这也可能是具体机制难以被确定的原因。另外，抗氧化治疗有望成为预防和治疗糖尿病相关房颤的有效方法。

参考文献

[1] NCD Risk Factor Collaboration (NCD-RisC). Worldwide trends in diabetes since 1980: a pooled analysis of 751 population-based studies with 4.4 million participants [J]. Lancet, 2016, 387(10027):1513-1530.

[2] Zhang Q, Liu T, Ng CY, et al. Diabetes mellitus and atrial remodeling: mechanisms and potential upstream therapies [J]. Cardiovasc Ther, 2014, 32(5):233-241.

[3] Dublin S, Glazer NL, Smith NL, et al. Diabetes mellitus, glycemic control, and risk of atrial fibrillation [J]. J Gen Intern Med, 2010, 25(8):853-858.

[4] Huxley RR, Filion KB, Konety S, et al. Meta-analysis of cohort and case-control studies of type 2 diabetes mellitus and risk of atrial fibrillation [J]. Am J Cardiol, 2011, 108(1):56-62.

[5] 刘长乐，刘彤，李广平. 炎症、氧化应激与糖尿病心房重构 [J]. 天津医药，2013, 41(05):506-508.

[6] Tadic M, Cuspidi C. The influence of type 2 diabetes on left atrial remodeling [J]. Clin Cardiol, 2015, 38(1):48-55.

[7] Karam BS, Chavez-Moreno A, Koh W, et al. Oxidative stress and inflammation as central mediators of atrial fibrillation in obesity and diabetes [J]. Cardiovasc Diabetol, 2017, 16(1):120.

[8] Wang Q, Wang J, Wang P, et al. Glycemic control is associated with atrial structural remodeling in patients with type 2 diabetes [J]. BMC Cardiovasc Disord, 2019, 19(1):278.

[9] Wautier JL, Schmidt AM. Protein glycation: a firm link to endothelial cell dysfunction [J]. Circ Res, 2004, 95(3):233-238.

[10] Giacco F, Brownlee M. Oxidative stress and diabetic complications [J]. Circ Res, 2010, 107(9):1058-1070.

[11] Goldin A, Beckman JA, Schmidt AM, et al. Advanced glycation end products: sparking the development of diabetic vascular injury [J]. Circulation, 2006, 114(6):597-605.

[12] Yamagishi S, Fukami K, Matsui T. Crosstalk between advanced glycation end products (AGEs)-receptor RAGE axis and dipeptidyl peptidase-4-incretin system in diabetic vascular complications [J]. Cardiovasc Diabetol, 2015, 14:2.

[13] Kato T, Yamashita T, Sekiguchi A, et al. AGEs-RAGE system mediates atrial structural remodeling in the diabetic rat [J]. J Cardiovasc Electrophysiol, 2008, 19(4):415-420.

[14] Begieneman MP, Rijvers L, Kubat B, et al. Atrial fibrillation coincides with the advanced glycation end product N(ε)-(carboxymethyl) lysine in the atrium [J]. Am J Pathol, 2015, 185(8):2096-2104.

[15] Xie J, Méndez JD, Méndez-Valenzuela V, et al. Cellular signalling of the receptor for advanced glycation end products (RAGE) [J]. Cell Signal, 2013, 25(11):2185-2197.

[16] Maeda S, Matsui T, Ojima A, et al. Sulforaphane inhibits advanced glycation end product-induced pericyte damage by reducing expression of receptor for advanced glycation end products [J]. Nutr Res, 2014, 34(9):807-813.

[17] Ishibashi Y, Matsui T, Maeda S, et al. Advanced glycation end products evoke endothelial cell damage by stimulating soluble dipeptidyl peptidase-4 production and its interaction with mannose 6-phosphate/insulin-like growth factor II receptor [J]. Cardiovasc Diabetol, 2013, 12:125.

[18] Ishibashi Y, Matsui T, Ueda S, et al. Advanced glycation end products potentiate citrated plasma-evoked oxidative and inflammatory reactions in endothelial cells by up-regulating protease-activated receptor-1 expression [J]. Cardiovasc Diabetol, 2014, 13:60.

[19] Dobaczewski M, Chen W, Frangogiannis NG. Transforming growth factor (TGF)-β signaling in cardiac remodeling [J]. J Mol Cell Cardiol, 2011, 51(4):600-606.

[20] Khan R. Examining potential therapies targeting myocardial fibrosis through the inhibition of transforming growth factor-beta 1 [J]. Cardiology, 2007, 108(4):368-380.

[21] Li Y, Jian Z, Yang ZY, et al. Increased expression of

connective tissue growth factor and transforming growth factor-beta-1 in atrial myocardium of patients with chronic atrial fibrillation [J]. Cardiology, 2013, 124 (4): 233 - 240.

[22] Rahmutula D, Marcus GM, Wilson EE, et al. Molecular basis of selective atrial fibrosis due to overexpression of transforming growth factor-β1 [J]. Cardiovasc Res, 2013, 99(4):769 - 779.

[23] Hanna N, Cardin S, Leung TK, et al. Differences in atrial versus ventricular remodeling in dogs with ventricular tachypacing - induced congestive heart failure[J]. Cardiovasc Res, 2004, 63(2):236 - 244.

[24] Fu H, Li G, Liu C, et al. Probucol prevents atrial remodeling by inhibiting oxidative stress and TNF-α/NF-κB/TGF-β signal transduction pathway in alloxan-induced diabetic rabbits [J]. J Cardiovasc Electrophysiol, 2015, 26 (2):211 - 222.

[25] Kunamalla A, Ng J, Parini V, et al. Constitutive Expression of a Dominant-Negative TGF-β Type II Receptor in the Posterior Left Atrium Leads to Beneficial Remodeling of Atrial Fibrillation Substrate[J]. Circ Res, 2016, 119(1): 69 - 82.

[26] Tsai CT, Tseng CD, Hwang JJ, et al. Tachycardia of atrial myocytes induces collagen expression in atrial fibroblasts through transforming growth factor β1 [J]. Cardiovasc Res, 2011, 89(4):805 - 815.2

[27] Maekawa M, Ishizaki T, Boku S, et al. Signaling from Rho to the actin cytoskeleton through protein kinases ROCK and LIM-kinase[J]. Science, 1999, 285(5429): 895 - 898.

[28] Dong M, Yan BP, Liao JK, et al. Rho-kinase inhibition: a novel therapeutic target for the treatment of cardiovascular diseases[J]. Drug Discov Today, 2010, 15(15 - 16): 622 - 629.

[29] Rolfe BE, Worth NF, World CJ, et al. Rho and vascular disease[J]. Atherosclerosis, 2005, 183(1):1 - 16.

[30] Chen J, Li Q, Dong R, et al. The effect of the Ras homolog gene family (Rho), member A/Rho associated coiled-coil forming protein kinase pathway in atrial fibrosis of type 2 diabetes in rats [J]. Exp Ther Med, 2014, 8(3): 836 - 840.

[31] Szabó C. Roles of poly(ADP-ribose) polymerase activation in the pathogenesis of diabetes mellitus and its complica-

tions[J]. Pharmacol Res, 2005, 52(1):60 - 71.

[32] Szabó C. Roles of poly(ADP-ribose) polymerase activation in the pathogenesis of diabetes mellitus and its complications[J]. Pharmacol Res, 2005, 52(1):60 - 71.

[33] Chiu J, Farhangkhoee H, Xu BY, et al. PARP mediates structural alterations in diabetic cardiomyopathy[J]. J Mol Cell Cardiol, 2008, 45(3):385 - 393.

[34] Weaver AN, Yang ES. Beyond DNA Repair: Additional Functions of PARP-1 in Cancer[J]. Front Oncol, 2013, 3:290.

[35] Zhang D, Hu X, Li J, et al. DNA damage-induced PARP1 activation confers cardiomyocyte dysfunction through NAD$^+$ depletion in experimental atrial fibrillation [J]. Nat Commun, 2019, 10(1):1307.

[36] Meng T, Wang J, Tang M, et al. Diabetes Mellitus Promotes Atrial Structural Remodeling and PARP-1/Ikkα/NF-κB Pathway Activation in Mice[J]. Diabetes Metab Syndr Obes, 2021, 14:2189 - 2199.

[37] Wang H, Xu Y, Xu A, et al. PKCβ/NF-κB pathway in diabetic atrial remodeling[J]. J Physiol Biochem, 2020, 76(4):637 - 653.

[38] Watanabe M, Yokoshiki H, Mitsuyama H, et al. Conduction and refractory disorders in the diabetic atrium[J]. Am J Physiol Heart Circ Physiol, 2012, 303(1):H86 - H95.

[39] Fu H, Liu C, Li J, et al. Impaired atrial electromechanical function and atrial fibrillation promotion in alloxan-induced diabetic rabbits [J]. Cardiol J, 2013, 20(1): 59 - 67.

[40] Chao TF, Suenari K, Chang SL, et al. Atrial substrate properties and outcome of catheter ablation in patients with paroxysmal atrial fibrillation associated with diabetes mellitus or impaired fasting glucose[J]. Am J Cardiol, 2010, 106(11):1615 - 1620.

[41] Liu C, Fu H, Li J, et al. Hyperglycemia aggravates atrial interstitial fibrosis, ionic remodeling and vulnerability to atrial fibrillation in diabetic rabbits[J]. Anadolu Kardiyol Derg, 2012, 12(7):543 - 550.

[42] Dudley SC Jr, Hoch NE, McCann LA, et al. Atrial fibrillation increases production of superoxide by the left atrium and left atrial appendage: role of the NADPH and xanthine oxidases[J]. Circulation, 2005, 112(9):1266 - 1273.

[43] Saez JC, Berthoud VM, Branes MC, et al. Plasma membrane channels formed by connexins: their regulation and

functions[J]. Physiol Rev, 2003,83(4):1359 - 1400.

[44] Lin H, Ogawa K, Imanaga I, et al. Alterations of connexin 43 in the diabetic rat heart[J]. Adv Cardiol, 2006,42: 243 - 254.

[45] Joshi MS, Mihm MJ, Cook AC, et al. Alterations in connexin 43 during diabetic cardiomyopathy: competition of tyrosine nitration versus phosphorylation[J]. J Diabetes, 2015,7(2):250 - 259.

[46] Smyth JW, Hong TT, Gao D, et al. Limited forward trafficking of connexin 43 reduces cell-cell coupling in stressed human and mouse myocardium[J]. J Clin Invest, 2010,120(1):266 - 279.

[47] Gemel J, Su Z, Gileles-Hillel A, et al. Intermittent hypoxia causes NOX2-dependent remodeling of atrial connexins[J]. BMC Cell Biol, 2017,18(Suppl 1):7.

[48] Hardie DG. Minireview: the AMP-activated protein kinase cascade: the key sensor of cellular energy status[J]. Endocrinology, 2003,144(12):5179 - 5183.

[49] Kahn BB, Alquier T, Carling D, et al. AMP-activated protein kinase: ancient energy gauge provides clues to modern understanding of metabolism [J]. Cell Metab, 2005,1(1):15 - 25.

[50] Paiva MA, Rutter-Locher Z, Gonçalves LM, et al. Enhancing AMPK activation during ischemia protects the diabetic heart against reperfusion injury[J]. Am J Physiol Heart Circ Physiol, 2011,300(6):H2123 - H2134.

[51] Kim GE, Ross JL, Xie C, et al. LKB1 deletion causes early changes in atrial channel expression and electrophysiology prior to atrial fibrillation[J]. Cardiovasc Res, 2015, 108(1):197 - 208.

[52] Zhang Z, Wang S, Zhou S, et al. Sulforaphane prevents the development of cardiomyopathy in type 2 diabetic mice probably by reversing oxidative stress-induced inhibition of LKB1/AMPK pathway[J]. J Mol Cell Cardiol, 2014,77: 42 - 52.

[53] Cai H. Hydrogen peroxide regulation of endothelial function: origins, mechanisms, and consequences[J]. Cardiovasc Res, 2005,68(1):26 - 36.

[54] Seddon M, Looi YH, Shah AM. Oxidative stress and redox signalling in cardiac hypertrophy and heart failure [J]. Heart, 2007,93(8):903 - 907.

[55] Carnes CA, Chung MK, Nakayama T, et al. Ascorbate attenuates atrial pacing-induced peroxynitrite formation and electrical remodeling and decreases the incidence of postoperative atrial fibrillation[J]. Circ Res, 2001,89(6): E32 - E38.

[56] Rodrigo R, Vinay J, Castillo R, et al. Use of vitamins C and E as a prophylactic therapy to prevent postoperative atrial fibrillation. Int J Cardiol, 2010,138(3):221 - 228.

[57] Harling L, Rasoli S, Vecht JA, et al. Do antioxidant vitamins have an anti-arrhythmic effect following cardiac surgery? A meta-analysis of randomised controlled trials[J]. Heart, 2011,97(20):1636 - 1642.

[58] Li JM, Gall NP, Grieve DJ, et al. Activation of NADPH oxidase during progression of cardiac hypertrophy to failure [J]. Hypertension, 2002,40(4):477 - 484.

[59] Griendling KK, Sorescu D, Ushio-Fukai M. NAD(P)H oxidase: role in cardiovascular biology and disease[J]. Circ Res, 2000,86(5):494 - 501.

[60] Qiu J, Zhao J, Li J, et al. NADPH oxidase inhibitor apocynin prevents atrial remodeling in alloxan-induced diabetic rabbits[J]. Int J Cardiol, 2016,221:812 - 819.

[61] Berry CE, Hare JM. Xanthine oxidoreductase and cardiovascular disease: molecular mechanisms and pathophysiological implications [J]. J Physiol, 2004,555(Pt 3): 589 - 606.

[62] Minhas KM, Saraiva RM, Schuleri KH, et al. Xanthine oxidoreductase inhibition causes reverse remodeling in rats with dilated cardiomyopathy[J]. Circ Res, 2006,98(2): 271 - 279.

[63] Gao X, Xu Y, Xu B, et al. Allopurinol attenuates left ventricular dysfunction in rats with early stages of streptozotocin-induced diabetes [J]. Diabetes Metab Res Rev, 2012,28(5):409 - 417.

[64] Yang Y, Zhao J, Qiu J, et al. Xanthine Oxidase Inhibitor Allopurinol Prevents Oxidative Stress-Mediated Atrial Remodeling in Alloxan-Induced Diabetes Mellitus Rabbits [J]. J Am Heart Assoc, 2018,7(10):e008807.

[65] Liu T, Li G. Thiazolidinediones as novel upstream therapy for atrial fibrillation in diabetic patients: a review of current evidence [J]. Int J Cardiol, 2012, 156(2): 215 - 216.

[66] Gumieniczek A. Modification of oxidative stress by pioglitazone in the heart of alloxan-induced diabetic rabbit[J]s. J Biomed Sci, 2005,12(3):531 - 537.

[67] Liu T, Zhao H, Li J, et al. Rosiglitazone attenuates atrial

structural remodeling and atrial fibrillation promotion in al-loxan-induced diabetic rabbits [J]. Cardiovasc Ther, 2014,32(4):178 – 183.

[68] Yan P, Dong P, Li Z, et al. Statin therapy decreased the recurrence frequency of atrial fibrillation after electrical cardioversion: a meta-analysis[J]. Med Sci Monit, 2014, 20:2753 – 2758.

[69] Ozturk N, Yaras N, Ozmen A, et al. Long-term adminis-tration of rosuvastatin prevents contractile and electrical re-modelling of diabetic rat heart[J]. J Bioenerg Biomembr, 2013,45(4):343 – 352.

[70] Pan Y, Li B, Wang J, et al. Rosuvastatin Alleviates Type 2 Diabetic Atrial Structural and Calcium Channel Remode-ling[J]. J Cardiovasc Pharmacol, 2016,67(1):57 – 67.

第 14 章
线粒体功能障碍与糖尿病心房重构

张晓伟　宋艳梅

14.1 引言

糖尿病是一种全球性流行病,对患者的预期寿命和生活质量有显著的不利影响。全世界有超过1.7亿人患有糖尿病,预计到 2030 年这一数字将翻一番[1]。2 型糖尿病患者的许多器官都有线粒体功能障碍,包括心房[2]。最近的证据表明,线粒体功能障碍驱动 2 型糖尿病患者的心房结构重构、电重构和收缩重构。糖尿病通过诱导心房结构重构和电重构而使心房更易发生房颤[3,4]。在非肥胖型 2 型糖尿病患者中,线粒体结构和电子传递链的组装也发生了改变,这些超微结构的变化在房颤患者中似乎更加明显,其可能是一种相互关系[5]。房颤是临床上最常见的持续性心律失常,通常会引起患者心悸等不适症状,还可显著增加脑卒中和心力衰竭的发生风险[6]。房颤的形成与发展是一个动态过程,早期多为由肺静脉心肌袖中异位电活动促发的短暂性心律失常。越来越多的研究表明,线粒体功能改变可能先于心房功能和结构的改变,线粒体功能障碍在房颤的发病过程中发挥了重要作用。我们前期的研究数据表明,线粒体功能障碍与房颤易感性之间存在直接联系[7]。心肌细胞对能量有着巨大的需求以满足其不间断的机械活动和电活动,而线粒体在心肌的能量代谢中处于核心地位。线粒体的正常功能遭到破坏后,会导致 ATP 生成不足,并产生过量的ROS,损害心肌细胞内离子的稳态和膜的兴奋性,进而导致心律失常的发生。

14.2 线粒体的结构和功能

14.2.1 线粒体的结构

线粒体是一种存在于大多数真核细胞中的具有双层膜结构的细胞器,呈球状、棒状或颗粒状,在细胞内集中分布于代谢活跃的区域。细胞内线粒体的数目因不同组织对能量的需求不同,其含量差异很大,例如,成熟红细胞内几乎不含线粒体,而心肌细胞内的线粒体容量可达细胞体积的约35%。线粒体由外至内可划分为线粒体外膜、膜间隙、内膜和基质4 个功能区。外膜和内膜之间形成线粒体膜间隙,由内膜包裹的部分称为线粒体基质。其中,线粒体外膜较光滑,含有孔蛋白,是物质进出线粒体的通道,对 <5000Da 的物质完全通透,而大分子物质可通过膜上的转运蛋白进行跨膜转运。膜间隙内含有多种生化反应的底物以及可诱导细胞凋亡的蛋白质。线粒体内膜蛋白含量更高,承担着包括氧化磷酸化在内的大部分的生化反应。线粒体内膜向内皱褶形成线粒体嵴,使线粒体内膜的表面积大大增加。线粒体基质内含有多种参与三羧酸循环和脂肪酸氧化的酶类,以及呈双链环状的线粒体 DNA(mtDNA)。

14.2.2 线粒体的能量代谢

线粒体可以利用葡萄糖及游离脂肪酸通过三羧酸循环生成还原型烟酰胺腺嘌呤二核苷酸(NADH + H+)和还原型黄素腺嘌呤二核苷酸(FADH2)等高能分子,并通过线粒体内膜上的复合体Ⅰ、Ⅱ、Ⅲ和Ⅳ进行电子传递,最后与O_2结合生成H_2O,并利用氧化还原反应释放的能量逆浓度梯度将质子从基质泵到膜间隙,形成跨内膜两侧的电化学梯度,即线粒体膜电位($\Delta\Psi m$)。$\Delta\Psi m$除了提供能量直接驱动ATP合酶将ADP转化为ATP(此过程即为氧化磷酸化),还对于维持线粒体膜上某些离子通道的功能以及触发某些功能蛋白的变化具有重要意义。在心肌细胞中,90%以上的ATP是通过线粒体内膜氧化磷酸化生成的,理论上每天可产生高达30kg的ATP,而心肌线粒体生成的ATP近1/3被用来维持各种离子通道和转运蛋白的功能。因此,心脏电活动的稳定性高度依赖于线粒体正常的能量代谢。基于能量物质和氧供给的状态,$\Delta\Psi m$会出现波动,通过ATP合成的数量及AMP/ATP比值,对AMPK和细胞膜ATP敏感型钾通道($sarcK_{ATP}$)及线粒体膜ATP敏感型钾通道($mitoK_{ATP}$)进行调节,将细胞能量代谢与线粒体生物合成及心肌细胞电活动之间紧密联系起来。

14.2.3 线粒体是 ROS 的主要来源之一

除了生成ATP,线粒体的另外一项重要功能是调节细胞氧化还原的信号通路。ROS是线粒体呼吸链电子传递过程中不可避免的副产物,也是细胞内ROS的主要来源之一。ROS产生的速率取决于驱动质子的势能,即$\Delta\Psi m$、NADH/NAD^+比值、还原型辅酶Q10($CoQH2$)/辅酶Q10(CoQ)比值以及局部O_2的浓度,任何环节失衡均会导致电子溢出增多,形成ROS。此外,在冠心病及糖尿病引起的心脏线粒体功能障碍中,单胺氧化酶参与了线粒体源性氧化应激的形成[8]。定位于线粒体的抗氧化剂锰超氧化物歧化酶(MnSOD)可催化ROS转变为H_2O_2和H_2O。在生理状态下,ROS调控的信号网络与细胞的增殖和分化有关,而短期内增加的ROS水平可以提高细胞对环境的适应性,增强对外界各种损伤的抵御能力。

14.2.4 线粒体膜上的离子通道及对离子稳态的调节作用

线粒体还参与心肌细胞内离子稳态的调节,尤其是可以作为Ca^{2+}的储存库而成为心肌细胞内Ca^{2+}的缓冲区,例如,线粒体可通过其膜上的离子通道而实现Ca^{2+}的内流和外流,从而对细胞质中的Ca^{2+}浓度起到缓冲作用。正常情况下,线粒体不仅作为Ca^{2+}缓冲器,以防止细胞内Ca^{2+}超载,而且作为传感器参与Ca^{2+}敏感的线粒体脱氢酶激活,以提高线粒体的氧化能力[9]。随着细胞内Ca^{2+}水平的升高,线粒体摄取Ca^{2+}的能力可以增加10~1000倍,并影响细胞内Ca^{2+}的浓度。线粒体Ca^{2+}的摄取主要依赖由$\Delta\Psi m$驱动的Ca^{2+}单项转运体(MCU),而Ca^{2+}的流出主要由Na^+-Ca^{2+}交换体(mNCX)、Ca^{2+}反向转运体和渗透性孔通道(mPTP)介导。目前已经发现多个定位于线粒体膜上的离子通道和转运蛋白,其对于维持线粒体功能至关重要。例如,定位于线粒体外膜的电压依赖性阴离子通道(VDAC),用于控制代谢物质的进出,其过度开放可使细胞色素C流出而诱导细胞凋亡。mPTP是一种定位于线粒体内膜的非选择性离子通道,ROS的过度生成和Ca^{2+}超载可诱导mPTP持续开放,H^+大量反流致使$\Delta\Psi m$崩溃、氧化磷酸化解偶联,并且释放多种凋亡蛋白而启动细胞程序性死亡。内膜阴离子通道(IMAC)是一种可逆性阴离子通道,外周含有苯二氮䓬受体,中等量ROS即可使其开放,并可被苯二氮䓬类药物所阻断而抑制$\Delta\Psi m$去极化。此外,线粒体内膜上的mitoK_{ATP}在维持线粒体的形状和功能上发挥重要作用。

14.2.5 线粒体生物合成及动力学

线粒体是一种处于高度运动状态的细胞器,通过线粒体的生物合成以及不断的融合、分裂和自噬来维持其自身的数量、质量和功能。过氧化物酶体增殖物激活受体γ辅助活化因子1α(PGC-1α)、辅助活化因子β(PGC-β),其是线粒体生物合成中的关键调节因子,通过刺激核呼吸因子(NRF-1、NRF-2)进而激活线粒体转录因子A(Tfam)表达,使编码线粒体蛋白的基因表达上调,线粒体生物合成增加,生成更多新的线粒体[10]。AMPK、NAD^+依赖性去乙酰化酶沉默信息调节因子-相关酶1(SIRT1)等上游刺激因子可分别使PGC-1α、PGC-β磷酸化和去乙酰化而激活该信号通路,促进线粒体的生物合成。研究显示,过表达PGC-1家族成员,可使核基因和线粒体基因的表达上调,线粒体密度和氧化能力增加[11]。

线粒体的融合、分裂和自噬的动态平衡有利于保持线粒体的质量,清除衰老和功能低下的线粒体,构成线粒体动力学。相反,线粒体融合异常可导致线粒体形态延长,而分裂异常会使碎片化线粒体增多,都会影响线粒体功能。在哺乳动物中,与线粒体融合有关的蛋白主要包括线粒体融合蛋白(Mfn1、Mfn2)和视神经萎缩蛋白1(OPA1),而与线粒体分裂有关的蛋白主要有线粒体分裂蛋白1(Fis1)和动力相关蛋白1(DRP1)。

14.3　线粒体功能障碍的表现

线粒体功能障碍主要表现在以下几个方面:①线粒体能量代谢障碍,电子传递链复合体功能降低,氧化磷酸化水平受到抑制,$\Delta\Psi m$ 降低,ATP 合成减少,某些依赖 ATP 的离子通道或转运蛋白功能障碍。②由于电子传递链功能受损,溢出电子传递链的电子增多,致使产生大量的 ROS。在病理状态下,如糖尿病、心肌肥厚、缺血再灌注、心力衰竭等,线粒体被认为是心肌细胞内 ROS 的最主要来源。过量的 ROS 会损伤心肌细胞内的功能蛋白,使其电活动和机械活动受损;导致细胞内离子稳态失衡;诱导 mPTP 和 IMAC 过度开放而使线粒体 $\Delta\Psi m$ 降低,甚至完全崩溃。ROS 也可直接作用于线粒体 DNA(mtDNA)而使其发生突变。③线粒体功能障碍,依赖 $\Delta\Psi m$ 驱动的 MCU 功能减低,线粒体对 Ca^{2+} 的摄取下降,且 mPTP 的过度开放又使 Ca^{2+} 外流增加,出现细胞内 Ca^{2+} 超载,影响依赖 Ca^{2+} 的酶的活性及信号通路,进一步增加 ROS 的产生。④mtDNA 突变,拷贝数减少,影响线粒体呼吸酶某些亚基的合成,使电子传递链受损。⑤线粒体生物合成下降,即生成新的线粒体能力降低。⑥线粒体动力学受损,维持线粒体自身质量的能力降低。

需要注意的是,线粒体功能障碍的表现与导致线粒体功能障碍的原因并不是完全分开的,在多数情况下二者是一致的。

14.4　线粒体功能障碍与房颤

14.4.1　能量代谢障碍与房颤

脂肪酸氧化需要使用最多的氧气来产生最多的

ATP,其 P/O 为 2.30;而葡萄糖是最有效的能量底物,其 P/O 为 2.58[12]。然而,糖尿病心肌病患者的脂肪酸氧化利用增加而葡萄糖利用障碍。葡萄糖氧化是正常心脏代谢所必需的,如果氧化降低会引起心脏舒张功能障碍[13]。研究显示,在兔心房快速起搏所致的房颤模型中发现,心房能量代谢受损,组织中 ATP 含量以及线粒体 ATP 合酶的活性明显降低[14]。在心肌能量代谢严重下降时,ATP 产生不足,各种依赖 ATP 的离子通道或转运蛋白的功能受损。心肌 $sarcK_{ATP}$ 是一种对细胞内能量代谢高度敏感的离子通道,研究证实,$sarcK_{ATP}$ 离子流强弱与 $\Delta\Psi m$ 波动有关。当线粒体功能障碍时,$\Delta\Psi m$ 降低,ATP 生成减少,导致 $sarcK_{ATP}$ 通道开放,心肌局部电活动传导减慢,不均一性增加,易于形成折返以及与此相关的心律失常[15]。已知某些家族性房颤与 K^+ 通道基因突变有关。据报道,编码 $sarcK_{ATP}$ 亚基 SUR2 的基因 ABCC9 突变可使心房肌电活动不稳定,易于发生阵发性房颤。有研究发现,慢性房颤患者的心房肌细胞 $sarcK_{ATP}$ 电流密度明显降低[16],由此引发细胞内 Ca^{2+} 超载,进一步加重心房肌的结构重构和电重构。心肌细胞线粒体功能障碍,能量代谢下降,ATP 合成减少,还会影响到 $Na^+ - K^+$ 泵和依赖 ATP 的 Ca^{2+} 泵,导致细胞内 Ca^{2+} 超载,促进房颤的发生和维持。Seppet[17] 等研究发现,房颤患者比维持窦性心律者心房琥珀酸呼吸链功能增强及质子漏增多,这提示线粒体氧化磷酸化相关的改变可能参与了房颤的发病机制。

14.4.2　ROS 与房颤

正常生理情况下,ROS 在线粒体内生成较少,而糖尿病时心肌细胞中的 ROS 急剧增加,主要来源可能有 NADPH 氧化酶、一氧化氮耦合酶、单胺氧化酶等。在氧化磷酸化过程中,有 0.1%~1% 的电子通过电子传递链(ETC)溢出与氧结合生成超氧阴离子[18]。当线粒体 ETC 传递电子的速度过快或过慢都会产生过多的 ROS 时,复合物Ⅰ、Ⅱ、Ⅲ被认为是产生 ROS 的主要部位。线粒体内同样存在抗氧化系统,包括锰超氧化物歧化酶(Mn - SOD)、谷胱甘肽(GSH)和谷胱甘肽过氧化物酶等,当这些酶的抗氧化能力降低或线粒体 ROS 生成增多时,就会导致氧化应激。过量的 ROS 不仅会损害线粒体呼吸酶的活性,减慢呼吸链的电子传递,降低 $\Delta\Psi m$,直接抑制 ATP 的合成,还可引起线粒体 DNA、蛋白质和脂质的损害。ROS 本身也可以诱导线粒体产生更多的 ROS,即 ROS 诱导的 ROS 释放(RIRR)和线粒体内 Ca^{2+} 超载,而后者又进一步加重 ROS 的过度产生。在病理状态下,ROS 的过度产生,可导致脂质、蛋白质及核酸的过氧化,促使细胞功能改变,进而诱导细胞凋亡。最近 Nakamura 等[19]报道,在 1 型和 2 型糖尿病模型发现一种心脏中氧化应激增加的新途径,即氧化应激可以激活 P53 信号通路而导致细胞色素 C 氧化酶增加,从而组装蛋白,随后线粒体呼吸链、脂肪酸氧化和 ROS 生成增加。同时,在心肌细胞中 ROS 的过度生成,可直接或间接损伤细胞膜上的离子通道和转运蛋白的结构及功能,并抑制 Ca^{2+} 电流和 Na^+ 电流,影响膜的兴奋性[20]。ROS 还可通过下调细胞间隙连接蛋白的表达而使心肌细胞间的偶联受损,心肌间传导的不均一性增加[21]。线粒体特异性抗氧化剂可恢复细胞连接蛋白 Cx43 的表达,使间隙连接传导正常化,从而降低心律失常的发生[22]。

动物实验和临床研究证实,ROS 与房颤的发生、发展密切相关。Bukowska 等[23]发现,对于心脏术后出现房颤的糖尿病患者,其心房肌线粒体功能降低,ROS 水平明显高于维持窦性心律者,且线粒体特异性抗氧化物 Mn-SOD 活性明显下降。研究显示,快速起搏的心房肌组织线粒体肿胀明显,氧化磷酸化水平受到抑制,ROS 产生增多。而在静脉注射乙酰胆碱和氯化钙造成的大鼠房颤模型中同样发现,心房线粒体功能降低,ROS 产生显著增加[24]。Xie 等[25]研究发现,慢性房颤患者心房肌细胞中氧化型 RyR2 受体显著高于窦性心律组,而氧化型 RyR2 受体会使 Ca^{2+} 从肌浆网渗漏到细胞内,导致细胞内 Ca^{2+} 超载而促进房颤的发生和发展。作者经动物研究证实,在 RyR2 受体突变的小鼠心肌细胞中,除了出现 Ca^{2+} 渗漏外,还表现出线粒体功能障碍、ROS 大量产生、易于诱发房颤等特点,而抑制线粒体 ROS 产生显著降低了房颤的发生率。本课题组研究[26]也证实,糖尿病兔离体心脏心房电生理特性改变,房颤的诱发率增加,伴随有明显心房间质纤维化,以及线粒体形态异常,并出现线粒体空泡化、呼吸功能及 $\Delta\Psi m$ 下降,而线粒体 ROS 生成速率则显著增加,见图 14-1。

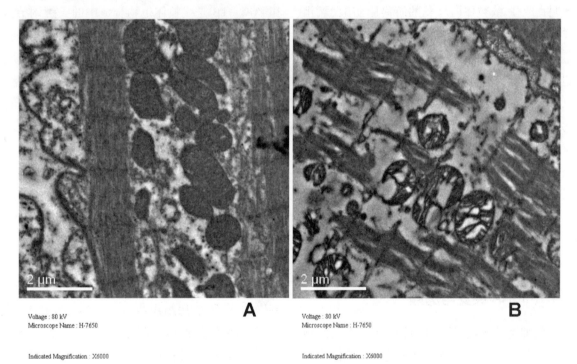

Voltage : 80 kV
Microscope Name : H-7650

Indicated Magnification : X6000

A

Voltage : 80 kV
Microscope Name : H-7650

Indicated Magnification : X6000

B

图 14-1　正常家兔与糖尿病家兔的心房肌电镜表现。(A)正常家兔心房肌线粒体形态。(B)糖尿病家兔心房肌线粒体形态。

14.4.3 线粒体 Ca^{2+} 稳态失衡与房颤

心肌线粒体内储存有大量 Ca^{2+}，并与肌浆网/内质网之间存在紧密联系的功能微区，从而为 Ca^{2+} 的相互转运提供了解剖基础。线粒体作为细胞内的 Ca^{2+} 库参与正常的生理活动，而 Ca^{2+} 的摄取和排出的动态平衡共同维持线粒体及细胞内的 Ca^{2+} 稳态，在维持心肌细胞兴奋－收缩偶联方面有着重要作用。生理状态下，Ca^{2+} 可激活三羧酸循环中脱氢酶和 ATP 合酶的活性，促进氧化磷酸化和 ATP 产生。因此，心肌细胞可通过对 Ca^{2+} 的调节，使线粒体的能量供应和需求相匹配。另一方面，心肌细胞内 Ca^{2+} 平衡对于心房电活动极为重要，Ca^{2+} 超载是触发房颤并使其维持的主要因素。

研究证实，线粒体功能障碍除了表现为 $\Delta\Psi m$ 降低、ATP 合成减少外，还可使细胞内的 Ca^{2+} 平衡紊乱，从而促进心律失常的发生[27]。另外，在病理情况下，线粒体增高的 Ca^{2+} 浓度可促进线粒体过度分裂，使碎片化线粒体增多，影响其正常功能，更可刺激三羧酸循环和氧化磷酸化，使呼吸链电子漏出增多，产生过量 ROS，还可诱发 mPTP 不适当开放，诱发细胞凋亡[28]。线粒体内堆积的游离脂肪酸、氧化应激增加、钙离子负荷、线粒体的膜电位降低、ATP 耗竭等因素均可引起线粒体膜通道孔开放，从而导致细胞内钙调节失衡[29]。针对线粒体抗氧化治疗，其可以改善线粒体功能，减轻细胞内钙超载，并减少房颤的发生。Li 等[30]在心肌缺血、机械牵张和胆碱能诱发的三种不同的房颤模型中发现，抑制线粒体转运蛋白（苯二氮䓬受体）对房颤的发生具有抑制作用，其机制与抑制细胞内 Ca^{2+} 超载和改善能量代谢有关。Bukowska 等[24]也发现，对于快速起搏的心房肌组织，应用 Ca^{2+} 阻滞剂可减轻线粒体肿胀等形态学异常，并明显改善氧化磷酸化功能。

14.4.4 mtDNA 突变与房颤

与其他细胞器不同，线粒体具有自己的遗传物质，即 mtDNA。mtDNA 能够独立地进行复制、转录和翻译部分线粒体蛋白质。由于 mtDNA 是裸露的，缺乏组蛋白和 DNA 结合蛋白的保护，处于线粒体呼吸链氧化磷酸化产生的高活性氧的环境之中，又缺

少有效的修复系统，因此，mtDNA 非常容易受氧自由基攻击而致突变。动物研究发现，mtDNA 突变可导致线粒体功能障碍，生物合成下降，$\Delta\Psi m$ 降低，ATP 产生减少[27]。临床研究显示，右心房组织 mtDNA 缺失与能量物质（腺嘌呤核苷酸）浓度降低及房颤有关[31]。研究显示，慢性房颤与心房肌组织体细胞 mtDNA 突变有关[32]。而另外一项研究也显示，非瓣膜性房颤患者外周血白细胞线粒体 mtDNA4977 缺失突变显著增加，并且心房结构重构和电重构更加明显[33]。Zhang 等[34]发现，对于接受非体外循环冠状动脉旁路移植术后发生房颤的患者，其外周血 mtDNA 拷贝数升高，其机制可能与外周血中 mtDNA 的拷贝数及患者体内的氧化应激状态有关。

14.4.5 线粒体生物合成及动力学与房颤

目前，线粒体生物合成及动力学对于维持线粒体正常功能至关重要，但导致房颤的直接证据十分有限，多数认为前两者是通过影响线粒体的功能而促使心律失常的发生。线粒体生物合成过程涉及核基因组（nDNA）与 mtDNA 的转录调控途径，通常用 mtDNA 的含量来反映线粒体生物合成。PGC－1α 和 PGC－1β 是线粒体生物合成中的关键调节因子。PGC－1α 募集具有组蛋白乙酰转移酶功能的蛋白（如 SRC－1、CBP、p300），通过蛋白质－蛋白质直接相互作用，辅助激活转录因子的活性，启动基因表达。PGC－1α/ NRF－1,2/mt－TFA 途径是目前较为公认的线粒体生物合成信号途径，AMPK、SIRT1 等上游刺激因子可通过该途径促使线粒体的合成增加。线粒体生物合成受损可导致线粒体功能障碍，而上调 mt－TFA 的表达可以减轻心肌梗死后线粒体功能下降[35]。研究显示，在快速起搏兔心房的房颤模型中，心房组织中 PGC－1α、NRF1、mt－TFA 蛋白表达明显降低，表明房颤时线粒体生物合成受损[14]。本课题组研究也发现，糖尿病兔房颤的诱发率增加，伴随心房组织线粒体生物合成相关蛋白表达下调，可能是通过脂联素/AMPK 途径实现的[26]。在糖尿病模型中报道过 PGC－1α 的表达升高后线粒体 DNA 的表达也随之升高，但是线粒体的质量并没有升高，这提示可能存在缺陷线粒体的堆积[36]。而在糖尿病进展期患者体内发现线粒体的生物合成

确实减少[37]。相对于 PGC - 1α，关于 PGC - 1β 的研究较少。但也有研究发现，在敲除 PGC - 1β 基因小鼠的心肌组织中，线粒体氧化磷酸化和电子传递相关的基因表达下调，Ca^{2+} 平衡紊乱，更易出现心律失常。另一项研究显示，敲除 PGC - 1β 基因的啮齿类动物的心房组织表现出与年龄相关的慢性线粒体功能障碍和促心律失常作用，主要包括最大动作电位上升速率降低、ADP 延长、传导速度减慢、有效不应期缩短、心肌间质纤维化随年龄的增长更加严重。

线粒体融合与分裂的失衡可以直接导致能量代谢下降，ATP 生产减少，ROS 生成增加，mtDNA 含量下降，其也是导致心律失常（包括房颤）的可能原因之一。

14.5　结语

线粒体是心肌能量代谢的核心，氧化应激、细胞内 Ca^{2+} 稳态的调节、细胞内信号转导及 mtDNA 的易损伤性在房颤的发生和维持机制中具有重要作用，为我们预防及治疗房颤提供了新的启示，这些环节有可能成为治疗房颤的潜在靶点。目前针对线粒体的特异性抗氧化剂也被大量应用于动物实验，其结果令人鼓舞。但目前关于线粒体与房颤的关系仍缺乏全面系统的认识，需要更加全面和深入的研究。

参考文献

[1] Wild S, Roglic G, Green A, et al. Global prevalence of diabetes：estimates for the year 2000 and projections for 2030 [J]. Diabetes Care, 2004,27(5):1047 - 1053.

[2] Yaribeygi H, Atkin SL, Sahebkar A. Mitochondrial dysfunction in diabetes and the regulatory roles of antidiabetic agents on the mitochondrial function[J]. J Cell Physiol, 2019,234(6):8402 - 8410.

[3] Du X, Ninomiya T, de Galan B, et al. Risks of cardiovascular events and effects of routine blood pressure lowering among patients with type 2 diabetes and atrial fibrillation：results of the ADVANCE study[J]. Eur Heart J, 2009,30 (9):1128 - 1135.

[4] Aksnes TA, Schmieder RE, Kjeldsen SE, et al. Impact of new-onset diabetes mellitus on development of atrial fibrillation and heart failure in high-risk hypertension (from the VALUE Trial)[J]. Am JCardiol, 2008, 101(5):634 - 638.

[5] Kanaan GN, Patten DA, Redpath CJ, et al. Atrial fibrillation is associated with impaired atrial mitochondrial energetics and supercomplex formation in adults With type 2 diabetes[J]. Can J Diab,？2019,43(1):67 - 75.

[6] Camm AJ, Lip GY, De Caterina R, et al. 2012 focused update of the ESC Guidelines for the management of atrial fibrillation：an update of the 2010 ESC Guidelines for the management of atrial fibrillation-developed with the special contribution of theEuropean Heart Rhythm Association[J]. Europace, 2012,14(10):1385 - 1413.

[7] Qingiao Shao, Lei Meng, Sharen Lee, et al. Empagliflozin, a sodium glucose co-transporter-2 inhibitor, alleviates atrial remoding and improves mitochondrial function in high-fat diet/streptozotocin-induced diabetic rats[J]. Cardiovasc D iabetol, 2019,18(1):165.

[8] Duicu OM, Lighezan R, Sturza A, et al. Assessment of Mitochondrial Dysfunction and Monoamine Oxidase Contribution to Oxidative Stress in Human Diabetic Hearts[J]. Oxid Med Cell Longev, 2016,2016:8470394.

[9] Glancy B, Balaban RS. Role of mitochondrial Ca^{2+} in the regulation of cellular energetics[J]. Biochemistry, 2012,51 (14):2959.

[10] Montaigne D, Marechal X, Lefebvre P, et al. Mitochondrial dysfunction as an arrhythmogenic substrate：a translational proof-of-concept study in patients with metabolic syndrome in whom post-operative atrial fibrillation develops [J]. J Am Coll Cardiol, 2013,62(16):1466 - 1473.

[11] Russell LK, Mansfield CM, Lehman JJ, et al. Cardiac-specific induction of the transcriptional coactivator peroxisome proliferator-activated receptor gamma coactivator-1alpha promotes mitochondrial biogenesis and reversible cardiomyopathy in a developmental stage-dependent manner[J]. Circ Res, 2004,94(4):525 - 533.

[12] De Jong KA, Lopaschuk GD. Complex Energy Metabolic Changes in Heart Failure With Preserved Ejection Fraction and Heart Failure With Reduced Ejection Fraction[J]. Can J Cardiol,2017,33(7): 860 - 871.

[13] Sun W, Quan N, Wang L, et al. Cardiac-Specific Deletion of the Pdha1 Gene Sensitizes Heart to Toxicological Actions of Ischemic Stress[J]. Toxicol Sci, 2016, 151

(1):193－203.

[14] Dong J, Zhao J, Zhang M, et al. β3-Adrenoceptor Impairs Mitochondrial Biogenesis and Energy Metabolism During Rapid Atrial Pacing-Induced Atrial Fibrillation [J]. J Cardiovasc Pharmacol Ther, 2016,21(1):114－126.

[15] O'Rourke B, Ramza BM, Marban E. Oscillations of membrane current and excitability driven by metabolic oscillations in heart cells[J]. Science, 1994,265(5174):962－966.

[16] Olson TM, Alekseev AE, Moreau C, et al. KATP channel mutation confers risk for vein of Marshall adrenergic atrial fibrillation[J]. Nat Clin Pract Cardiovasc Med, 2007,4(2):110－116.

[17] Seppet E, Eimre M, Peet N, et al. Compartmentation of energy metabolism in atrial myocardium of patients undergoing cardiac surgery[J]. Mol Cell Biochem, 2005,270(1－2):49－61.

[18] Turrens JF. Mitochondrial formation of reactive oxygen species[J]. J Physiol, 2003,552(Pt 2):335－344.

[19] Nakamura H, Matoba S, Iwaikanai E, et al. P53 Promotes Cardiac Dysfunction in Diabetic Mellitus Caused by Excessive Mitochondrial Respiration-Mediated Reactive Oxygen SPecies Generation and Lipid Accumulation Clinical Perspective[J]. Circulation Heart Failure, 2012,5(1):106.

[20] Aggarwal NT, Makielski JC. Redox control of cardiac excitability [J]. Antioxid Redox Signal, 2013, 18 (4):432－468.

[21] Tribulova N, Egan Benova T, Szeiffova Bacova B, et al. New aspects of pathogenesis of atrial fibrillation: remodelling of intercalated discs[J]. J Physiol Pharmacol, 2015, 66(5):625－634.

[22] Sovari AA, Rutledge CA, Jeong EM, et al. Mitochondria oxidative stress, connexin43 remodeling, and sudden arrhythmic death[J]. Circ Arrhythm Electrophysiol, 2013,6(3):623－631.

[23] Bukowska A, Schild L, Keilhoff G, et al. Mitochondrial dysfunction and redox signaling in atrial tachyarrhythmia[J]. Exp Biol Med (Maywood), 2008, 233(5):558－574.

[24] Zou D, Geng N, Chen Y, et al. Ranolazine improves oxidative stress and mitochondrial function in the atrium of acetylcholine-CaCl$_2$ induced atrial fibrillation rats[J]. Life Sci, 2016,156:7－14.

[25] Xie W, Santulli G, Reiken SR, et al. Mitochondrial oxidative stress promotes atrial fibrillation [J]. Sci Rep, 2015,5:11427.

[26] Zhang X, Zhang Z, Zhao Y, et al. Alogliptin, a Dipeptidyl Peptidase-4 Inhibitor, Alleviates Atrial Remodeling and Improves Mitochondrial Function and Biogenesis in Diabetic Rabbits[J]. J Am Heart Assoc, 2017,6(5):e005945.

[27] Florea SM, Blatter LA. The role of mitochondria for the regulation of cardiac alternans[J]. Front Physiol, 2010, 1:141.

[28] Yang KC, Bonini MG, Dudley SC. Mitochondria and arrhythmias[J]. Free Radic Biol Med, 2014, 71:3 51－361.

[29] 刘涛, 李晶, 鲍翠玉. 线粒体损伤与糖尿病心肌病发病关系的研究进展[J]. 中国药理学通报, 2018,34(4):456－458.

[30] Li J, Xiao J, Liang D, et al. Inhibition of mitochondrial translocator protein prevents atrial fibrillation[J]. Eur J Pharmacol, 2010,632(1－3):60－64.

[31] Tsuboi M, Hisatome I, Morisaki T, et al. Mitochondrial DNA deletion associated with the reduction of adenine nucleotides in human atrium and atrial fibrillation[J]. Eur J Clin Invest, 2001,31(6):489－496.

[32] Park HW, Ahn Y, Jeong MH, et al. Chronic atrial fibrillation associated with somatic mitochondrial DNA mutations in human atrial tissue[J]. J Clin Pathol, 2007,60(8):948－950.

[33] Lee JS, Ko YG, Shin KJ, et al. Mitochondrial DNA 4977bp deletion mutation in peripheral blood reflects atrial remodeling in patients with non-valvular atrial fibrillation [J]. Yonsei Med J, 2015,56(1):53－61.

[34] Zhang J, Xu S, Xu Y, et al. Relation of Mitochondrial DNA Copy Number in Peripheral Blood to Postoperative Atrial Fibrillation After Isolated Off-Pump Coronary Artery Bypass Grafting [J]. Am J Cardiol, 2017, 119 (3):473－477.

[35] Javadov S, Purdham DM, Zeidan A, et al. NHE-1 inhibition improves cardiac mitochondrial function through regulation of mitochondrial biogenesis during postinfarction remodeling[J]. Am J Physiol Heart Circ Physiol, 2006,291(4):H1722－H1730.

［36］ Ren J, Pulakat L, Whaley-Connell A, et al. Mitochondrial biogenesis in the metabolic syndrome and cardiovascular disease［J］. Journal of Molecular Medicine, 201088(10): 993 – 1001.

［37］Netticadan T, Temsah RM, Kent A, et al. Depressed Levels of Ca^{2+}-Cycling Proteins May Underlie Sarcoplasmic Reticulum Dysfunction in the Diabetic Heart［J］. Diabetes, 2001,50(9):2133 – 2138.

第15章
内质网应激与糖尿病心房重构

张志伟　刘彤

15.1　引言

　　房颤是临床上最常见的持续性心律失常,可显著增加脑卒中、痴呆、心力衰竭及死亡风险。随着人口老龄化,房颤的患病率不断上升,已经成为严重危害人民健康的重大公共卫生问题[1]。资料显示,我国 45 岁以上成人的房颤标化患病率为 1.8%,有近 790 万房颤患者[2]。房颤可以由局灶兴奋点触发,而其维持则通常需要"基质",即维持房颤的心房的电生理、机械和解剖学特征。这种基本改变包括心房电重构和结构重构。电重构包括影响心房肌激活和传导的离子通道特性的变化,而结构重构是指组织结构的改变,包括微观层面(如纤维化)和宏观层面(如心房扩张)[3]。糖尿病是严重危害人类健康的全身性代谢疾病,依据最新美国糖尿病协会(ADA)标准,我国成年人糖尿病的总体患病率约为 12.8%,糖尿病患者总数约为 1.298 亿(男性 7040 万,女性 5940 万),糖尿病前期的患病率更是达到 35.2%[4]。糖尿病是心血管疾病的主要危险因素,与心血管事件和死亡率增加相关,是房颤发生的独立危险因素[5]。糖尿病相关房颤的机制尚未被完全阐明,糖尿病患者的血糖波动、氧化应激和炎症可导致心脏结构重构、电重构、电机械重构和自主神经重构,从而促进房颤的发生和维持[5]。最近大量研究证据表明,内质网应激(ERS)参与多种心血管疾病(CVD)的病理生理过程,包括高血压、缺血性心脏病、心力衰竭和代谢性心肌病等,可能在糖尿病相关心房重构中发挥重要作用[6,7]。本章将对内质网应激在糖尿病心房重构中的潜在机制展开综述。

15.2　内质网应激

　　内质网(ER)是细胞质中由相互连通的管道、扁平囊组成的网状管道系统,分为粗面内质网(RER)和滑面内质网(SER)两部分,是真核细胞内最大的细胞器[8]。其在心肌和骨骼肌细胞中,又被称为肌浆网(SR)。内质网在多种生理过程中起着至关重要的作用,参与调控分泌和跨膜蛋白的折叠和转运、细胞 Ca^{2+} 稳态和脂质的生物合成,并与其他细胞器产生交联。细胞内 1/3 的蛋白质合成发生在内质网腔内。内质网的蛋白质折叠能力破坏,导致未折叠和错误折叠的蛋白质积累,由此产生的内质网稳态失衡即称为 ERS[9]。

　　内质网的蛋白折叠效率对细胞内环境和细胞外刺激的变化高度敏感,诸多生理或病理刺激,如蛋白合成增加、钙稳态失衡、自噬功能障碍、氧化应激、炎症、缺氧、能量不足、胰岛素抵抗、高血糖等均可导致未折叠或错误折叠的蛋白质在内置网内蓄积,超过其处理能力,从而导致内质网功能紊乱,发生 ERS[10,11]。为了确保蛋白质折叠能力与蛋白质折叠需求保持平衡,细胞会不断监测内质网腔中错误折叠蛋白质的数量。当发生 ERS 时,错误折叠的蛋白质蓄积超过临界阈值,便会启动细胞内未折叠蛋白质反应(UPR)信号转导途径,其通过减少蛋白合成、增加内质网的蛋白折叠能力、增加内质网相关蛋白降解(ERAD)和自噬等方式恢复 ER 蛋白折叠稳态。然而,当 ERS 十分严重或持续存在时,UPR 无法代偿减少 ERS 并维持内质网稳态,最终导致细胞的功能紊乱和凋亡[12]。UPR 有三个典型分支,分别由蛋白激酶 R 样内质网激酶(PERK)、需肌醇酶 1(IRE1)和活化转录因子 6(ATF6)这三种 ERS 传感器介导[13]。此外,免疫球蛋白重链结合蛋白(BiP),又称为葡萄糖调节蛋白 78(GRP78)是调节 UPR 至关重要的内质网分子伴侣。GRP78 是一种热休克蛋白家族成员,在正常条件下,其与上述三种信号传感器(PERK、IRE1 和 ATF6)相结合并抑制它们的信号传导。并且,GRP78 还与内质网中错误折叠的蛋白质结合。因此,随着错误折叠蛋白质的蓄积,GRP78 与三种 UPR 传感器的结合则逐渐减少,恢复其活性以维持内质网稳态和细胞功能[14]。

PERK 是位于内质网上的 I 型跨膜蛋白,通过二聚化和自磷酸化激活,激活后通过磷酸化真核细胞翻译起始因子(eIF2α),使 mRNA 翻译广泛减少,导致蛋白质合成的瞬时衰减。这种可逆的共价修饰通过减少新合成的蛋白质进入内质网来恢复内质网的稳态[15]。此外,eIF2α 磷酸化后可选择性地诱导一些 mRNA 的翻译,其中便包括活化转录因子 4(ATF4)[16]。ATF4 是一种应激诱导的转录因子,可上调 C/EBP 同源蛋白(CHOP)的表达,二者可形成异二聚体协同诱导涉及编码氧化还原稳态、氨基酸合成、细胞自噬和凋亡的基因的表达[17]。与此同时,ATF4 可通过上调蛋白磷酸酶 1(PP1)调节亚基 GADD34 而发挥对 IF2α 的负反馈作用。在 ERS 时,GADD34 与 PP1 形成复合物而使 eIF2α 去磷酸化。同样,作为 PP1 辅因子的 eIF2α 磷酸化抑制因子(CReP),也可通过与 PP1 形成复合物而使 eIF2α 发生去磷酸化[9]。

IRE1 同样是位于内质网上的 I 型跨膜蛋白,包括 IRE1α 和 IRE1β 两种亚型,包含一个内质网腔传感器结构域和一个胞质核糖核酸内切酶(RNase)结构域,并通过二聚化和自磷酸化激活[18]。在被激活后,IRE1α 通过其核酸内切酶活性非常规剪接 X - 盒结合蛋白 - 1(XBP1)的 mRNA,并选择性地切除 XBP1 mRNA 含 26 个核苷酸长度的内含子序列,使其 mRNA 编码阅读框移位,并翻译形成活性 XBP1 转录因子(XBP1)[19]。XBP1 与多种 UPR 靶基因启

动子结合,控制编码参与蛋白质折叠、转运和 ERAD 的蛋白质的基因转录,上调一系列 ERS 反应元件(ERSE),增强内质网蛋白折叠、转运和 ERAD 功能。此外,IRE1α 的激活还可以降解内质网定位的 mRNA 转录物以减少内质网上的蛋白质折叠负荷,这一过程称为调节的 IRE1 依赖性衰变(RIDD)。并且,IRE1α 通过与衔接蛋白的结合激活"应激预警通路"相关激酶,包括 JUN 氨基末端激酶(JNK)和核因子 - κB(NF - κB)[19]。与 IRE1α 相比,IRE1β 对 XBP1 的剪接活性相对较弱,其主要作为 IRE1α 的显性负调节因子来抑制 XBP1 剪接[20]。

ATF6 是一种位于内质网上含有碱性亮氨酸拉链(bZIP)基序的 II 型跨膜蛋白,由 N 末端 bZIP 转录因子结构域、跨膜结构域和管腔结构域组成[21]。在正常条件下,ATF6 是被锚定内质网膜上的分子量为 90 kDa 的单程跨膜蛋白,监测内质网中合成的蛋白质的折叠状态。当发生 ERS 时,ATF6 从内质网转移到高尔基体(Golgi),其管腔结构域被位点 1 蛋白酶(S1P)切割去除,N - 端跨膜结构域被位点 2 蛋白酶(S2P)切割,形成只有 50kDa 的含 bZIP 的转录因子。随后其进入细胞核与 ERSE 结合,调节编码 GRP78、CHOP、XBP1 和 ERAD 等基因的转录,以维持内质网蛋白质稳态和细胞功能[22]。

15.3　内质网应激与糖尿病心房重构

内质网是蛋白加工和脂质合成的关键场所。因此,胰岛 β 细胞中具有复杂的内质网结构,ERS 和 UPR 通路在胰岛素抵抗和糖尿病发生中发挥重要作用。在糖尿病病理状态下,持续存在的高血糖、胰岛素抵抗刺激可导致内质网蛋白折叠数量增加、负担加重,发生 ERS 和 UPR 异常,并通过多种机制导致心脏重构。

15.3.1　细胞凋亡

在持续存在或严重的 ERS 情况下,UPR 不能消除 ERS,细胞无法恢复内质网蛋白折叠稳态,可导致凋亡信号通路的激活。ERS 可以通过多种途径诱导细胞凋亡,包括 CHOP 通路、JNK 通路、B 细胞淋巴

瘤-2(BCL-2)蛋白家族和Caspase-12等。UPR级联的三个分支均可启动促凋亡信号传导,其中激活PERK-eIF2α-ATF4-CHOP通路最为关键[23]。CHOP是一种含有bZIP的双功能转录因子,受ATF6和PERK途径的调节,可通过同时调控促凋亡蛋白和抗凋亡蛋白(包括BCL-2和TMBIM/BI-1家族成员)的表达而促进细胞凋亡[24]。IRE1磷酸化后通过与肿瘤坏死因子受体相关因子2(TRAF2)和凋亡信号调节激酶1(ASK1)形成复合物而激活JNK,JNK再通过激活cIap1、cIap2、Xiap等凋亡相关基因并增加RIDD,发挥促凋亡作用[25]。JNK还可以通过磷酸化促凋亡细胞蛋白质BAX诱导其活性[26]。此外,在ERS时,IRE1-TRAF2还可以激活内质网膜上特异性的细胞凋亡蛋白酶Caspase-12(人类为Caspase-4),后者通过激活Caspase-9及下游的Caspase-3诱导细胞凋亡[27]。

Ghavami等[28]研究发现,他汀类药物通过抑制HMG-CoA还原酶途径抑制人心房成纤维细胞的ERS和凋亡。Shi等[29]研究发现,对小鼠心房肌细胞(HL-1)快速起搏可导致其GRP78、CHOP、p-PERK、p-IRE1和ATF6这些ERS相关蛋白不同程度的升高,发生ERS,并且发现ERS可通过线粒体凋亡途径(MAP)和丝裂原活化蛋白激酶(MAPK)信号通路介导细胞凋亡,而应用ERS抑制剂4-PBA后可使ERS相关蛋白表达下调,抑制细胞凋亡。在H_2O_2刺激的乳鼠心肌细胞模型中,Wang等[30]研究发现H_2O_2刺激可使GRP78、GRP94、CHOP等ERS相关蛋白表达增加,而应用伊布利特可以通过抑制ERS减少心肌细胞凋亡。最近,在高脂饲料喂养的肥胖小鼠模型中,Zhang等[31]研究发现高脂饲料喂养的小鼠GRP78、p-PERK、ATF6和CHOP等ERS相关蛋白水平升高,应用4-PBA则可以显著降低这些蛋白的表达。本课题组研究发现,经高糖刺激可使HL-1细胞GRP78、CHOP蛋白表达水平及BAX/BCL-2蛋白表达比值显著升高,而通过4-PBA干预可抑制上述变化,提示ERS在糖尿病诱导的细胞凋亡中发挥重要作用[7]。

15.3.2 氧化应激和炎症

当机体内促氧化剂和抗氧化剂比例失衡,促氧化剂占主导作用时,称为氧化应激。氧化应激的主要表现就是活性氧族(ROS)的过度蓄积,其可直接造成DNA损伤、细胞凋亡、心肌肥厚及纤维化[32]。持续性炎症同样可导致组织损伤和异常修复,从而促进组织的纤维化重构。本课题组的多项研究表明,氧化应激和炎症可能是连接糖尿病与心房重构的关键环节[33-35]。氧化应激和炎症反应可诱发ERS并激活UPR,反之,ERS同样可以导致氧化应激和炎症的发生,三者之间存在着密切的信号交联[6]。

UPR可通过IRE1α介导的TRAF2信号通路激活NF-κB[36]。PERK激活同样可以通过抑制IκBα的翻译而导致NF-κB活性增加[37]。此外,硫氧还蛋白互作蛋白(TXNIP)是胰岛素中炎症过程的核心分子,可通过激活NLRP3炎症小体调节细胞氧化还原状态和炎症反应等作用。有研究发现,ERS通过TXNIP-NLRP3-IL-1β信号通路诱导炎症反应[38]。UPR可促进肿瘤坏死因子(TNF)、IL、CC-趋化因子配体2(CCL2)等促炎细胞因子的释放,从而促进糖尿病心肌病的发展;反之,循环和心肌中的IL-1β诱导ERS可导致糖尿病心肌病的发生[6,39]。通过分析比较59例患有心脏瓣膜病或先天性心脏病的接受心外科手术治疗的房颤患者或窦性心律患者,Wang等[40]研究发现,相较于窦性心律患者,房颤患者右心耳组织中GRP78、CHOP、Perk、ATF4、ATF6、XBP1等ERS相关因子的mRNA及蛋白表达水平均显著增高,并伴随着血清中TNF-α和IL-1β水平的显著升高、细胞凋亡增加,而抗凋亡因子中脑星形胶质细胞来源神经营养因子(MANF)的mRNA及蛋白表达则显著降低。我们研究发现,高糖刺激可以导致HL-1细胞发生ERS,线粒体抗氧化蛋白锰超氧化物歧化酶(Mn-SOD)表达下调,并诱发线粒体氧化应激的发生[7]。

15.3.3 内质网线粒体交联和钙稳态

内质网在细胞中与多种细胞器存在交联,其中,内质网与线粒体相互连接的部位称为线粒体相关内质网膜(MAM),其在细胞的Ca^{2+}信号转导、脂质生物合成和ERS等调控中发挥关键作用[41]。位于线粒体内膜的线粒体钙离子单向转运体(MCU)是线粒体的主要Ca^{2+}摄取通道,其摄取能力对于维持线粒

体膜电位(MMP)的稳定至关重要。MCU 对胞浆中
Ca^{2+} 的摄取能力主要受肌浆网 Ca^{2+} 泵(SERCA)、兰
尼碱受体(RyR)和三磷酸肌醇受体(IP3R1)调
节[41]。此外,内质网中存在多种伴侣蛋白,如
GRP75、GRP78、集钙蛋白、钙网织蛋白等作为钙结
合蛋白而发挥 Ca^{2+} 调控作用[42]。内质网膜上的
IP3R1 使内质网钙离子聚集,线粒体外膜上的电压
依赖性阴离子选择性通道蛋白 1(VDAC1)是一种
钙摄取通道,二者通过分子伴侣 GRP75 联系在一起
而形成 IP3R1/GRP75/VDAC1 复合体共同参与 Ca^{2+}
调控[43]。

在链脲佐菌素(STZ)诱导的糖尿病大鼠模型和
高糖刺激的心肌细胞中,Liu 等[44]研究发现糖尿病
及高糖刺激可使 PERK 磷酸化增加,促使 RyR 通道
开放,进而导致细胞内 Ca^{2+} 超载。应用 ERS 抑制剂
4-PBA 或 siRNA 靶向干扰 PERK 后可显著抑制细
胞内 Ca^{2+} 超载,降低 GRP78 水平及心律失常事件的
发生率。本课题组同样发现,通过 siRNA 靶向敲低
IP3R1/GRP75/VDAC1 复合体连接相关蛋白线粒体
融合蛋白 2(Mfn2),可以显著改善 ERS 诱导剂衣霉
素(TM)刺激导致的大鼠原代心肌细胞的线粒体氧
化应激和 Ca^{2+} 超载,并改善其线粒体膜电位和呼吸
功能。

15.4 结语

UPR 是机体的一种防御机制,可以通过维持内
质网稳态来保护心肌细胞。然而,糖尿病病理状态
下持续的 ERS 导致心肌细胞功能障碍和凋亡,从而
导致糖尿病心房重构。近年来,ERS 和 UPR 在众多
疾病的发病机制中的潜在作用受到了广泛关注。越
来越多的证据揭示了 ERS 和 UPR 异常在包括心血
管疾病在内的多种疾病的发生和发展中的关键作
用。但在糖尿病及房颤领域,ERS 的相关研究仍相
对匮乏,且多基于基础研究。相关临床研究,以及探
索 UPR 信号通路的靶向药物干预的临床试验将是
未来研究的重要方向。

参考文献

[1] Michaud GF, Stevenson WG. Atrial Fibrillation[J]. N Engl J Med, 2021,384(4):353-361.

[2] Du X, Guo L, Xia S, et al. Atrial fibrillation prevalence, awareness and management in a nationwide survey of adults in China[J]. Heart, 2021,107(7):535-541.

[3] Wijesurendra RS, Casadei B. Mechanisms of atrial fibrillation[J]. Heart, 2019,105(24):1860-1867.

[4] Li Y, Teng D, Shi X, et al. Prevalence of diabetes recorded in mainland China using 2018 diagnostic criteria from the American Diabetes Association: national cross sectional study[J]. BMJ, 2020,369m997.

[5] Wang A, Green JB, Halperin JL, et al. Atrial Fibrillation and Diabetes Mellitus: JACC Review Topic of the Week [J]. J Am Coll Cardiol, 2019,74(8):1107-1115.

[6] Ren J, Bi Y, Sowers JR, et al. Endoplasmic reticulum stress and unfolded protein response in cardiovascular diseases[J]. Nat Rev Cardiol, 2021,18(7):499-521.

[7] Yuan M, Gong M, Zhang Z, et al. Hyperglycemia Induces Endoplasmic Reticulum Stress in Atrial Cardiomyocytes, and Mitofusin-2 Downregulation Prevents Mitochondrial Dysfunction and Subsequent Cell Death[J]. Oxid Med Cell Longev, 2020,2020:6569728.

[8] Westrate LM, Lee JE, Prinz WA, et al. Form follows function: the importance of endoplasmic reticulum shape[J]. Annu Rev Biochem, 2015,84:791-811.

[9] Hetz C, Zhang K, Kaufman RJ. Mechanisms, regulation and functions of the unfolded protein response[J]. Nat Rev Mol Cell Biol, 2020,21(8):421-438.

[10] Hetz C, Papa FR. The Unfolded Protein Response and Cell Fate Control[J]. Mol Cell, 2018,69(2):169-181.

[11] Brooks-Worrell BM, Palmer JP. Setting the Stage for Islet Autoimmunity in Type 2 Diabetes: Obesity-Associated Chronic Systemic Inflammation and Endoplasmic Reticulum (ER) Stress[J]. Diabetes Care, 2019,42(12):2338-2346.

[12] Wang M, Kaufman RJ. Protein misfolding in the endoplasmic reticulum as a conduit to human disease[J]. Nature, 2016,529(7586):326-335.

[13] Kaufman RJ. Orchestrating the unfolded protein response in health and disease[J]. J Clin Invest, 2002,110(10):1389-1398.

[14] Kropski JA, Blackwell TS. Endoplasmic reticulum stress in the pathogenesis of fibrotic disease[J]. J Clin Invest, 2018,128(1):64-73.

[15] Walter P, Ron D. The unfolded protein response: from stress pathway to homeostatic regulation[J]. Science, 2011,334(6059):1081 – 1086.

[16] Di Prisco GV, Huang W, Buffington SA, et al. Translational control of mGluR-dependent long-term depression and object-place learning by eIF2alpha[J]. Nat Neurosci, 2014,17(8):1073 – 1082.

[17] Han J, Back SH, Hur J, et al. ER-stress-induced transcriptional regulation increases protein synthesis leading to cell death[J]. Nat Cell Biol, 2013,15(5):481 – 490.

[18] Imagawa Y, Hosoda A, Sasaka S, et al. RNase domains determine the functional difference between IRE1alpha and IRE1beta[J]. FEBS Lett, 2008,582(5):656 – 660.

[19] Hetz C. The unfolded protein response: controlling cell fate decisions under ER stress and beyond[J]. Nat Rev Mol Cell Biol, 2012,13(2):89 – 102.

[20] Grey MJ, Cloots E, Simpson MS, et al. IRE1β negatively regulates IRE1α signaling in response to endoplasmic reticulum stress[J]. J Cell Biol, 2020,219(2):e201904048.

[21] Yu Z, Sheng H, Liu S, et al. Activation of the ATF6 branch of the unfolded protein response in neurons improves stroke outcome[J]. J Cereb Blood Flow Metab, 2017,37(3):1069 – 1079.

[22] Glembotski CC. Roles for ATF6 and the sarco/endoplasmic reticulum protein quality control system in the heart[J]. J Mol Cell Cardiol, 2014,71:11 – 15.

[23] Yang Y, Liu L, Naik I, et al. Transcription Factor C/EBP Homologous Protein in Health and Diseases[J]. Front Immunol, 2017,8:1612.

[24] Pihan P, Carreras-Sureda A, Hetz C. BCL-2 family: integrating stress responses at the ER to control cell demise[J]. Cell Death Differ, 2017,24(9):1478 – 1487.

[25] Brown M, Strudwick N, Suwara M, et al. An initial phase of JNK activation inhibits cell death early in the endoplasmic reticulum stress response[J]. J Cell Sci, 2016,129(12):2317 – 2328.

[26] Kim BJ, Ryu SW, Song BJ. JNK-and p38 kinase-mediated phosphorylation of Bax leads to its activation and mitochondrial translocation and to apoptosis of human hepatoma HepG2 cells[J]. J Biol Chem, 2006,281(30):21256 – 21265.

[27] Anania VG, Yu K, Gnad F, et al. Uncovering a Dual Regulatory Role for Caspases During Endoplasmic Reticulum Stress-induced Cell Death. Mol Cell Proteomics, 2016,15(7):2293 – 2307.

[28] Ghavami S, Yeganeh B, Stelmack GL, et al. Apoptosis, autophagy and ER stress in mevalonate cascade inhibition-induced cell death of human atrial fibroblasts[J]. Cell Death Dis, 2012,3:e330.

[29] Shi J, Jiang Q, Ding X, et al. The ER stress-mediated mitochondrial apoptotic pathway and MAPKs modulate tachypacing-induced apoptosis in HL-1 atrial myocytes[J]. PLoS One, 2015,10(2):e0117567.

[30] Wang Y, Wang YL, Huang X, et al. Ibutilide protects against cardiomyocytes injury via inhibiting endoplasmic reticulum and mitochondrial stress pathways[J]. Heart Vessels, 2017,32(2):208 – 215.

[31] Zhang Y, Yang S, Fu J, et al. Inhibition of endoplasmic reticulum stress prevents high-fat diet mediated atrial fibrosis and fibrillation[J]. J Cell Mol Med, 2020, 24(23):13660 – 13668.

[32] Sies H. Oxidative stress: a concept in redox biology and medicine[J]. Redox Biol, 2015,4:180 – 183.

[33] Zhang Z, Zhang X, Meng L, et al. Pioglitazone Inhibits Diabetes-Induced Atrial Mitochondrial Oxidative Stress and Improves Mitochondrial Biogenesis, Dynamics, and Function Through the PPAR-gamma/PGC-1alpha Signaling Pathway[J]. Front Pharmacol, 2021,12:658362.

[34] Zhang X, Zhang Z, Zhao Y, et al. Alogliptin, a Dipeptidyl Peptidase-4 Inhibitor, Alleviates Atrial Remodeling and Improves Mitochondrial Function and Biogenesis in Diabetic Rabbits[J]. J Am Heart Assoc, 2017, 6(5):e005945.

[35] Zhang X, Zhang Z, Yang Y, et al. Alogliptin prevents diastolic dysfunction and preserves left ventricular mitochondrial function in diabetic rabbits[J]. Cardiovasc Diabetol, 2018,17(1):160.

[36] Kaneko M, Niinuma Y, Nomura Y. Activation signal of nuclear factor-kappa B in response to endoplasmic reticulum stress is transduced via IRE1 and tumor necrosis factor receptor-associated factor 2[J]. Biol Pharm Bull, 2003,26(7):931 – 935.

[37] Deng J, Lu PD, Zhang Y, et al. Translational repression mediates activation of nuclear factor kappa B by phosphorylated translation initiation factor 2[J]. Mol Cell Biol, 2004,24(23):10161 – 10168.

［38］ Yang Y, Li J, Han TL, et al. Correction to: endoplasmic reticulum stress may activate NLRP3 inflammasomes via TXNIP in preeclampsia［J］. Cell Tissue Res, 2020,380 (1):203.

［39］ Liu Z, Zhao N, Zhu H, et al. Circulating interleukin-1beta promotes endoplasmic reticulum stress-induced myocytes apoptosis in diabetic cardiomyopathy via interleukin-1 receptor-associated kinase-2 ［J］. Cardiovasc Diabetol, 2015,14:125.

［40］ Wang C, Yu S, Bao Q, et al. Circulating Mesencephalic Astrocyte-Derived Neurotrophic Factor Negatively Correlates With Atrial Apoptosis in Human Chronic Atrial Fibrillation［J］. J Cardiovasc Pharmacol, 2020,75 (2): 141 – 147.

［41］ Lopez-Crisosto C, Pennanen C, Vasquez-Trincado C, et al. Sarcoplasmic reticulum-mitochondria communication in cardiovascular pathophysiology［J］. Nat Rev Cardiol, 2017,14(6):342 – 360.

［42］ Marchi S, Patergnani S, Missiroli S, et al. Mitochondrial and endoplasmic reticulum calcium homeostasis and cell death［J］. Cell Calcium, 2018,69:62 – 72.

［43］ Szabadkai G, Bianchi K, Varnai P, et al. Chaperone-mediated coupling of endoplasmic reticulum and mitochondrial Ca^{2+} channels ［J］. J Cell Biol, 2006, 175 (6): 901 – 911.

［44］ Liu Z, Cai H, Zhu H, et al. Protein kinase RNA-like endoplasmic reticulum kinase (PERK)/calcineurin signaling is a novel pathway regulating intracellular calcium accumulation which might be involved in ventricular arrhythmias in diabetic cardiomyopathy［J］. Cell Signal, 2014,26 (12):2591 – 2600.

第 16 章
炎症激活与糖尿病心房重构

富华颖

16.1 引言

糖尿病是一种非常常见的代谢性疾病,全球有超过 4 亿人受其影响[1]。因其广泛流行和对人类健康的危害,糖尿病已经成为世界性的公共卫生问题。据估计,到 2040 年,糖尿病的患者数量将达到 6.42 亿。糖尿病可能使心脑和外周血管疾病的风险增加 6~7 倍[2],许多糖尿病患者会出现动脉粥样硬化、微循环障碍和高血压等严重的大血管和微血管并发症,严重时甚至出现失明和非创伤性截肢,从而增加患者和家庭的经济负担,降低生活质量,影响人类的健康和寿命。目前,可用于治疗糖尿病的方法仍不足,因此,迫切需要更好的医疗手段或治疗方案来预防和控制糖尿病及其并发症。心房颤动是临床上最常见的心律失常之一[3,4],同时也是糖尿病患者最常见的并发症之一。与非糖尿病患者相比,糖尿病患者发生房颤的风险更高[5]。多项临床研究及报道表明,糖尿病是房颤的独立危险因素[6]。房颤的患病率在 40 岁之前非常低,65 岁以后呈指数增长,而在大于 80 岁的人群中高达 10%[7]。糖尿病一直被认为是一种促炎性疾病,炎症反应可诱导心房结构重构和电重构,进一步促进房颤的发生和维持。若心房结构重构和电重构持续发展得不到改善,最终将引起心力衰竭、脑卒中,甚至猝死等严重心脑血管事件发生,严重影响患者疾病的预后和患者的生存。目前,糖尿病引起房颤的病理生理机制尚未完全明确[6],相关研究及文献显示,炎症激活在房颤的发生、发展中起着极为重要的作用[8],而糖尿病所致的心房重构与炎症激活关系密切。本章将从糖尿病与炎症激活、房颤与炎症激活、糖尿病与心房重构之间联系等几个方面进行阐述。

16.2 炎症激活与糖尿病心房重构机制

16.2.1 糖尿病与炎症激活

糖尿病是一种以伴随多种炎症因子升高为特征的自身炎症性疾病,其特点是心肌炎症、氧化应激、细胞凋亡和心肌纤维化[9]。糖尿病的发病机制通常有两个免疫因素:损伤相关分子模式(DAMPS)引起的促炎细胞因子的释放和炎症小体的激活[10],包括 Toll 样受体(TLR)在内的模式识别受体感知致病微生物成分的病原体相关分子模式(PAMP)和宿主来源的 DAMP、PAMP 和 DAMP 作用导致的非致病性炎症,通常被称作"无菌性炎症"。无菌炎症由中性粒细胞和巨噬细胞等先天性免疫细胞介导,对有害物质的中和及隔离、受损细胞的去除及组织和伤口的修复都至关重要[10]。糖尿病通过 PAMP 和 DAMP 作用诱导的无菌性炎症,导致心脏巨噬细胞中前白细胞介素 -1β(IL -1β)的表达和 NLRP3 炎症小体的激活。NLRP3 炎症小体是一种胞浆内模式识别受体(PRR)参与组装的多蛋白复合物,它可以识别与损伤相关的 PAMP,并促进促炎细胞因子的成熟,以启动和放大炎症反应。同时被激活的 NLRP3 炎症小体将前 IL -1β 转化酶裂解为分裂的 Caspase -1,分裂的 Caspase -1 将 IL -1β 进一步裂解为其活性形式,由此白细胞介素 - 1 家族的促炎细胞因子 IL - 1β 被激活[11-15],进而参与一系列炎症反应的发生。糖尿病导致的炎症小体激活和促炎介质释放,被认为是心脏无菌性炎症和心脏修复的主要危险感知途径[16],可影响心脏的功能变化。同时,慢性炎症在糖尿病的发生、发展及并发症的发病机制中发挥重要作用[2]。炎症反应是由免疫系统激活介导的,将中性粒细胞和巨噬细胞等先天免疫细胞募集到损伤部位,细胞表面的 PRR 可识别 PAMP,随后这些细胞的激活可将有害病原体和危险信号根除[10]。有报道称,在糖尿病患者中可观察到炎症过程的持续激活,这与血糖控制不佳和更严重的糖尿病伴随疾病密切相关[17],并且血糖波动过大可增加蛋白质和脂质的糖基化[8],刺激糖尿病患者心脏中活性氧的过量产生,进而导致氧化应激和炎症激活的发生[18]。ROS 被认为是炎症激活过程中起重要作用的关键信号分子,在炎性疾病及炎症激活的发生、发展过程中起着至关重要的作用,同时炎症反应的激活能反向刺激 ROS 的产生[19],进一步加重炎症反应。而高血糖和炎症激活可诱导内质网出现氧化应激,其中还原糖的自氧化、非酶蛋白糖基化、多元醇途径的活性增加、蛋白激酶 C(PKC)的激活和抗氧化系统的减弱等情况的发生可能与高血糖引起的氧化应激相关。严重或长期的内质网应激会导致线粒体功能障碍和氧化还原稳态受损[9]。由于线粒体新陈代谢和电子传递受损,ROS 的产生增加,证明氧化应激水平的增加也会反向促进炎症激活的发生[20]。

ROS 水平的不断升高可损伤蛋白质、脂质和 DNA(尤其是线粒体 DNA),并激活炎症细胞产生细胞因子而诱导炎症反应,导致进一步的炎症损伤[21]。糖尿病患者因炎症因子分解功能受损,出现肿瘤坏死因子 - α、白细胞介素 - 6(IL - 6)等促炎细胞因子水平升高[22],同时高血糖也会增加炎症介质,从而促进炎症的发生进而导致炎症激活。有证据表明,糖尿病患者核因子 - κB(NF - κB)表达上调,通过激活 NF - κB 产生大量炎症蛋白[23],由此引起 NF - κB 介导的炎症激活、氧化应激和肾素 - 血管紧张素 - 醛固酮系统(RAAS)的激活[24]。有临床研究报道,接受 RAAS 抑制剂治疗的特定患者,房颤的患病率低于对照组,接受 RAAS 抑制剂治疗的房颤患者在房颤转复后复发的可能性也低于对照组[25]。NF - κB 作为一种主开关的转录因子,通过激活多条下游促炎通路,在糖尿病患者高血糖所致微血管病变的发生发展过程中发挥重要作用,其中 TNF - α、IL - 1 和 IL - 6 等炎性细胞因子基因被激活,进而激活 TLR,出现一系列炎症激活反应,促进细胞的信息传递和最终凋亡的发生[26]。

16.2.2　房颤与炎症激活

16.2.2.1　房颤炎症激活机制

房颤是临床上十分常见的心律失常,其以心房迅速而混乱的电活动为特征,易发生一系列重大不良心血管事件(如心力衰竭、脑卒中等)[27],是新发心力衰竭的主要危险因素。按持续时间的长短,房颤可分为阵发性房颤、持续性房颤、长期持续性房颤和永久性房颤,其治疗的基础包括心律控制、节律控制和脑卒中预防。其中,糖尿病是房颤的潜在危险因素之一[28],除此之外,高血压、冠心病、瓣膜心脏病、心力衰竭、心肌病、肥胖、睡眠呼吸暂停、甲状腺功能亢进、酗酒、药物和过度劳累等也应引起人们的重视。有研究显示,糖尿病患者的房颤风险比非糖尿病患者高 40% 以上[18],且大量研究及数据表明糖尿病是房颤的独立危险因素[6]。尽管糖尿病在房颤发生中的确切病理生理机制目前尚未完全阐明,且根据现有的流行病学数据尚不清楚房颤是糖尿病本身的结果,还是仅仅是更高级别的心血管疾病负担的自然表现[24],但自主神经重构、电重构和结构重构,以及炎症激活、氧化应激、连接蛋白重构和血糖波动似乎在房颤中发挥重要作用[29]。研究指出,炎症激活通过增加心房电不稳定、促进心房纤维化和调节心脏内在的自主神经系统来促进房颤[24,30]。同时许多研究表明,房颤与炎症激活、氧化应激之间关系密切,在房颤患者的心房中,C 反应蛋白(CRP)、IL - 6、白细胞介素 - 8(IL - 8)和 TNF - α 水平显著升高,单核细胞、巨噬细胞和中性粒细胞等免疫细胞浸润增加[31]。有文献指出,房颤患者的发病率和预后都与血清炎症生物标志物的水平有关,与无房颤病史的患者相比,房颤患者的循环 CRP 水平升高,持续性房颤患者的 CRP 水平高于阵发性房颤患者[32]。

炎症激活参与了房颤的病理生理过程,并介导了氧化应激和细胞凋亡等多种病理过程。炎症激活还可能通过内皮激活或损伤、单核细胞产生组织因子、增加血小板活化和增加纤维蛋白原的表达来促进房颤的血栓前状态[28],促进血栓的发生。炎症激活已被证明在房颤的病理生理学中起着关键作用,房颤患者中存在炎症浸润和血清促炎细胞因子水平升高。炎症细胞分泌炎症细胞因子和趋化因子,激活关键转录因子 NF-κB,激活的 NF-κB 不仅会增加炎症细胞因子的基因表达,加剧炎症反应,还会导致电重构和心肌细胞肥大,炎症细胞因子通过这种正反馈机制加剧了房颤的发生发展。同时炎症细胞因子如 TNF-α 会破坏内质网中的蛋白质折叠,诱导心肌细胞凋亡,由 NF-κB 诱导的心肌细胞凋亡有助于房颤的发展和维持[33]。

前文糖尿病与炎症激活中提到,ROS 的过量产生,导致氧化应激和炎症激活的发生[18],炎症激活可诱导氧化应激,而氧化应激水平的增加也会促进炎症激活的发生。有研究报道,在房颤患者中发现心肌组织中 ROS 水平升高,血液样本中氧化应激标志物的增加[25]。ROS 的主要来源于线粒体氧化应激,

ROS 的其他主要来源包括 NADPH 氧化酶和黄嘌呤氧化酶。通常会降解 ROS 的酶,如超氧化物歧化酶和谷胱甘肽过氧化物酶的表达减少,会加剧氧化应激[20]。ROS 的失衡是房颤启动和持续的机制之一,心肌细胞中 ROS 的增加不仅改变了心房离子通道 NaV1.5 通道和兰诺定受体 2(RyR2)的电生理特性,从而促进心律失常,还导致基因程序、心房肌成纤维细胞和基质金属蛋白酶的激活,最终造成心肌肥厚的发生。

此外,活化的心房肌成纤维细胞分泌细胞外基质,通过产生细胞因子和趋化因子,导致炎症反应激活[34]。研究指出,在房颤患者的心房组织中,氧化应激、线粒体结构和功能受损均伴有 NF-κB 的激活[5],多项研究表明,房颤发病率的增加与 NF-κB 的激活相关,NF-κB 是 NLRP3 炎症小体启动的中心介质[34],动物心肌细胞中 NLRP3 炎症小体的激活被报道可引起异位激发,导致房颤的发生,抑制心肌细胞中 NLRP3 炎症小体的表达或炎性小体的形成

则可降低房颤的诱发,Yao[35]等的一项关于心肌细胞特异性表达组成性活性 NLRP3(CM-Ki)的敲入小鼠模型的实验证明了 NLRP3 炎症小体的表达易诱发房颤的发生,并确立了抑制 NLRP3 炎症小体作为一种潜在的房颤治疗新途径。同时 NLRP3 炎症小体的基因抑制也被证明可以预防房颤的发生[36]。

16.2.2.2 房颤与 ECM 蛋白生物标志物

对于房颤的诊断而言,心电图是最基本的检查手段,廉价且广泛使用,但心电图对于房颤诊断及预后的提示存在一定的局限性。近年来细胞外基质(ECM)越来越多地成为房颤诊断的研究对象,有研究发现房颤与心脏 ECM 成分和合成增加之间存在关联,检测 ECM 形成和降解的循环生物标志物可以为房颤提供诊断和预后信息。一些可能参与房颤发生发展的 ECM 蛋白的生物标志物,如Ⅰ型、Ⅲ型、Ⅳ型和Ⅵ型胶原的标志物,弹性蛋白,基质金属蛋白酶(MMP)和组织金属蛋白酶抑制剂(TIMP)以及各种糖蛋白,如纤维连接蛋白等,可以用于房颤的诊断,成为潜在的诊断和提示预后的生物标记物。通过检验这些指标,有可能提高早期检测和当前疾病风险的评分,从而更好地识别疾病进展,最终使患者受益[37]。

16.2.2.3 房颤的上游治疗

糖尿病促进房颤发生的病理生理机制尚未完全阐明,房颤的药物治疗除上文提及的心律控制、节律控制和脑卒中预防外,目前根据糖尿病心房重构引起房颤的可能机制,进行了相关通路上游靶点治疗的探索,被称作上游疗法。临床研究表明,一些具有潜在的抗炎、抗氧化药物,如噻唑烷二酮类(TZD)、普罗布考、血管紧张素转换酶抑制剂(ACEI)、血管紧张素Ⅱ受体拮抗剂(ARB)等作为房颤管理新的治疗干预措施,可能在房颤的预防和治疗中发挥重要作用[38],本课题组的一项[39]关于四氧嘧啶诱导的糖尿病兔的实验中,证实了普罗布考通过抑制氧化应激和 TNF-α/NF-κB/转化生长因子-β(TGF-β)信号转导通路抑制糖尿病兔的心房重构。虽然需要更多的实验和研究对上述药物加以验证,这也是对糖尿病房颤治疗的一种新展望,有望造福广大的糖

尿病房颤患者。

16.3 糖尿病心房重构与炎症激活

16.3.1 心房结构重构

糖尿病心房重构包括结构重构和电重构,结构重构是指组织结构的改变,包括镜下改变(如纤维化)和宏观上的改变(如心房扩张),电重构则是影响心房心肌激活和传导的离子通道特性的变化[27]。糖尿病患者心房结构重构和电重构在房颤的发生和维持中起关键作用[5],有证据表明,在房颤之前通常就伴有心脏传导异常和心脏结构重构,与糖尿病相关的心房结构重构的底物可能依赖于慢性炎症和氧化应激、RAAS 的激活、晚期糖基化终末产物(AGE)产生的增加和生长因子表达增加等因素的重合[40]。心房结构重构的标志和最显著的特征是心房纤维化,表现为心房肌细胞肥大、心肌细胞排列方向紊乱及心肌间质纤维化,它是一个复杂、多因素的过程,参与了房颤的发生和维持[41],心房纤维化的形成涉及多种复杂机制和途径的相互作用,包括进行性心房扩张、氧化应激、炎症、钙超载和肌纤维母细胞的激活[42]。心房纤维化涉及富含胶原的心肌组织的形成,这也扰乱了细胞间的耦合,阻碍了动作电位的传播,并促进了潜在的房颤活动的折返性兴奋[43]。炎症激活与房颤关系密切,炎症激活通过增加心房电不稳定,促进心房纤维化,并调节心脏固有的自主神经系统,从而促进房颤的发生[24]。炎症激活可能是心房纤维化的基础,活化的炎症细胞产生细胞因子,如 TNF - α、白细胞介素 - 1b(IL - 1b)、IL - 6 和 IL - 2,以及趋化因子如单核细胞趋化蛋白 - 1(MCP - 1),作用于多种类型的细胞,进一步传播炎症[36]。而心房纤维化导致传导障碍,并促进心房重构的进展[18]。据报道,多种分子及通路参与了心房纤维化的发生发展,炎症介质中,DAMPS 构成了参与炎症和纤维化强化的一个分子群体。DAMPS 激活 TLR 和模式识别受体途径,同时激活和招募先天免疫和获得性免疫的白细胞(包括中性粒细胞、肥大细胞、巨噬细胞和 T 细胞及其亚群等),这可能会进一步传播炎症级联反应,维持纤维化。

NLRP3 炎症小体在糖尿病心脏纤维化的发生发展中起着重要作用,NLRP3 炎症小体的组装和激活导致 Caspase - 1 激活,并将前 IL - 1β 和白细胞介素 - 18(IL - 18)转化为成熟的促纤维化细胞因子 IL - 1β 和 IL - 18[44],从而介导心房纤维化的发生。动物心肌细胞中的 NLRP3 炎症小体已被证明可引起异位激发,促进心房组织纤维化的形成,导致房颤的发生。氧化应激使细胞内的 ROS 产生增加,ROS 通过一系列途径与炎症细胞因子协同,参与成纤维细胞向肌成纤维细胞的前纤维化分化,影响心房组织的结构重构和房颤发生。另外,转化生长因子 - β/SMAD 信号转导通路、结缔组织生长因子(CTGF)、血小板衍生生长因子(PDGF)及非编码 RNA 等,均被证明与心房纤维化相关,而热休克蛋白(HSP)可能通过对心肌细胞结构重构的保护作用在房颤中发挥重要作用[36]。随着医学研究水平的不断进步,一些特异性的生物标志物已被提出用来反映心房心肌的纤维化水平,如可检测 Ⅲ 型前胶原氨基末端肽(P Ⅲ NP)、1 型胶原 C 端前肽(CICP)、1 型胶原 C 端末端肽(CITP)、细胞外基质降解酶(MMP - 1 和 MMP - 9)等的循环水平间接评估纤维化程度,来预测房颤的触发和维持的可能性,同时这些标记物在不同的房颤类型中浓度是不同的,它们随着心律失常负荷的加重和左心房直径的增大而增加,除了能反应不同类别的房颤外,还能反应心房组织重构的在病程中的进展[36]。

16.3.2 心房电重构

心房电重构包括有效不应期缩短、传导速度减慢、波长减少和由钙依赖的触发活动引起的频繁心房异位,这是由快速心房率引起的,是心房易损性增加的标志,电脉冲形成或脉冲传导的异常可能引发和维持房颤[5,33,45]。有文献提到,心房电重构的基础可能由离子通道表达或调节改变引起的心房动作电位(AP)形态的改变引起。心房 AP 的上行由钠电流决定,它影响心房心肌的传导速度。AP 的动作电位时程(APD)和复极由内向 L 型钙电流($I_{Ca,L}$)和多个外向钾电流之间的平衡决定,包括瞬时外向钾电流(I_{to})、超快延迟整流钾电流(I_{Kur})和小电导钙激活的钾电流等。上述任何电流的改变都可能导致 APD

的改变,触发房颤[45]。实验证明,在细胞水平观察到糖尿病兔心房钠电流减少,L 型钙离子电流密度增加,这可能是导致传导减慢和心律失常增加的原因之一[20]。糖尿病模型中,Zucker 糖尿病脂肪(ZDF)大鼠呈现出间质纤维化增加,动作电位持续时间延长,Ito、IKur 和 ICa-L 电流密度异常[46]。这些实验分别从不同的方面证明了糖尿病心脏中电流离子异常与心律失常的关系。另外,糖尿病时的电重构可能涉及缝隙连接功能的改变,这种改变会由于连接蛋白表达或定位的改变而影响心房传导速度[6]。Serban[24] 等人的文章中提到,线粒体氧化应激的发生发展引起 ROS 释放增加,诱导 NF-κB 通路导致心房重构,增加 TNF-α 的表达导致心房纤维化,诱导肌酸激酶氧化损伤导致心房收缩功能障碍,表明线粒体氧化应激在促进心房电重构和结构重构中发挥着重要作用。Wang[5] 等人的一项研究中更是证实了 NF-κB/TGF-β 信号转导通路通过蛋白激酶 C-β(PKC-β)参与链脲佐菌素(STZ)诱导的糖尿病大鼠心房重构,降低房颤的发生率。众多的实验及研究皆表明,糖尿病和心房颤动是通过氧化应激和炎症反应而相互交织的疾病,两个因素相互作用加剧了心房电重构和结构重构,导致不良底物的形成,促进房颤的启动和维持[3]。

16.4　结语

综上所述,糖尿病是房颤的独立危险因素。虽然糖尿病引起房颤的病理生理机制目前尚未完全阐明,但据目前的研究表明,炎症激活反应在糖尿病及其并发症的发生、发展中具有非常重要的意义[2],而心房结构重构和电重构则在房颤的发生和维持中起关键作用。前文提到糖尿病和心房颤动是通过氧化应激和炎症激活反应相互交织相互影响的疾病,其中涉及了众多复杂的分子离子、生理病理及免疫学机制。对于房颤的诊断,心电图是最简单广泛的检测手段,近年越来越多的实验及研究将房颤的诊断方向延伸至参与房颤发生发展中出现的物质,这些生物标记物可能成为房颤发生发展及进行诊断提示预后的指标,在临床工作中使患者受益。对于房颤的治疗,最基本的便是血糖控制,以此减轻因高血糖引起的全身氧化应激和炎症激活反应,同时也应注意避免发生血糖波动过大的情况,因为对于糖尿病患者而言,相对于慢性高血糖,血糖波动与氧化应激增加的相关性更强,这表明血糖波动过大可能是房颤一个更重要的危险因素[20]。前文提到,心率控制、节律控制和脑卒中预防是房颤治疗的基石,除此之外,许多实验研究根据目前总结的糖尿病心房重构的机制,进行了针对心房结构重构、炎症激活和氧化应激的非抗心律失常药物的上游治疗的探索,TZD、普罗布考等具有潜在抗炎、抗氧化作用的药物可能在房颤的预防和治疗中发挥重要作用[38]。对于糖尿病房颤的治疗除了抗心律失常药物外,房颤消融已逐渐成为一种主要的治疗策略[28]。随着对糖尿病房颤病理生理机制和糖尿病治疗方案进一步的深入研究,未来必将出现糖尿病房颤诊断和治疗的新方向。

参考文献

[1] Regazzi R. MicroRNAs as therapeutic targets for the treatment of diabetes mellitus and its complications[J]. Expert Opin Ther Targets, 2018, 22(2): 153-160.

[2] Zhang Y, Bai R, Liu C, et al. MicroRNA single-nucleotide polymorphisms and diabetes mellitus: A comprehensive review[J]. Clin Genet, 2019, 95(4): 451-461.

[3] Karam BS, Chavez-Moreno A, Koh W, et al. Oxidative stress and inflammation as central mediators of atrial fibrillation in obesity and diabetes[J]. Cardiovasc Diabetol, 2017, 16(1): 120.

[4] Meng T, Wang J, Tang M, et al. Diabetes Mellitus Promotes Atrial Structural Remodeling and PARP-1/Ikkalpha/NF-kappaB Pathway Activation in Mice[J]. Diabetes Metab Syndr Obes, 2021, 14: 2189-2199.

[5] Wang H, Xu Y, Xu A, et al. PKCbeta/NF-kappaB pathway in diabetic atrial remodeling[J]. J Physiol Biochem, 2020, 76(4): 637-653.

[6] Bohne LJ, Johnson D, Rose RA, et al. The Association Between Diabetes Mellitus and Atrial Fibrillation: Clinical and Mechanistic Insights[J]. Front Physiol, 2019, 10: 135.

[7] Huang X, Li Y, Zhang J, et al. The molecular genetic basis of atrial fibrillation[J]. Hum Genet, 2020, 139(12):

1485 – 1498.

[8] Liang X, Zhang Q, Wang X, et al. Reactive oxygen species mediated oxidative stress links diabetes and atrial fibrillation [J]. Mol Med Rep, 2018,17(4):4933 – 4940.

[9] Deshwal S, Forkink M, Hu CH, et al. Monoamine oxidase-dependent endoplasmic reticulum-mitochondria dysfunction and mast cell degranulation lead to adverse cardiac remodeling in diabetes [J]. Cell Death Differ, 2018, 25 (9): 1671 – 1685.

[10] Shin JJ, Lee EK, Park TJ, et al. Damage-associated molecular patterns and their pathological relevance in diabetes mellitus[J]. Ageing Res Rev, 2015,24(Pt A):66 – 76.

[11] Rovira-Llopis S, Apostolova N, Banuls C, et al. Mitochondria, the NLRP3 Inflammasome, and Sirtuins in Type 2 Diabetes: New Therapeutic Targets[J]. Antioxid Redox Signal, 2018,29(8):749 – 791.

[12] Yuan M, Gong M, Zhang Z, et al. Hyperglycemia Induces Endoplasmic Reticulum Stress in Atrial Cardiomyocytes, and Mitofusin-2 Downregulation Prevents Mitochondrial Dysfunction and Subsequent Cell Death [J]. Oxid Med Cell Longev, 2020,2020:6569728.

[13] Liu D, Zeng X, Li X, et al. Role of NLRP3 inflammasome in the pathogenesis of cardiovascular diseases [J]. Basic Res Cardiol, 2018,113(1):5.

[14] Zhang X, Pan L, Yang K, et al. H3 Relaxin Protects Against Myocardial Injury in Experimental Diabetic Cardiomyopathy by Inhibiting Myocardial Apoptosis, Fibrosis and Inflammation[J]. Cell Physiol Biochem, 2017,43(4): 1311 – 1324.

[15] Monnerat G, Alarcon ML, Vasconcellos LR, et al. Macrophage-dependent IL-1beta production induces cardiac arrhythmias in diabetic mice [J]. Nat Commun, 2016, 7:13344.

[16] Moraes-Vieira PM, Yore MM, Sontheimer-Phelps A, et al. Retinol binding protein 4 primes the NLRP3 inflammasome by signaling through Toll-like receptors 2 and 4 [J]. Proc Natl Acad Sci USA, 2020, 117 (49): 31309 – 31318.

[17] Verdoia M, Nardin M, Rolla R, et al. Association of lower vitamin D levels with inflammation and leucocytes parameters in patients with and without diabetes mellitus undergoing coronary angiography [J]. Eur J Clin Invest, 2021,51(4):e13439.

[18] Harada M, Nattel S. Implications of Inflammation and Fibrosis in Atrial Fibrillation Pathophysiology [J]. Card Electrophysiol Clin, 2021,13(1):25 – 35.

[19] Halim M, Halim A. The effects of inflammation, aging and oxidative stress on the pathogenesis of diabetes mellitus (type 2 diabetes)[J]. Diabetes Metab Syndr, 2019,13 (2):1165 – 1172.

[20] Wang A, Green JB, Halperin JL, et al. Atrial Fibrillation and Diabetes Mellitus: JACC Review Topic of the Week [J]. J Am Coll Cardiol, 2019,74(8):1107 – 1115.

[21] Wang D, Yin Y, Wang S, et al. FGF1(DeltaHBS) prevents diabetic cardiomyopathy by maintaining mitochondrial homeostasis and reducing oxidative stress via AMPK/ Nur77 suppression [J]. Signal Transduct Target Ther, 2021,6(1):133.

[22] Domingueti CP, Dusse LM, Carvalho M, et al. Diabetes mellitus: The linkage between oxidative stress, inflammation, hypercoagulability and vascular complications[J]. J Diabetes Complications, 2016,30(4):738 – 45.

[23] Habibi F, Ghadiri Soufi F, Ghiasi R, et al. Alteration in Inflammation-related miR-146a Expression in NF-KB Signaling Pathway in Diabetic Rat Hippocampus [J]. Adv Pharm Bull, 2016,6(1):99 – 103.

[24] Serban RC, Scridon A. Data Linking Diabetes Mellitus and Atrial Fibrillation-How Strong Is the Evidence? From Epidemiology and Pathophysiology to Therapeutic Implications[J]. Can J Cardiol, 2018,34(11):1492 – 1502.

[25] Jalife J. Novel Upstream Approaches to Prevent Atrial Fibrillation Perpetuation[J]. Heart Fail Clin, 2016,12(2): 309 – 22.

[26] Kamali K, Korjan ES, Eftekhar E, et al. The role of miR-146a on NF-kappaB expression level in human umbilical vein endothelial cells under hyperglycemic condition[J]. Bratisl Lek Listy, 2016,117(7):376 – 80.

[27] Wijesurendra RS, Casadei B. Mechanisms of atrial fibrillation[J]. Heart, 2019,105(24):1860 – 1867.

[28] Chung MK, Refaat M, Shen WK, et al. Atrial Fibrillation: JACC Council Perspectives[J]. J Am Coll Cardiol, 2020,75(14):1689 – 1713.

[29] Goudis CA, Korantzopoulos P, Ntalas IV, et al. Diabetes mellitus and atrial fibrillation: Pathophysiological mechanisms and potential upstream therapies[J]. Int J Cardiol, 2015,184:617 – 622.

[30] Bell DSH, Goncalves E. Heart failure in the patient with diabetes: Epidemiology, aetiology, prognosis, therapy and the effect of glucose-lowering medications[J]. Diabetes Obes Metab, 2019,21(6):1277 - 1290.

[31] Sun Z, Zhou D, Xie X, et al. Cross-talk between macrophages and atrial myocytes in atrial fibrillation[J]. Basic Res Cardiol, 2016,111(6):63.

[32] Harada M, Van Wagoner DR, Nattel S. Role of inflammation in atrial fibrillation pathophysiology and management [J]. Circ J, 2015,79(3):495 - 502.

[33] Sirish P, Li N, Timofeyev V, et al. Molecular Mechanisms and New Treatment Paradigm for Atrial Fibrillation [J]. Circ Arrhythm Electrophysiol, 2016,9(5).

[34] Avula UMR, Dridi H, Chen BX, et al. Attenuating persistent sodium current-induced atrial myopathy and fibrillation by preventing mitochondrial oxidative stress[J]. JCI Insight, 2021,6(23).

[35] Yao C, Veleva T, Scott L, et al. Enhanced Cardiomyocyte NLRP3 Inflammasome Signaling Promotes Atrial Fibrillation [J]. Circulation, 2018,138(20):2227 - 2242.

[36] Xintarakou A, Tzeis S, Psarras S, et al. Atrial fibrosis as a dominant factor for the development of atrial fibrillation: facts and gaps[J]. Europace, 2020,22(3):342 - 351.

[37] Reese-Petersen AL, Olesen MS, Karsdal MA, et al. Atrial fibrillation and cardiac fibrosis: A review on the potential of extracellular matrix proteins as biomarkers[J]. Matrix Biol, 2020,91 - 92:188 - 203.

[38] Zhang Q, Liu T, Ng CY, et al. Diabetes mellitus and atrial remodeling: mechanisms and potential upstream therapies[J]. Cardiovasc Ther, 2014,32(5):233 - 41.

[39] Fu H, Li G, Liu C, et al. Probucol prevents atrial remodeling by inhibiting oxidative stress and TNF-alpha/NF-kappaB/TGF-beta signal transduction pathway in alloxan-induced diabetic rabbits[J]. J Cardiovasc Electrophysiol, 2015,26(2):211 - 22.

[40] Han D, Zhang QY, Zhang YL, et al. Gallic Acid Ameliorates Angiotensin Ⅱ-Induced Atrial Fibrillation by Inhibiting Immunoproteasome-Mediated PTEN Degradation in Mice[J]. Front Cell Dev Biol, 2020,8:594683.

[41] Li CY, Zhang JR, Hu WN, et al. Atrial fibrosis underlying atrial fibrillation (Review)[J]. Int J Mol Med, 2021, 47(3).

[42] Quah JX, Dharmaprani D, Tiver K, et al. Atrial fibrosis and substrate based characterization in atrial fibrillation: Time to move forwards[J]. J Cardiovasc Electrophysiol, 2021,32(4):1147 - 1160.

[43] Darroudi S, Fereydouni N, Tayefi M, et al. Oxidative stress and inflammation, two features associated with a high percentage body fat, and that may lead to diabetes mellitus and metabolic syndrome[J]. Biofactors, 2019,45 (1):35 - 42.

[44] Jin ZQ. MicroRNA targets and biomarker validation for diabetes-associated cardiac fibrosis[J]. Pharmacol Res, 2021,174:105941.

[45] Bohne LJ, Jansen HJ, Daniel I, et al. Electrical and structural remodeling contribute to atrial fibrillation in type 2 diabetic db/db mice[J]. Heart Rhythm, 2021,18(1): 118 - 129.

[46] Fu L, Rao F, Lian F, et al. Mechanism of electrical remodeling of atrial myocytes and its influence on susceptibility to atrial fibrillation in diabetic rats[J]. Life Sci, 2019,239:116903.

第3篇　糖尿病患者合并房颤的综合管理

第 **17** 章
生活方式干预

陈子良　刘彤

17.1　引言

糖尿病和心房颤动给患者和社会带来沉重的疾病负担和经济负担。糖尿病是成年人发生房颤的独立危险因素[1]。RBIT - AF 研究显示糖尿病合并房颤患者生活质量降低,住院率、心血管疾病发病率及全因死亡率显著升高[2]。

糖尿病的综合防治包括生活方式管理、糖尿病教育[即糖尿病自我管理教育与支持(DSMES)]、血糖监测、药物治疗等内容。其中,生活方式管理主要包括医学营养治疗和运动治疗,是控制糖尿病患者高血糖的基础措施,应始终贯穿于糖尿病的三级预防策略之中。已有多项研究发现,适当的生活方式干预能够延迟或预防 2 型糖尿病(T2DM),最新国内外糖尿病相关指南同样倡导包括合理膳食、控制体重、适量运动、戒烟等在内的健康生活方式[3,4]。

既往房颤管理策略着重于抗凝治疗,以降低缺血性脑卒中风险,但利伐沙班用于房颤脑卒中预防(ROCKET AF)研究发现,接受抗凝的房颤患者血栓栓塞相关死因占比仅为 6%,而心血管疾病死因占比高达 72%[5]。这一结果提示房颤患者应当接受更为综合、科学的疾病管理措施。因此,在房颤管理的抗凝治疗、心率控制和节律控制三大传统策略基础上,国外学者提议将通过生活方式干预可逆性危险因素作为另一房颤管理策略[6]。国际知名学者 Lip 教授进一步提出房颤患者的"ABC"综合管理方案("A"抗凝/避免脑卒中;"B"更好的症状管理/室率和节律控制;"C"心血管危险因素与合并疾病管理)[7]。

其中,"C"的重要组成部分是生活方式干预。2020 年,欧洲心脏病学会(ESC)房颤诊断和管理指南也做了相应推荐[8]。Domek 等[9]发现在糖尿病合并房颤人群中,"ABC"方案依从者具有更低的全因死亡及复合结局事件风险。

此外,不良生活方式在高血压、冠心病、心力衰竭等疾病的发生和发展中具有举足轻重的作用,而这些疾病是糖尿病和房颤的共同危险因素,有效的生活方式干预能够进一步通过干预上述合并疾病改善糖尿病与房颤[10]。

由此可见,生活方式干预在糖尿病与房颤的管理中具有重要地位。本章将重点讨论糖尿病患者合并房颤的生活方式干预相关研究证据。

17.2　生活方式干预措施

17.2.1　肥胖与减重

我国经济飞速发展,人民生活方式随之改变,肥胖患病率快速上升。肥胖不仅会增加患心房颤动、冠状动脉粥样硬化等心血管疾病的风险,而且常伴有高血压、糖尿病、胰岛素抵抗等危险因素[11,12]。

Look AHEAD(糖尿病患者健康行动)是一项前瞻性多中心随机对照临床研究,其将 5145 例年龄为 45～75 岁、体质指数(BMI)$\geq 25 kg/m^2$(胰岛素治疗者$\geq 27 kg/m^2$)的 T2DM 患者随机分为强化生活方式干预组(ILI 组),以及糖尿病支持和教育组(DSE 组),虽然研究并未发现以减轻体重为主要目标的强化生活方式干预能够降低心血管事件发生率,但结果表明在 T2DM 患者中实现和维持长期减重的可行性,且 ILI 组参与者所需降糖、降压和降脂药物更少,也能够改善患者体力活动、性功能及生活质量[13,14]。2022 美国糖尿病协会(ADA)糖尿病诊疗指南建议大多数超重或肥胖的 T2DM 患者可以通过饮食、身体活动和行为疗法来实现并维持 5% 的体重减轻。额外的减重通常会进一步降低糖尿病和心血管疾病风险[15]。对 T2DM 和 BMI≥27kg/m² 者,在充分考虑风险及获益之后,减肥药物可以作为辅助减重手段,对特定人群可进一步考虑代谢手术减重。

Framingham 心脏研究数据表明,肥胖是房颤发生的重要预测因素,肥胖者发生房颤的风险是正常体重者的 1.52 倍,BMI 每增加 1 个单位,新发房颤风险增加 4%,心脏超声提示肥胖可能通过左心房重构导致房颤[16]。来自韩国的研究进一步发现腹型肥胖可使新发房颤风险增加 18%(95% CI,1.10 ~ 1.27),而且在非肥胖人群(BMI < 30kg/m²)中,腹型肥胖均能增加新发房颤风险,尤其在无合并疾病的受试者之中[17]。已有多项研究探讨了减重在房颤发生和发展中的作用。房颤队列中目标导向体重管理的长期影响(LEGACY)研究和减重与危险因素调整对房颤的预防效应(REVERSE - AF)研究均表明,减重可以减轻肥胖房颤患者的疾病负担,延缓甚至逆转肥胖人群的房颤进展,而且减重≥10% 的患者获益更大[18,19]。房颤消融患者的监督性减重试验(SORT - AF,NCT02064114)是一项研究者发起的前瞻性随机多中心临床研究,共纳入 113 例 BMI 为 30 ~ 40kg/m² 的症状性房颤(阵发性或持续性)患者,这些患者在接受房颤消融治疗后分为减重和常规治疗两组,并通过植入式循环记录仪(ILR)判断术后 3 ~ 12 个月的房颤负担,结果虽未发现两组主要终点之间存在差异,但进一步分析表明,减重和运动能够降低持续性房颤患者的房颤复发率(OR,1.154;95% CI,1.028~1.297),提示体重管理是房颤三级预防的重要辅助措施[20]。

因此,人们需对肥胖引起足够重视,减重应当作为糖尿病及房颤预防及管理的重要措施。

17.2.2　运动

运动治疗在糖尿病患者的综合管理中具有重要作用。规律运动可以增加胰岛素敏感性、改善生活质量、降低糖化血红蛋白水平[21]。

美国糖尿病预防项目(DPP)研究对 1079 例受试者(平均年龄 50.6 岁,BMI 33.9kg/m²)分析后发现,尽管减重是降低糖尿病发病风险的最重要因素,但每周至少 150 分钟身体活动有助于维持减重。此外,即便没有达到减重目标,身体活动达标也可以使糖尿病发生风险降低 44%[22]。2022 ADA 糖尿病诊疗指南进一步建议对 2 型糖尿病高风险的超重/肥胖成人进行强化生活方式干预,以实现并保持体重减轻 7%,并增加中等强度的体力活动(如快走)至少 150 分钟/周(如每周运动 5 天,每次 30 分钟)(证据等级:A)[23]。除有氧运动之外,同时建议患者每周进行 2~3 次阻力运动,以锻炼肌肉力量及耐力,二者联合进行会有更大获益[24]。此外,荟萃分析提示久坐时间与糖尿病、心血管疾病风险显著相关,而减少久坐可以降低糖尿病发生率[25,26]。因此,鼓励糖尿病患者采取健康的生活方式,将规律的有益运动融入日常生活之中。

适度运动/体力活动对心血管健康有益,美国《2018 年身体活动指南咨询委员会研究报告》建议所有成年人每周进行 150 分钟中等强度或 75 分钟高强度有氧运动。多项研究的确表明上述运动建议可降低新发房颤风险、改善房颤相关症状及生活质量[27]。但过度运动(如运动员所进行的长期高强度耐力训练)可能增加房颤风险,荟萃分析提示运动员房颤发生风险显著高于普通人群(OR,2.34;95% CI,1.04 ~ 5.28),且在男性和年龄 <60 岁个体中更为显著,提示房颤与身体活动之间存在非线性关系[28,29]。研究表明,轻至中度运动(如步行或骑自行车 20 分钟,每周 3~5 次)可能是成人的最佳运动方式。为预防房颤的发生和发展,应避免过度耐力运动(如马拉松和长距离铁人三项等)[30]。

由此可见,遵循指南共识所推荐的运动处方能够同时降低糖尿病和房颤疾病负担。

17.2.3　饮食

饮食是心血管疾病及相关危险因素(如糖尿病、肥胖)的重要决定因素。健康中国行动(2019—2030 年)重点强调合理膳食是健康的基础,健康合理的膳食习惯可有效预防心血管代谢疾病[31]。

《2019ACC/AHA 心血管疾病一级预防指南》建议所有成年人都应采取健康饮食模式,强调蔬菜、水果、坚果、全谷物、鱼类的摄入,并尽量减少反式脂肪、红肉和加工红肉、精制碳水化合物和含糖饮料的摄入。对于 T2DM 患者,包括改善饮食习惯在内的生活方式干预更为重要。而对于超重和肥胖的成年人,通过调整饮食限制热量可以同时实现和保持减重获益[32]。饮食治疗(医学营养治疗)也是防治糖尿病的重要手段,2022 ADA 糖尿病诊疗指南建议根据患者偏好和营养需求,由专科营养(医)师制订个体化平衡膳食方案,有助于糖尿病患者控制体重、改善糖脂代谢紊乱、减少降糖药物用量[33]。我国糖尿病防治指南也从日常能量摄入[25~30kcal/(kg·d)]、脂肪、碳水化合物、蛋白质、钠盐(<5g/d)及微量营养素平衡等方面提出了糖尿病饮食治疗的具体建议[3]。

西方国家多推荐地中海饮食或降压饮食(DASH)模式。来自西班牙的 PRIDIMED 研究是一项三臂、随机对照试验,探讨了地中海饮食在心血管疾病高风险人群中的一级预防效应,二次分析结果发现地中海饮食能够降低 T2DM、心房颤动、肥胖发生率[34]。对于血压 >120/80mmHg 的糖尿病患者,美国指南建议采用 DASH 饮食模式,包括减少钠和增加钾的摄入量、适度饮酒和增加身体活动(证据等级:A)[33]。除患者个体层面之外,政府应保障为民众提供安全、健康、可持续性食品。越来越多的国家也开始对不健康食品征税。相关研究表明,食品税可以改善能量和营养摄入、体重指数和健康状况[10]。

此外,饮食科普教育有助于提升公众健康意识,饮食干预应当与运动、减重等生活方式干预措施一起作为改善糖尿病及心血管疾病管理的基础。

17.2.4 戒烟

吸烟有害健康。我国一项前瞻性研究对512 891名成年人随访 9 年后发现,在城市男性中,相比不吸烟者,吸烟者的糖尿病发病风险增加 18%(HR,1.18;95% CI,1.12~1.25),且吸烟年龄越小、吸烟量越多、肥胖程度越高,糖尿病发生风险越大[35]。其他研究进一步提示吸烟会增加多种糖尿病并发症

及早期死亡风险[36]。相应的,戒烟能够降低糖尿病患者心血管疾病发生率及全因死亡率[37]。虽然有研究表明戒烟后会出现短期内体重增加及 T2DM 发病率增加风险,但这一作用随时间而变化,在戒烟后5~7 年达到峰值,随后逐渐降低,且并不降低戒烟相关心血管和全因死亡风险获益[38]。

在美国脑卒中的种族和地理差异的原因(RE-GARDS)研究中对 11 047 名参与者的吸烟与房颤事件相关性分析后发现,吸烟者和非吸烟者房颤发生率分别为 9.5% 和 7.8%(P < 0.001),吸烟可导致10 年房颤发生风险增加 15%(OR,1.15;95% CI,1.00~1.31),而且在年轻及心血管病史人群中更为显著[39]。荟萃分析进一步表明,吸烟与房颤风险之间存在剂量依赖关系,且这种关系在当前吸烟者中更为显著[40]。ARREST-AF 队列研究发现,包括戒烟在内的危险因素干预能够降低房颤导管消融术后随访期间的房颤复发率及症状严重程度,缩短持续时间[41]。

因此,糖尿病及房颤相关指南共识均提倡避免任何烟草暴露,并通过行为及药物干预措施积极戒烟,将戒烟咨询和其他形式的治疗纳入常规疾病照护之中[4,27]。

17.2.5 饮酒

饮酒与糖尿病及心血管疾病之间的关系较为复杂。来自社区动脉粥样硬化风险(ARIC)队列的一项研究对 12 042 例参与者平均随访 21 年后发现,饮酒与糖尿病事件之间存在负相关,即饮酒量越多,糖尿病发生风险越低[42]。而一项纳入 38 项队列研究共约 190 万人的荟萃分析表明,乙醇摄入与 T2DM之间存在"J"型关系,当乙醇摄入 <63g/d 时,T2DM发生风险降低,超过此阈值后糖尿病风险增加,而且主要受女性影响[43]。糖尿病患者轻至中度饮酒可降低心血管疾病和全因死亡风险,其中,乙醇饮料类型、性别和 BMI 是影响不良结局的重要因素[44]。2022 ADA 糖尿病诊疗指南所推荐的 DASH 饮食模式提倡适度饮酒[33]。而我国 T2DM 防治指南并不建议糖尿病患者饮酒,若饮酒,应计算乙醇中所含总能量,且女性一天饮酒的乙醇量不超过 15g,男性不超过 25g,每周饮酒不超过 2 次。同时需要警惕,乙

醇可能会诱发低血糖,应避免空腹饮酒[3]。

饮酒是房颤的危险因素,二者之间存在线性关系。一项共纳入 249 496 例受试者的荟萃分析结果发现,高水平乙醇摄入与偶发房颤风险增加相关(HR,1.34;95% CI,1.20~1.49);中等水平乙醇摄入会增加男性房颤风险(HR,1.26;95% CI,1.04~1.54),而与女性(HR,1.03;95% CI,0.86~1.25)无关;低水平乙醇摄入(≤1 标准杯/天)与房颤的发生无关(HR,0.95;95% CI,0.85~1.06)[45]。来自澳大利亚的一项多中心开放标签随机对照研究纳入 140 例每周饮酒≥10 标准杯(1 标准杯约含 12g 纯乙醇)的阵发或持续性房颤患者,将患者 1∶1 分配至戒酒组和对照组,随访 6 个月后发现,戒酒组无房颤复发间期更长(HR,0.55;95% CI,0.36~0.84)、房颤负荷更低(0.5% 对 1.2%,P=0.01)[46]。

2018 年,世界卫生组织(WHO)明确表明饮酒没有"安全阈值",无论多少,只要饮酒,即可对健康产生不良影响[47]。鉴于此,糖尿病合并房颤患者应尽力做到乙醇"0"摄入。

17.2.6 咖啡因

咖啡因广泛存在于茶、咖啡、可乐等饮料之中。来自沙特阿拉伯的一项横断面研究调查了 100 例成年 T2DM 患者,结果并未发现咖啡因(主要源于阿拉伯咖啡和茶)摄入量与糖化血红蛋白水平或其他心血管危险因素之间存在关联[48]。美国健康与营养调查(NHANES)数据表明,咖啡因摄入对女性糖尿病患者全因死亡风险具有剂量依赖性保护作用(咖啡因<100mg/d 时,HR,0.57;95% CI,0.40~0.82;咖啡因摄入 100~200mg/d 时,HR,0.50;95% CI,0.32~0.78;咖啡因摄入≥200mg/d 时,HR,0.39;95% CI,0.23~0.64)[49]。

既往观点认为咖啡因是房颤的潜在触发因素[50],但多项观察性研究表明,咖啡因摄入不仅不会增加房颤风险,反而会降低房颤发生率[51]。一项纳入 176 675 例受试者(9987 例新发房颤)的荟萃分析表明,饮用咖啡<2 杯/天者(一杯标准 12 盎司咖啡中含有 140mg 咖啡因)相比饮用咖啡较多者,房颤发生率无显著差异(OR,1.068;95% CI,0.937~1.216);咖啡因摄入量>436mg/d 人群的房颤发病

率较低[52]。来自我国的研究也提示少量饮用绿茶能够降低房颤发生风险[53]。

虽然已有多项研究表明咖啡因的潜在获益,仍需要设计更为严谨的随机对照研究来进一步研究探讨其在糖尿病及房颤中的作用。

17.2.7 空气污染

随着工业化进程的不断推进,空气污染对心血管代谢疾病的影响日益引起人们关注[54]。来自欧洲和北美人群的荟萃分析显示,PM2.5 与二氧化氮暴露量每增加 10μg/m³,T2DM 发病风险分别增加 10%(HR,1.10;95% CI,1.02~1.18)和 8%(HR,1.08;95% CI,1.00~1.17),其对女性影响更大[55]。利用中国动脉粥样硬化性心血管疾病风险预测研究(China-PAR),我国学者的一项随访 88 397 名受试者(基线平均年龄 51.7 岁)的大型队列研究发现,长期 PM2.5 暴露量每增加 10μg/m³,糖尿病发病率增加 15.66%(95% CI,6.42%~25.70%)[56]。此外,使用传统固体燃料(如煤炭、木材或木炭)用于烹饪或取暖所带来的室内空气污染也会导致我国成年人心血管病死亡和总死亡风险升高,而清洁燃料或通风设备则能降低死亡风险[57]。空气污染同样与房颤密切相关。与本课题组研究结果一致,Yue 等所进行的最新荟萃分析提示所有空气污染物(PM2.5、一氧化碳、二氧化硫、二氧化氮、臭氧)的短期或长期暴露均会增加房颤风险[58,59]。相关研究进一步表明,空气污染可增加脑卒中发生率[60]。

因此,我们应该加大空气污染的治理力度,改善空气质量,为居民提供健康宜居的生活环境。研究表明,如果 2017—2030 年间 PM2.5 年均浓度逐渐降到 WHO 标准(10μg/m³),我国城市地区居民将减少 266.5 万例心血管病死亡。PM2.5 浓度控制得越低,心血管健康获益越大[61]。从家庭或个人层面,要尽量使用清洁燃料,安装排风扇或抽油烟机等设备减少室内空气污染;雾霾天气应减少户外活动,采取必要的防护措施(如使用空气净化器、佩戴口罩)[62]。

17.2.8 远程医疗管理

随着科学技术日新月异发展,"互联网+医疗健康"理念逐渐深入人心,远程管理在人体健康状态监

测、医疗信息共享、慢病管理等方面展现出巨大的优势与潜力。国外学者回顾移动设备干预生活方式与DSMES相关研究后发现,移动应用程序可以通过影响糖尿病患者饮食与身体活动改善短期血糖控制情况,同时并未引起明显的不良反应[63]。此外,研究报道了可穿戴设备在房颤的检测与识别(如 Huawei Watch,Apple Watch)、血糖监测与管理(如 FreeStyle Libre Flash 血糖监测系统)等方面的应用价值[64,65]。智能可穿戴设备等新兴移动技术能够在运动和静息状态下实时、持续地记录心率、脉搏、血氧、步数及睡眠等信息,这些客观数据往往比患者的自我描述和记忆更准确,可以提供更为科学合理的健康生活方式参考与指导。远程医疗管理能够根据个人状况制订个体化饮食、运动等方案,并可自动监测、及时反馈,实现精准化心血管疾病健康管理[66]。而社交媒体、网络应用等技术能够增加联接互动,进一步提升个体参与度,有效提高居民健康管理意识与能力。

在全球新冠疫情大流行的背景下,远程医疗管理也加速了糖尿病、房颤等慢性病管理新模式的发展[67]。我们有理由相信,移动健康技术将在糖尿病合并房颤患者的综合管理,尤其是日常生活方式干预中发挥越来越重要的作用。

17.3　结语

现有探讨糖尿病合并房颤患者生活方式干预的临床证据极为缺乏,已有推荐绝大部分基于糖尿病或房颤各独立人群相关研究。虽然病种不同,但包括饮食模式、运动方式、体重管理、戒烟、戒酒等在内的健康生活方式具有相似之处。我国和欧美相关权威专业学术团体均大力倡导生活方式干预在心血管疾病及糖尿病防治中的重要地位,强调将生活方式干预作为疾病整合管理中的基础措施。

今后的研究需要重点关注糖尿病合并房颤患者群体,进一步探索最佳的治疗目标、更合理的健康生活方式及更为个性化的危险因素调控策略。

参考文献

[1] Wang A, Green JB, Halperin JL, et al. Atrial Fibrillation and Diabetes Mellitus: JACC Review Topic of the Week [J]. J Am Coll Cardiol, 2019,74(8):1107 – 1115.

[2] Echouffo-Tcheugui JB, Shrader P, Thomas L, et al. Care Patterns and Outcomes in Atrial Fibrillation Patients With and Without Diabetes: ORBIT-AF Registry[J]. Journal of the American College of Cardiology, 2017, 70 (11): 1325 – 1335.

[3] 中华医学会糖尿病学分会. 中国 2 型糖尿病防治指南(2020 年版)[J]. 中华糖尿病杂志, 2021,13(4):95.

[4] Standards of Medical Care in Diabetes—2022 Abridged for Primary Care Providers[J]. Clinical Diabetes, 2021.

[5] Pokorney SD, Piccini JP, Stevens SR, et al. Cause of Death and Predictors of All – Cause Mortality in Anticoagulated Patients With Nonvalvular Atrial Fibrillation: Data From ROCKET AF[J]. Journal of the American Heart Association, 2016,5(3):e002197.

[6] Lau DH, Nattel S, Kalman JM, et al. Modifiable Risk Factors and Atrial Fibrillation[J]. Circulation, 2017,136(6): 583 – 596.

[7] Lip GYH. The ABC pathway: an integrated approach to improve AF management [J]. Nature reviews Cardiology, 2017,14(11):627 – 628.

[8] Hindricks G, Potpara T, Dagres N, et al. 2020 ESC Guidelines for the diagnosis and management of atrial fibrillation developed in collaboration with the European Association for Cardio-Thoracic Surgery (EACTS): The Task Force for the diagnosis and management of atrial fibrillation of the European Society of Cardiology (ESC) Developed with the special contribution of the European Heart Rhythm Association (EHRA) of the ESC[J]. European heart journal, 2021,42 (5):373 – 498.

[9] Domek M, Gumprecht J, Li Y – G, et al. Compliance of atrial fibrillation treatment with the ABC pathway in patients with concomitant diabetes mellitus in the Middle East based on the Gulf SAFE registry[J]. European journal of clinical investigation, 2021,51(3):e13385.

[10] Visseren FLJ, Mach F, Smulders YM, et al. 2021 ESC Guidelines on cardiovascular disease prevention in clinical practice[J]. European heart journal, 2021, 42 (34): 3227 – 3337.

[11] Csige I, Ujvárosy D, Szabó Z, et al. The Impact of Obesity on the Cardiovascular System[J]. Journal of diabetes research, 2018,2018:3407306.

[12] Piché M－E, Tchernof A, Després J－P. Obesity Phenotypes, Diabetes, and Cardiovascular Diseases[J]. Circulation research, 2020,126(11):1477－1500.

[13] Gregg E, Jakicic J, Blackburn G, et al. Association of the magnitude of weight loss and changes in physical fitness with long－term cardiovascular disease outcomes in overweight or obese people with type 2 diabetes: a post－hoc analysis of the Look AHEAD randomised clinical trial[J]. The lancet Diabetes & endocrinology, 2016,4(11):913－921.

[14] Baum A, Scarpa J, Bruzelius E, et al. Targeting weight loss interventions to reduce cardiovascular complications of type 2 diabetes: a machine learning-based post-hoc analysis of heterogeneous treatment effects in the Look AHEAD trial[J]. The lancet Diabetes & endocrinology, 2017,5(10):808－815.

[15] Draznin B, Aroda VR, Bakris G, et al. 8. Obesity and Weight Management for the Prevention and Treatment of Type 2 Diabetes: Standards of Medical Care in Diabetes-2022[J]. Diabetes Care, 2022, 45 (Supplement_1): S113－s124.

[16] Wang TJ, Parise H, Levy D, et al. Obesity and the risk of new－onset atrial fibrillation[J]. JAMA, 2004, 292(20):2471－2477.

[17] Baek YS, Yang PS, Kim TH, et al. Associations of Abdominal Obesity and New-Onset Atrial Fibrillation in the General Population[J]. J Am Heart Assoc, 2017, 6(6):e004705.

[18] Pathak RK, Middeldorp ME, Meredith M, et al. Long－Term Effect of Goal-Directed Weight Management in an Atrial Fibrillation Cohort: A Long-Term Follow-Up Study (LEGACY)[J]. Journal of the American College of Cardiology, 2015,65(20):2159－2169.

[19] Middeldorp ME, Pathak RK, Meredith M, et al. Prevention and regressive Effect of weight-loss and risk factor modification on Atrial Fibrillation: the REVERSE-AF study[J]. Europace, 2018,20(12):1929－1935.

[20] Gessler N, Willems S, Steven D, et al. Supervised Obesity Reduction Trial for AF ablation patients: results from the SORT-AF trial[J]. Europace, 2021, 23 (10): 1548－1558.

[21] Teich T, Zaharieva DP, Riddell MC. Advances in Exercise, Physical Activity, and Diabetes Mellitus[J]. Diabetes technology & therapeutics, 2019, 21 (S1): S112－S122.

[22] Hamman RF, Wing RR, Edelstein SL, et al. Effect of weight loss with lifestyle intervention on risk of diabetes[J]. Diabetes care, 2006,29(9):2102－2107.

[23] Draznin B, Aroda VR, Bakris G, et al. 3. Prevention or Delay of Type 2 Diabetes and Associated Comorbidities: Standards of Medical Care in Diabetes－2022[J]. Diabetes Care, 2022,45(Supplement_1):S39－S45.

[24] Colberg SR, Sigal RJ, Yardley JE, et al. Physical Activity/Exercise and Diabetes: A Position Statement of the American Diabetes Association[J]. Diabetes care, 2016,39(11):2065－2079.

[25] Wilmot EG, Edwardson CL, Achana FA, et al. Sedentary time in adults and the association with diabetes, cardiovascular disease and death: systematic review and meta-analysis[J]. Diabetologia, 2012,55(11):2895－2905.

[26] Aadahl M, Andreasen AH, Petersen CB, et al. Should leisure-time sedentary behavior be replaced with sleep or physical activity for prevention of diabetes? [J]. Scandinavian journal of medicine & science in sports, 2021,31(5):1105－1114.

[27] Chung MK, Eckhardt LL, Chen LY, et al. Lifestyle and Risk Factor Modification for Reduction of Atrial Fibrillation: A Scientific Statement From the American Heart Association[J]. Circulation, 2020,141(16):e750－e772.

[28] Li X, Cui S, Xuan D, et al. Atrial fibrillation in athletes and general population: A systematic review and meta－analysis[J]. Medicine, 2018,97(49):e13405.

[29] Sacheck JM, Mozaffarian D. Physical activity in patients with existing atrial fibrillation: time for exercise prescription? [J]. European heart journal, 2020, 41 (15): 1476－1478.

[30] Wingerter R, Steiger N, Burrows A, et al. Impact of Lifestyle Modification on Atrial Fibrillation[J]. The American journal of cardiology, 2020,125(2):289－297.

[31] 中华预防医学会, 中华预防医学会心脏病预防与控制专业委员会, 中华医学会糖尿病学分会, 等. 中国健康生活方式预防心血管代谢疾病指南[J]. 中华糖尿病杂志, 2020,012(003):141－162.

[32] Arnett DK, Blumenthal RS, Albert MA, et al. 2019 ACC/AHA Guideline on the Primary Prevention of Cardiovascular Disease: A Report of the American College of

Cardiology/American Heart Association Task Force on Clinical Practice Guidelines[J]. Circulation, 2019, 140 (11):e596 - e646.

[33] Draznin B, Aroda VR, Bakris G, et al. 10. Cardiovascular Disease and Risk Management: Standards of Medical Care in Diabetes - 2022[J]. Diabetes Care, 2022, 45 (Supplement_1):S144 - s174.

[34] Tosti V, Bertozzi B, Fontana L. Health Benefits of the Mediterranean Diet: Metabolic and Molecular Mechanisms [J]. The journals of gerontology Series A, Biological sciences and medical sciences, 2018, 73(3):318 - 326.

[35] Liu X, Bragg F, Yang L, et al. Smoking and smoking cessation in relation to risk of diabetes in Chinese men and women: a 9 - year prospective study of 0.5 million people[J]. The Lancet Public health, 2018, 3 (4): e167 - e176.

[36] Śliwińska - Mossoń M, Milnerowicz H. The impact of smoking on the development of diabetes and its complications[J]. Diabetes & vascular disease research, 2017, 14 (4):265 - 276.

[37] Stower H. Smoking cessation and type 2 diabetes[J]. Nature medicine, 2020, 26(2):163.

[38] Hu Y, Zong G, Liu G, et al. Smoking Cessation, Weight Change, Type 2 Diabetes, and Mortality[J]. The New England journal of medicine, 2018, 379(7):623 - 632.

[39] Imtiaz Ahmad M, Mosley CD, O'neal WT, et al. Smoking and risk of atrial fibrillation in the REasons for Geographic And Racial Differences in Stroke (REGARDS) study[J]. Journal of cardiology, 2018, 71(2):113 - 117.

[40] Aune D, Schlesinger S, Norat T, et al. Tobacco smoking and the risk of atrial fibrillation: A systematic review and meta - analysis of prospective studies[J]. European journal of preventive cardiology, 2018, 25(13):1437 - 1451.

[41] Pathak RK, Middeldorp ME, Lau DH, et al. Aggressive risk factor reduction study for atrial fibrillation and implications for the outcome of ablation: the ARREST-AF cohort study[J]. Journal of the American College of Cardiology, 2014, 64(21):2222 - 2231.

[42] He X, Rebholz CM, Daya N, et al. Alcohol consumption and incident diabetes: The Atherosclerosis Risk in Communities (ARIC) study[J]. Diabetologia, 2019, 62(5): 770 - 778.

[43] Knott C, Bell S, Britton A. Alcohol Consumption and the Risk of Type 2 Diabetes: A Systematic Review and Dose-Response Meta-analysis of More Than 1.9 Million Individuals From 38 Observational Studies[J]. Diabetes care, 2015, 38(9):1804 - 1812.

[44] Polsky S, Akturk HK. Alcohol Consumption, Diabetes Risk, and Cardiovascular Disease Within Diabetes[J]. Current diabetes reports, 2017, 17(12):136.

[45] Gallagher C, Hendriks JML, Elliott AD, et al. Alcohol and incident atrial fibrillation - A systematic review and meta-analysis[J]. International journal of cardiology, 2017, 246:46 - 52.

[46] Voskoboinik A, Kalman JM, De Silva A, et al. Alcohol Abstinence in Drinkers with Atrial Fibrillation[J]. The New England journal of medicine, 2020, 382(1):20 - 28.

[47] 王增武, 陈君石, 高润霖, 等. 基层心血管病综合管理实践指南2020[J]. 中国医学前沿杂志:电子版, 2020, 8:1 - 73.

[48] Albar SA, Almaghrabi MA, Bukhari RA, et al. Caffeine Sources and Consumption among Saudi Adults Living with Diabetes and Its Potential Effect on HbA1c[J]. Nutrients, 2021, 13(6):1960.

[49] Neves JS, Leitão L, Magriço R, et al. Caffeine Consumption and Mortality in Diabetes: An Analysis of NHANES 1999 - 2010[J]. Frontiers in endocrinology, 2018, 9:547.

[50] Rashid A, Hines M, Scherlag BJ, et al. The effects of caffeine on the inducibility of atrial fibrillation[J]. Journal of electrocardiology, 2006, 39(4):421 - 425.

[51] Thelle DS. Coffee, caffeine and atrial fibrillation[J]. European journal of preventive cardiology, 2018, 25(10): 1053 - 1054.

[52] Abdelfattah R, Kamran H, Lazar J, et al. Does Caffeine Consumption Increase the Risk of New - Onset Atrial Fibrillation?[J]. Cardiology, 2018, 140(2):106 - 114.

[53] Liu DC, Yan JJ, Wang YN, et al. Low-dose green tea intake reduces incidence of atrial fibrillation in a Chinese population[J]. Oncotarget, 2016, 7(51):85592 - 85602.

[54] Schraufnagel DE, Balmes JR, Cowl CT, et al. Air Pollution and Noncommunicable Diseases: A Review by the Forum of International Respiratory Societies' Environmental Committee, Part 2: Air Pollution and Organ Systems[J]. Chest, 2019, 155(2):417 - 426.

[55] Eze IC, Hemkens LG, Bucher HC, et al. Association be-

tween ambient air pollution and diabetes mellitus in Europe and North America: systematic review and meta-analysis [J]. Environmental health perspectives, 2015, 123(5): 381 – 389.

[56] Liang F, Yang X, Liu F, et al. Long-term exposure to ambient fine particulate matter and incidence of diabetes in China: A cohort study [J]. Environment international, 2019, 126:568 – 575.

[57] Yu K, Qiu G, Chan K-H, et al. Association of Solid Fuel Use With Risk of Cardiovascular and All-Cause Mortality in Rural China[J]. JAMA, 2018, 319(13):1351 – 1361.

[58] Shao Q, Liu T, Korantzopoulos P, et al. Association between air pollution and development of atrial fibrillation: A meta-analysis of observational studies[J]. Heart & lung : the journal of critical care, 2016, 45(6):557 – 562.

[59] Yue C, Yang F, Li F, et al. Association between air pollutants and atrial fibrillation in general population: A systematic review and meta-analysis [J]. Ecotoxicology and environmental safety, 2021, 208:111508.

[60] Shin S, Burnett RT, Kwong JC, et al. Ambient Air Pollution and the Risk of Atrial Fibrillation and Stroke: A Population-Based Cohort Study[J]. Environmental health perspectives, 2019, 127(8):87009.

[61] Huang C, Moran AE, Coxson PG, et al. Potential Cardiovascular and Total Mortality Benefits of Air Pollution Control in Urban China[J]. Circulation, 2017, 136(17):

1575 – 1584.

[62] Guo M, Du C, Li B, et al. Reducing particulates in indoor air can improve the circulation and cardiorespiratory health of old people: A randomized, double-blind crossover trial of air filtration[J]. The Science of the total environment, 2021, 798:149248.

[63] Represas-Carrera FJ, Martínez-Ques ÁA, Clavería A. Effectiveness of mobile applications in diabetic patients' healthy lifestyles: A review of systematic reviews[J]. Primary care diabetes, 2021, 15(5):751 – 760.

[64] Ding EY, Marcus GM, Mcmanus DD. Emerging Technologies for Identifying Atrial Fibrillation[J]. Circulation research, 2020, 127(1):128 – 142.

[65] Shan R, Sarkar S, Martin SS. Digital health technology and mobile devices for the management of diabetes mellitus: state of the art [J]. Diabetologia, 2019, 62(6): 877 – 887.

[66] Mackinnon GE, Brittain EL. Mobile Health Technologies in Cardiopulmonary Disease[J]. Chest, 2020, 157(3): 654 – 664.

[67] Luzi L, Carruba M, Crialesi R, et al. Telemedicine and urban diabetes during COVID – 19 pandemic in Milano, Italy during lock-down: epidemiological and sociodemographic picture [J]. Acta Diabetol, 2021, 58(7): 919 – 927.

第 **18** 章
糖尿病房颤的上游治疗

李龙炎　邱久纯

18.1 引言

如何更好地预防和治疗糖尿病(DM)引起的心房颤动(AF)越来越引起人们的重视。我们已经知道心房纤维化和心房重构共同构成了 AF 触发的物质基础,持续的 AF 也能够促进心房的结构重构和纤维化,从而进一步增加 AF 的维持,因此,作用于 AF 形成的基质成为首要的治疗靶点。而现有对于心房颤动(简称房颤)的治疗方法并不理想,过去的几年中,抗心律失常药物的开发未能进一步提高到90%的有效率,消融治疗也是如此。这些药物未能维持窦性心律可能是由于对持续性心律失常或者伴随疾病(如糖尿病、高血压、心力衰竭等)的适应性改变(统称为电重构和结构重构)致使离子通道活性的作用最小化。因此,根据房颤的分子机制识别和检测新的治疗靶点非常重要。

目前,以一些非抗心律失常药物为基础提出的"上游治疗"引起了人们的极大兴趣。虽然最近在预防 AF 复发和血栓栓塞的药理学和非药理学方法方面取得了进展,但目前的治疗方法往往只针对一种发病机制而无法消除心律失常。上游治疗和调整危险因素对 AF 的一级和二级预防在一般人群中可能比特定干预能产生更好的效果。上游治疗理论上可以作为新发房颤的一级预防和复发房颤的二级预防,而氧化应激和炎症是糖尿病心房重构的重要上游作用分子,提前干预氧化应激和炎症因素也是预防 AF 发生的重要方法。上游治疗涉及的主要药物如图 18-1 所示。

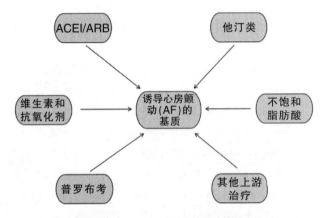

图 18-1 上游治疗涉及的主要药物。

18.2 RAAS 系统阻滞剂

肾素-血管紧张素-醛固酮系统(RAAS)阻滞剂可能通过减轻心房间质的纤维化,心房细胞膜的离子通道,调节炎性因子(激活 RAAS 依赖的抗炎机制)来抵消血管紧张素 II 的致心律失常作用。这可能因为血管紧张素 II 是 RAAS 系统中最主要的作用分子。我们已经知道血管紧张素 II 的受体主要有两种,分别是血管紧张素 II 受体 1 型(AT1)和受体 2 型(AT2)。其中,AT2 通过激活所谓的有丝分裂原激活蛋白激酶(MAPK)引起成纤维细胞增殖、细胞肥大和自噬,也可能通过蛋白激酶 C(PKC)磷酸化 L 型 Ca^{2+} 通道,从而抑制 K^+ 通道[1]。几项实验已经发现,AF 患者的左心房组织的 AT 受体表达增加[2]。血管紧张素 II 可能参与促进 AF 基质形成的自噬过程[3]。另外,RAAS 系统阻滞剂可以在中枢和器官水平上影响交感神经的活性[4],各种沙坦类药物确实有降低 AF 发生率的作用。

许多研究已经发现 AF 和心房的 ACE 表达增加有关[5],且在分子水平上,AF 患者心房肌组织中血管紧张素转化酶(ACE)表达上调和促纤维化的 MAP 激酶活性增加[6]。本课题组通过对包括 3640 例患者在内的 5 项实验进行荟萃分析,探究盐皮质激素受体拮抗剂与 AF 之间的关系,最后发现盐皮质激素受体(MRA)可能作为针对心房纤维化的有效上游治疗,特别在心房重构不严重的 AF 早期,且 ACE 基因突变导致表达水平高的个体发生 AF 的风险是那些 ACE 低水平的相关基因个体的 1.36 倍[7]。其次,醛固酮阻滞剂还可以在高血压和心力衰竭模型中减少心房纤维化和抑制房颤[8]。

另外,多项实验提示 RAAS 通路抑制剂可以通过磷酸化离子通道,或者离子通道表达直接或者间接影响心房细胞膜 K^+ 和 Ca^{2+} 通道,通过延缓心房电重构而对 AF 有预防作用[9-11]。而 RAAS 系统也参与心房组织纤维化的过程,在快速心房起搏模型中发现,与未治疗对照组相比,坎地沙坦可以减少 4 周快速心房起搏后心房纤维化的发展[5]。而且使用 ACE 抑制剂治疗可减少间质纤维化的数量,延缓人体心房毛细血管密度的下降[12]。

成年人心房组织的缝隙连接主要由连接蛋白 40(CX40)和连接蛋白 43(CX43)组成,从不同水平参与 AF 的发生和维持。Fischer 等发现,表达人肾素和血管紧张素原基因的大鼠中,CX43 的免疫反应性显著改变[13]。氯沙坦治疗导致该动物模型中 CX43 分布模式接近正常。而 Sakabe 等也发现依那普利可以防止 AF 诱导的 CX43 重构,这也说明血管紧张素Ⅱ在连接蛋白重构中发挥了作用[14]。但血管紧张素Ⅱ如何影响 CX43 表达仍然不清楚。ACE 抑制剂和 AT1 拮抗剂可能通过影响缝隙连接重塑来维持窦性心律。

Kato 等研究了坎地沙坦对链佐星诱导的糖尿病小鼠心房的影响,坎地沙坦可减轻心房纤维化和相关组织生长因子(CTGF)的表达,但对晚期糖基化终产物受体(RAGE)没有影响[15]。这表明坎地沙坦可能通过影响 CTGF 的表达影响氧化应激来达到预防 AF 的作用。还有学者提出血管紧张素受体Ⅱ可以促进 RAGE 和转录因子 NF-kB 的表达,从而促进 ROS 产生[16]。这也表明 RAAS 阻滞剂可

能是通过阻断 AGE-RAGE 轴减轻氧化应激和炎症反应来预防 AF。也有实验证明 RAGE 与血管紧张素受体Ⅱ的关系与糖尿病肾病的发病有关[17,18]。体外实验发现,相比于钙阻滞剂,血管紧张素受体拮抗剂和 ACEI 都可显著减少 AGE 产生[19]。其次在人内皮细胞中,血管紧张素受体阻滞剂(ARB)还可以通过抑制 TNFα-RAGE 相互作用,减少 RAGE 的促炎性作用,达到抗动脉粥样硬化的作用[20],这都说明 RAAS 系统阻滞剂有预防 AF 的潜在价值。

18.3 他汀类药物

他汀类药物,即 3-羟基-3 甲基戊二酰辅酶 A(HMG-CoA)还原酶抑制剂,不仅能强效降低总胆固醇(TC)和低密度脂蛋白(LDL),而且能在一定程度上降低三酰甘油(TG),还能升高高密度脂蛋白(HDL),已成为冠心病预防和治疗的最有效药物。另外,他汀类药物还有抗氧化和抗炎作用,可预防内皮功能障碍和神经激素的激活,还能改变细胞膜流动性和离子通道电导[21]。

目前,他汀类药物的抗氧化和抗炎作用已经在动物模型和人类中得到了广泛的描述。Rugale 等报道他汀类药物具有抗氧化作用,并通过减少氧化应激来减轻靶器官损伤[22]。通过防止氧化应激和氧化低密度脂蛋白含量,他汀类药物可以抵消血管紧张素Ⅱ的致心律失常作用[23]。他汀类药物(如阿托伐他汀)主要通过抑制 ROS 水平和炎症,降低心肌梗死、脑卒中和死亡风险。对于他汀类强大的抗炎和抗氧化作用,已经有实验说明他汀类药物可以预防 AF[24]。髓过氧化物酶(MPO)是炎症氧化应激的一种主要作用分子,另外也是引起心房纤维化的前提条件,会增加 AF 的易发性[25]。对于射频消融后 AF 复发,MPO 水平也有预测价值[26]。

他汀类药物对心脏的结构重构和电重构也有作用[27],他汀类药物可以下调内皮细胞黏附因子,抑制内皮细胞和白细胞之间的作用,而这些细胞黏附因子可以调节基质金属蛋白酶(MMP),可以通过分解细胞外基质,促进基质周转、扩张和结构重塑,且 MMP 可能是除 RAAS 系统外参与 AF 形成和维持的

另外一种机制[28]。有研究在快速心房起搏诱导的兔子 AF 模型中发现，他汀类药物能够明显减缓 AERP 缩短和心房间质纤维化，并且左心房 MPO 的水平降低[29]。有报道称，瑞舒伐他汀可预防糖尿病心脏电重构[30]。细胞水平上，阿托伐他汀可以通过抑制新生大鼠心室肌细胞中 ROS 的产生来抑制血管紧张素介导的细胞损伤和 L 型 Ca^{2+} 离子增多[31]，辛伐他汀可以预防房性心动过速诱导犬模型的心房重构[32]。

在临床研究中，Laurent Fauchier 等通过汇总 32 项研究，提示与对照组相比，他汀类药物能明显降低 AF 的风险（OR，0.69；95% CI，0.57～0.83；$P <$ 0.0001）。并且使用他汀类药物与术后 AF 风险显著降低有关（OR，0.37；95% CI，0.28～0.51；$P <$ 0.00001）。另外，他汀类药物也对 AF 的二级预防有作用[33]。另外一项荟萃分析显示术前他汀类药物治疗可使心脏手术患者 AF 的绝对风险降低 3%（24.9%∶29.2%；$P < 0.0001$），AF 发生风险降低 33%（OR，67；95% CI，0.51～0.88；$P = 0.004$）[34]。Patti 等[35]研究了 200 名接受选择性体外循环心脏手术的患者，没有接受他汀类药物治疗和房颤史。该研究表明，从选择性冠状动脉搭桥术前 7 天开始，以 40mg/d 的阿托伐他汀预处理可显著降低院内房颤发生率，从安慰剂组的 57% 降至阿托伐他汀组的 35%（相对风险降低 61%）。本课题组通过分析 6 项随机对照试验和 10 项观察性研究，发现他汀类药物对 AF 预防可能有效，但是对于术后 AF 复发有很好的预防效果，并且他汀类药物在阵发性房颤、复律后 AF 复发及手术后 AF 的治疗效果可能不同[36]。

通过对他汀类药物对 AF 心房重构影响的各种实验证据，以及临床数据的汇总，不难发现他汀类药物对于糖尿病房颤的预防具有很大的价值，但其具体的作用机制及将来的治疗策略还需要进一步研究。

18.4　多不饱和脂肪酸

多不饱和脂肪酸（PUFA）是富含于植物油的 ω-6PUFA 和基本源于鱼油的 ω-3PUFA 两类，均为人类从饮食中获取的必需脂肪酸[37]。实验和临床研究证明，鱼油中的 PUFA 可有效预防心律失常和猝死[38]。其中，ω-3 不饱和脂肪酸是由寒冷地区的水生浮游植物合成，以食用此类植物为生的深海鱼类（野鳕鱼、鲱鱼、鲑鱼等）的内脏中富含该类脂肪酸，其中对人体最重要的两种不饱和脂肪酸是 DHA 和 EPA。二十碳五烯酸（EPA），具有清理血管中胆固醇和甘油三酯的功能。一项前瞻性研究随访调查了 4815 名年龄在 65 岁以上的老年人，发现鱼的摄入量与 AF 的发生率呈负相关[39]。

越来越多的证据支持补充 PUFA 具有心脏保护作用，其在糖尿病患者中还可能有抗心律失常作用[40-43]。另外，在溶血磷脂酰胆碱或棕榈酰肉碱诱导的新生大鼠心肌细胞的心律失常模型中，PUFA 有保护作用[44]。Sakabe 等发现口服长链 ω-3 多不饱和脂肪酸可预防充血性心力衰竭（CHF）诱导的心房结构重塑和房颤促进。但其对于房性心动过速引起的结构重构和房颤促进没有影响[45]。这可能是由于长链 ω-3 多不饱和脂肪酸摄入的量和持续时间不同。急性使用 PUFA 可降低牵拉诱导的离体兔心脏对 AF 的敏感性[46]，而且可以抑制犬短期（数小时）房性心动过速相关重构[47]。此外，ω-3 不饱和脂肪酸可以通过提高抗氧化能力，在胰岛素抵抗和 2 型糖尿病中发挥作用[48]。

对于房颤的预防，PUFA 可以减少 NF-kB 的活化可能是因为减轻了炎症和促氧化状态[49]。此外，已经有动物和人的实验发现 PUFA 对心房细胞的离子通道也有影响。Xiao 等发现，PUFA 对小鼠的 Na^+ 通道、Ca^{2+} 通道及 K^+ 通道都有影响，可以阻断电压门控 Na^+ 和 L 型 Ca^{2+} 流，这可能是其能起到抗心律失常作用的一部分原因[50]。另有实验研究了 PUFA 对人心房肌细胞的离子通道影响，发现鱼油中的 ω-3 PUFA 作为 EPA 和 DHA 抑制人心房肌细胞中的 Ito、IKur 和 INa。这些效应可能至少在一定程度上有助于在人类中观察到抗房颤作用[51]。Leonardo CaLò 等一项包括 160 例患者的队列研究发现，冠状动脉搭桥手术患者术前服用 PUFA 能够明显降低术后 AF 的发生率[52]。此外，不饱和脂肪酸通过与 NO_2 相互作用可以生成硝化脂肪酸，在人体内也可以生成。Rudolph 等发现硝化脂肪酸可以保护和预防血管紧张素 Ⅱ 诱导的心房纤维化和房颤。而这种保护作用是通过抑制 Smad2 蛋白依赖的肌成纤维细胞分化和黄嘌呤氧化酶依赖的心房超氧化物的水平来实现的[53]。但最新的几项随机对照临床试验和本课题组的一项荟萃分析结果显示，PUFA 无法预防心脏外科术后房颤。

18.5　维生素和抗氧化剂

氧化应激在 AF 的病理发展过程中起着十分重要的作用，所以，维生素 C、E 的应用有望成为一种预防 AF 的治疗策略。维生素 C 又称 L - 抗坏血酸，是一种水溶性维生素。但人类并不能通过自身合成维生素 C，其只能通过食物获取。在人体内，维生素 C 是高效的抗氧化剂，参与许多重要的生物合成过程，而维生素 E 是一种脂溶性的抗氧化剂。维生素 C 和维生素 E 除了有 ROS 清除能力外，还具有其他调节作用，包括下调 NADPH 氧化酶和上调 NOS 活性[54]。另外，维生素 E 对维持膜稳定性至关重要，可防止脂质过氧化。而维生素 C 可独立清除水溶性自由基，并与维生素 E 协同作用，减少维生素 E 自由基并允许其再生。

目前，维生素对新发房颤的预防效果并不明显，但其对于术后房颤的保护效果已经被多个实验和临床研究证明。其中，Carnes 等通过实验研究维生素 C 对术后房颤的预防作用，该研究入选 43 名计划接受冠状动脉搭桥手术的患者，术前一晚给予患者 2g 维生素 C，术后 5 天每天给予 500mg。对照组从年龄和性别都匹配的未给予维生素 C 的同期接受冠状动脉搭桥手术的患者中选择。其结果发现，维生素 C 治疗组术后房颤和扑动的发生率是 16.3%，显著低于对照组的房性心律失常的发生率 34.9%。但进行多变量分析后，证明 β - 受体阻滞剂具有最大的保护作用，这说明维生素 C 并不是房颤发生的独立保护因素[54]。虽然这项研究可能没有足够的效力评估维生素 C 的独立预防术后房颤的效果，但其也可为维生素 C 作为预防术后房颤的辅助治疗提供方向。另外一项包括 5 项随机对照试验的荟萃分析[55]发现，预防性使用维生素 C 和维生素 E 可显著降低术后房颤及心律失常的发生率。

此外，线粒体在氧化应激过程中发挥十分重要的作用，也是 ROS 的主要来源之一。有学者提出，在缺陷蛋白质或细胞器水平上，靶向抗氧化剂方法也是一个不错的治疗策略。其中一种方法是使用线粒体靶向辅酶 Q（MitoQ），一种靶向作用于线粒体的抗氧化酶，可以减轻 ROS 诱导的损伤。Escribano Lopez 等[56]的研究结果支持这样的观点，即 MitoQ 的双重抗氧化和抗炎作用在 2 型糖尿病患者中是通过白细胞中 ROS 生成的减少来介导的。而 MitoQ 对于氧化应激和慢性炎症的作用表明，该化合物对预防 T2D 心血管疾病具有潜在的有益作用。

18.6　普罗布考

普罗布考是一种具有抗氧化和抗炎作用的双酚类化合物，其在过去几十年中主要用于治疗和预防动脉粥样硬化，以及预防支架植入术后再狭窄。作为一种有效的抗氧化剂，其可以减少氧自由基的产生，并作为一种直接的超氧阴离子清除剂。而这几年随着房颤上游治疗理论的提出，因为具有抗氧化和抗炎作用，其对于糖尿病合并房颤的预防作用也引起了人们的关注。

本课题组研究[57]评价了普罗布考对糖尿病心房重构的干预作用，在四氧嘧啶诱导的糖尿病兔模型中，DM 组内左右心房 AERPD 明显增加，IACT 显著延长，且房颤诱发率增高，给予普罗布考后，AERPD 和 IACT 都明显缩短，房颤发生率降低。此外，普罗布考还可以减少心房肌细胞横截面积及胶原沉积。此外，普罗布考对糖尿病心房细胞的离子通道也有影响，其中，有实验发现在糖尿病兔模型中，普罗布考可以延缓 INa 密度的降低及 L 型 Ca^{2+} 密度的增加[58]。而这些结果都支持普罗布考对糖尿病房颤防治的有效性，其具体作用机制则需要进一步研究。

18.7　糖尿病合并房颤的其他上游治疗

针对心房结构重构、炎症、氧化应激的非抗心律失常药物的其他上游治疗已被提议作为房颤管理的新治疗干预措施,除了上文提到的 RAAS 系统阻滞剂 ACEI 和 ARB、他汀类药物、多不饱和脂肪酸、维生素和抗氧化剂,以及普罗布考之外,还有 n – 乙酰半胱氨酸和黄嘌呤氧化酶抑制剂[59]、NADPH 氧化酶抑制剂,以及噻唑烷二酮类[60,61]等。此外有实验发现,夹竹桃麻素对糖尿病心房重构也有改善作用[62]。这些传统的非抗心律失常药物可作为有前途的药物,用于糖尿病患者房颤的防治。

18.8 结语

糖尿病是房颤的独立危险因素之一。房颤是临床上最常见的心律失常,有效地预防和治疗房颤可以延长人们的平均寿命,也可以减轻医保负担,缓解日益紧张的医疗压力。上游治疗策略需要人们投入时间和精力去探索,去形成完整的治疗策略和方案。虽然上游治疗具有光明的前景,但其目标的实现还有很长一段路要走。

参考文献

[1] Goette A, Bukowska A, Lendeckel U, et al. Angiotensin II receptor blockade reduces tachycardia – induced atrial adhesion molecule expression[J]. Circulation, 2008,117(6): 732 –742.

[2] Boldt A, Wetzel U, Weigl J, et al. Expression of angiotensin II receptors in human left and right atrial tissue in atrial fibrillation with and without underlying mitral valve disease [J]. J Am Coll Cardiol, 2003,42(10):1785 –1792.

[3] Cardin S, Li D, Thorin – Trescases N, et al. Evolution of the atrial fibrillation substrate in experimental congestive heart failure: angiotensin-dependent and-independent pathways[J]. Cardiovasc Res, 2003,60(2):315 –325.

[4] Savelieva I, Camm J. Is there any hope for angiotensin-converting enzyme inhibitors in atrial fibrillation? [J]. Am Heart J, 2007,154(3):403 –406.

[5] Kumagai K, Nakashima H, Urata H, et al. Effects of angiotensin II type 1 receptor antagonist on electrical and structural remodeling in atrial fibrillation[J]. J Am Coll Cardiol, 2003,41(12):2197 –2204.

[6] Goette A, Lendeckel U. Nonchannel drug targets in atrial fibrillation[J]. Pharmacol Ther, 2004,102(1):17 –36.

[7] Liu T, Korantzopoulos P, Shao Q, et al. Mineralocorticoid receptor antagonists and atrial fibrillation: a meta-analysis [J]. Europace, 2016,18(5):672 –678.

[8] Korantzopoulos P, Goudevenos JA. Aldosterone signaling in atrial fibrillation another piece in the puzzle of atrial remodeling[J]. J Am Coll Cardiol, 2010,55(8):771 –773.

[9] Saygili E, Rana OR, Saygili E, et al. Losartan prevents stretch-induced electrical remodeling in cultured atrial neonatal myocytes [J]. Am J Physiol Heart Circ Physiol, 2007,292(6):H2898 –H2905.

[10] Nakashima H, Kumagai K, Urata H, Gondo N, Ideishi M, Arakawa K. Angiotensin II antagonist prevents electrical remodeling in atrial fibrillation[J]. Circulation, 2000, 101(22):2612 –2617.

[11] Moreno I, Caballero R, González T, et al. Effects of irbesartan on cloned potassium channels involved in human cardiac repolarization[J]. J Pharmacol Exp Ther, 2003, 304(2):862 –873.

[12] Boldt A, Scholl A, Garbade J, et al. ACE – inhibitor treatment attenuates atrial structural remodeling in patients with lone chronic atrial fibrillation[J]. Basic Res Cardiol, 2006,101(3):261 –267.

[13] Fischer R, Dechend R, Gapelyuk A, et al. Angiotensin II – induced sudden arrhythmic death and electrical remodeling[J]. Am J Physiol Heart Circ Physiol, 2007,293(2): H1242 –H1253.

[14] Sakabe M, Fujiki A, Nishida K, et al. Enalapril prevents perpetuation of atrial fibrillation by suppressing atrial fibrosis and over-expression of connexin43 in a canine model of atrial pacing-induced left ventricular dysfunction [J]. J Cardiovasc Pharmacol, 2004,43(6):851 –859.

[15] Kato T, Yamashita T, Sekiguchi A, et al. Angiotensin II type 1 receptor blocker attenuates diabetes-induced atrial structural remodeling [J]. J Cardiol, 2011, 58 (2): 131 –136.

[16] Yamagishi S, Takeuchi M, Matsui T, Nakamura K, Imaizumi T, Inoue H. Angiotensin II augments advanced glycation end product-induced pericyte apoptosis through RAGE overexpression[J]. FEBS Lett, 2005,579(20): 4265 –4270.

[17] Lee CI, Guh JY, Chen HC, et al. Advanced glycation

end-product-induced mitogenesis and collagen production are dependent on angiotensin II and connective tissue growth factor in NRK-49F cells[J]. J Cell Biochem, 2005,95(2):281-292.

[18] Forbes JM, Cooper ME, Thallas V, et al. Reduction of the accumulation of advanced glycation end products by ACE inhibition in experimental diabetic nephropathy[J]. Diabetes, 2002,51(11):3274-3282.

[19] Miyata T, van Ypersele de Strihou C, Ueda Y, et al. Angiotensin II receptor antagonists and angiotensin-converting enzyme inhibitors lower in vitro the formation of advanced glycation end products: biochemical mechanisms[J]. J Am Soc Nephrol, 2002,13(10):2478-2487.

[20] Fujita M, Okuda H, Tsukamoto O, et al. Blockade of angiotensin II receptors reduces the expression of receptors for advanced glycation end products in human endothelial cells[J]. Arterioscler Thromb Vasc Biol, 2006,26(10): e138-e142.

[21] Savelieva I, Kourliouros A, Camm J. Primary and secondary prevention of atrial fibrillation with statins and polyunsaturated fatty acids: review of evidence and clinical relevance[J]. Naunyn Schmiedebergs Arch Pharmacol, 2010,381(3):1-13.

[22] Rugale C, Delbosc S, Mimran A, et al. Simvastatin reverses target organ damage and oxidative stress in Angiotensin II hypertension: comparison with apocynin, tempol, and hydralazine[J]. J Cardiovasc Pharmacol, 2007,50(3): 293-298.

[23] Goette A, Lendeckel U, Klein HU. Signal transduction systems and atrial fibrillation[J]. Cardiovasc Res, 2002, 54(2):247-258.

[24] Kostapanos MS, Liberopoulos EN, Goudevenos JA, Mikhailidis DP, Elisaf MS. Do statins have an antiarrhythmic activity?[J]. Cardiovasc Res, 2007, 75(1): 10-20.

[25] Rudolph V, Andrié RP, Rudolph TK, et al. Myeloperoxidase acts as a profibrotic mediator of atrial fibrillation[J]. Nat Med, 2010,16(4):470-474.

[26] Li SB, Yang F, Jing L, et al. Myeloperoxidase and risk of recurrence of atrial fibrillation after catheter ablation[J]. J Investig Med, 2013,61(4):722-727.

[27] Pan Y, Li B, Wang J, Li X. Rosuvastatin Alleviates Type 2 Diabetic Atrial Structural and Calcium Channel Remode-

ling[J]. J Cardiovasc Pharmacol, 2016,67(1):57-67.

[28] Anné W, Willems R, Roskams T, et al. Matrix metalloproteinases and atrial remodeling in patients with mitral valve disease and atrial fibrillation[J]. Cardiovasc Res, 2005,67(4):655-666.

[29] Yang Q, Qi X, Dang Y, et al. Effects of atorvastatin on atrial remodeling in a rabbit model of atrial fibrillation produced by rapid atrial pacing[J]. BMC Cardiovasc Disord, 2016,16(1):142.

[30] Ozturk N, Yaras N, Ozmen A, et al. Long-term administration of rosuvastatin prevents contractile and electrical remodelling of diabetic rat heart[J]. J Bioenerg Biomembr, 2013,45(4):343-352.

[31] Ma Y, Kong L, Qi S, et al. Atorvastatin blocks increased l-type Ca^{2+} current and cell injury elicited by angiotensin II via inhibiting oxide stress[J]. Acta Biochim Biophys Sin (Shanghai), 2016,48(4):378-384.

[32] Shiroshita-Takeshita A, Schram G, et al. Effect of simvastatin and antioxidant vitamins on atrial fibrillation promotion by atrial-tachycardia remodeling in dogs[J]. Circulation, 2004,110(16):2313-2319.

[33] Fauchier L, Clementy N, Babuty D. Statin therapy and atrial fibrillation: systematic review and updated meta-analysis of published randomized controlled trials[J]. Curr Opin Cardiol, 2013,28(1):7-18.

[34] Liakopoulos OJ, Choi YH, Haldenwang PL, et al. Impact of preoperative statin therapy on adverse postoperative outcomes in patients undergoing cardiac surgery: a meta-analysis of over 30,000 patients[J]. Eur Heart J, 2008,29 (12):1548-1559.

[35] Patti G, Chello M, Candura D, et al. Randomized trial of atorvastatin for reduction of postoperative atrial fibrillation in patients undergoing cardiac surgery: results of the ARMYDA-3 (Atorvastatin for Reduction of MYocardial Dysrhythmia After cardiac surgery) study[J]. Circulation, 2006,114(14):1455-1461.

[36] Liu T, Li L, Korantzopoulos P, et al. Statin use and development of atrial fibrillation: a systematic review and meta-analysis of randomized clinical trials and observational studies[J]. Int J Cardiol, 2008,126(2):160-170.

[37] 刘彤, 陈子良. 生活方式改变上游药物治疗对心房颤动的预防和治疗证据[J]. 中国实用内科杂志, 2020, 40(03):182-186.

[38] Frost L, Vestergaard P. n − 3 Fatty acids consumed from fish and risk of atrial fibrillation or flutter: the Danish Diet, Cancer, and Health Study [J]. Am J Clin Nutr, 2005,81(1):50 − 54.

[39] Mozaffarian D, Psaty BM, Rimm EB, et al. Fish intake and risk of incident atrial fibrillation [J]. Circulation, 2004,110(4):368 − 373.

[40] Kromhout D, Giltay EJ, Geleijnse JM; Alpha Omega Trial Group. n − 3 fatty acids and cardiovascular events after myocardial infarction[J]. N Engl J Med, 2010,363(21): 2015 − 2026.

[41] Dijkstra SC, Brouwer IA, van Rooij FJ, et al. Intake of very long chain n-3 fatty acids from fish and the incidence of heart failure: the Rotterdam Study [J]. Eur J Heart Fail, 2009,11(10):922 − 928.

[42] Belin RJ, Greenland P, Martin L, et al. Fish intake and the risk of incident heart failure: the Women's Health Initiative[J]. Circ Heart Fail, 2011,4(4):404 − 413.

[43] Tavazzi L, Maggioni AP, Marchioli R, et al. Effect of n-3 polyunsaturated fatty acids in patients with chronic heart failure (the GISSI-HF trial): a randomised, double-blind, placebo-controlled trial [J]. Lancet, 2008, 372 (9645):1223 − 1230.

[44] Kang JX, Leaf A. Protective effects of free polyunsaturated fatty acids on arrhythmias induced by lysophosphatidylcholine or palmitoylcarnitine in neonatal rat cardiac myocytes [J]. Eur J Pharmacol, 1996,297(1 − 2):97 − 106.

[45] Sakabe M, Shiroshita-Takeshita A, Maguy A, et al. Omega − 3 polyunsaturated fatty acids prevent atrial fibrillation associated with heart failure but not atrial tachycardia remodeling[J]. Circulation, 2007,116(19):2101 − 2109.

[46] Ninio DM, Murphy KJ, Howe PR, et al. Dietary fish oil protects against stretch-induced vulnerability to atrial fibrillation in a rabbit model[J]. J Cardiovasc Electrophysiol, 2005,16(11):1189 − 1194.

[47] da Cunha DN, Hamlin RL, Billman GE, et al. n-3 (omega-3) polyunsaturated fatty acids prevent acute atrial electrophysiological remodeling[J]. Br J Pharmacol, 2007, 150(3):281 − 285.

[48] Karam BS, Chavez-Moreno A, Koh W, et al. Oxidative stress and inflammation as central mediators of atrial fibrillation in obesity and diabetes [J]. Cardiovasc Diabetol, 2017,16(1):120.

[49] Castillo R, Rodrigo R, Perez F, et al. Antioxidant therapy reduces oxidative and inflammatory tissue damage in patients subjected to cardiac surgery with extracorporeal circulation[J]. Basic Clin Pharmacol Toxicol, 2011, 108 (4):256 − 262.

[50] Xiao YF, Sigg DC, Leaf A. The antiarrhythmic effect of n − 3 polyunsaturated fatty acids: modulation of cardiac ion channels as a potential mechanism[J]. J Membr Biol, 2005,206(2):141 − 154.

[51] Li GR, Sun HY, Zhang XH, et al. Omega − 3 polyunsaturated fatty acids inhibit transient outward and ultra-rapid delayed rectifier K$^+$ currents and Na$^+$ current in human atrial myocytes [J]. Cardiovasc Res, 2009, 81 (2): 286 − 293.

[52] Calò L, Bianconi L, Colivicchi F, et al. N − 3 Fatty acids for the prevention of atrial fibrillation after coronary artery bypass surgery: a randomized, controlled trial[J]. J Am Coll Cardiol, 2005,45(10):1723 − 1728.

[53] Rudolph TK, Ravekes T, Klinke A, et al. Nitrated fatty acids suppress angiotensin II-mediated fibrotic remodelling and atrial fibrillation[J]. Cardiovasc Res, 2016,109(1): 174 − 184.

[54] Carnes CA, Chung MK, Nakayama T, et al. Ascorbate attenuates atrial pacing-induced peroxynitrite formation and electrical remodeling and decreases the incidence of postoperative atrial fibrillation[J]. Circ Res, 2001,89(6): E32 − E38.

[55] Harling L, Rasoli S, Vecht JA, et al. Do antioxidant vitamins have an anti-arrhythmic effect following cardiac surgery? A meta-analysis of randomised controlled trials[J]. Heart, 2011,97(20):1636 − 1642.

[56] Escribano-Lopez I, Diaz-Morales N, Rovira-Llopis S, et al. The mitochondria-targeted antioxidant MitoQ modulates oxidative stress, inflammation and leukocyte-endothelium interactions in leukocytes isolated from type 2 diabetic patients[J]. Redox Biol, 2016,10:200 − 205.

[57] 张承宗, 刘彤, 富华颖, 等. 普罗布考对糖尿病兔心房重构及心房颤动发生的干预作用[J]. 中华临床医师杂志(电子版), 2012,24(6):7978 − 7982.

[58] Fu H, Li G, Liu C, et al. Probucol prevents atrial ion channel remodeling in an alloxan-induced diabetes rabbit model[J]. Oncotarget, 2016,7(51):83850 − 83858.

[59] Yang Y, Zhao J, Qiu J, et al. Xanthine Oxidase Inhibitor

Allopurinol Prevents Oxidative Stress-Mediated Atrial Remodeling in Alloxan-Induced Diabetes Mellitus Rabbits [J]. J Am Heart Assoc, 2018,7(10):e008807.

[60] Liu T, Zhao H, Li J, et al. Rosiglitazone attenuates atrial structural remodeling and atrial fibrillation promotion in alloxan-induced diabetic rabbits [J]. Cardiovasc Ther, 2014,32(4):178 – 183.

[61] Liu C, Liu R, Fu H, et al. Pioglitazone attenuates atrial remodeling and vulnerability to atrial fibrillation in alloxan-induced diabetic rabbits[J]. Cardiovasc Ther, 2017,35(5):10. 1111/1755 – 5922. 12284.

[62] 周玲玲. 夹竹桃麻素对糖尿病兔心房重构的影响[J]. 中华老年心脑血管病杂志, 2021,23(2):187 – 191.

第 19 章
心率控制药物治疗

张美娟　刘彤

19.1　引言

心房颤动（简称房颤）是最常见的持续性心律失常之一。对于心律失常的治疗主要包含两种策略，即心率控制和心律控制。心率控制策略是将心室率控制在一定范围而不做任何尝试恢复和维持窦性心律的措施。心律控制即反复尝试恢复和维持窦性心律。无论采取何种策略，对心律失常进行处理都建议在综合治疗的基础上进行，包括对肥胖、乙醇摄入、高血压、心力衰竭、冠状动脉疾病、睡眠呼吸暂停及糖尿病等进行综合管理。其中，糖尿病是心房颤动的独立危险因素，尤其是在年轻患者中[1]。并发自主神经功能障碍常导致无症状的房颤发作[2]。因此，建议糖尿病患者常规筛查可能存在的心房颤动。

心率控制策略是新发或急性心房颤动患者和急性复发患者的首选方法[3]。其次，对于不需要转复窦性心律的患者，如 80 岁以上无症状或症状轻微的患者，心率控制可能是首选治疗方法。第三，当心律控制，包括心房颤动消融失败时，心率控制则是唯一的选择。

19.2　心房颤动心率控制的策略选择

19.2.1　治疗策略选择对预后的影响

心率控制是房颤管理的一个重要组成部分，主要用于改善房颤相关症状[4-6]。维持窦性心律在理论上可使房颤患者的心房收缩与心室收缩重新协同，提高心脏泵功能。可能许多医生认为窦性心律的恢复和维持优于心率控制。但目前对此类研究结果并不完全一致。

一项多中心前瞻性随机研究对持续性房颤患者心率控制与节律控制策略的研究显示，心率控制和节律控制策略对持续性房颤患者的主要终点无显著影响。心率控制组和节律控制组的复合终点（即全因死亡率、血栓栓塞事件数或大出血）没有发现显著差异[OR，1.98（0.28~22.3）；$P>0.71$][7]。在房颤节律管理（AFFIRM）试验中，与心率控制策略相比，节律控制策略未能提高患者生存率[8]。这种获益缺乏被归因于抗心律失常药物的副作用及其在维持心率方面的疗效有限。两项大型多中心随机临床试验（RACE 和 AFFIRM）的综合分析数据也显示，在两项试验中观察到的两种治疗策略的死亡率或心血管发病率没有差异[9]。

房颤是心力衰竭患者死亡的预测因素。在房颤合并充血性心力衰竭患者中，与心率控制策略相比，心律控制策略并不能降低心血管原因的死亡率[10]。对心室射血分数低于 35% 的心力衰竭合并房颤的 1376 例患者进行节律控制与心率控制效果的比较，平均随访 37 个月。节律控制组有 27% 死于心血管疾病，心率控制组有 25%[OR，1.06（0.86~1.30）；$P=0.59$]死于心血管疾病。两组的次要结局相似，包括全因死亡、心力衰竭恶化、脑卒中或心力衰竭恶化导致死亡。

针对有轻度房颤症状的老年患者，就对全因死亡率、心脏死亡率和脑卒中的影响而言，药物心率控制策略与药物节律控制策略疗效相当[4]。荟萃分析结果显示,与节律控制策略相比,初始室率控制策略与更好的预后相关。在该研究中,心率控制策略与联合终点(包括全因死亡和栓塞性脑卒中)风险显著降低[OR,0.84(0.73,0.98);$P=0.02$]和死亡风险降低[OR,0.87(0.74,1.02);$P=0.09$]相关。大出血和全身性栓塞的风险无显著差异[11]。

19.2.2 治疗策略选择对患者生活质量的影响

心房颤动会导致产生心悸、呼吸困难和疲劳等症状。与健康受试者相比,房颤患者的生活质量下降。但心率控制和节律控制的选择对生活质量的改善结果相似。AFFIRM 和 RACE 的试验结果显示,在心律控制策略治疗期间,患者在心血管疾病发病率和死亡率,以及生活质量方面没有改善[12]。对持续性房颤患者心率控制与电复律后的生活质量进行评估的研究结果显示,经过平均 2.3 年的随访,在研究结束时,两组的生活质量相当,治疗策略不影响生活质量[13]。另一项研究对 252 例房颤患者接受心率控制与节律控制进行了比较。心率控制组采用地尔硫草治疗,节律控制组采用胺碘酮,在 1 年的观察期间,生活质量评估显示两组之间没有差异,而节律控制组有更频繁的药物不良反应[14]。

19.2.3 心率控制策略的目标心率

房颤患者的死亡风险较无房颤患者增高,如心室率控制欠佳,房颤可导致心肌缺血或梗死,加重心力衰竭,并导致心动过速诱发的心肌病[15-17]。在心房颤动期间,心房不能正常地排出血液,导致心排血量减少[18]。不规则且快速的心室率进一步减少心室充盈和搏出量[19,20]。对于左心室射血分数保留或减少的心力衰竭患者,心排血量减少可导致临床情况严重恶化[21]。应充分控制心室对快速心房率的反应,通过降低快速心率对血流动力学的负面影响来改善症状。如果左心室功能障碍是由持续心动过速引起的,适当的长期心率控制可以改善左心室功能[22]。

任何给定患者的心率控制都需要考虑其症状、活动水平、心房颤动类型、年龄、潜在疾病及心功能

状态等。对于持续性或永久性房颤患者心率控制的最佳目标尚不明确。对许多患者来说,宽松的心率控制,即静息心率 <110 次/分(bpm)是一种可接受的初始方法,相对安全、有效且更易于实现。伴随心动过速相关症状的患者则可能需要更严格的心率控制。

对 RACE 和 AFFIRM 研究的汇总数据的分析结果表明[9],心率控制是房颤可接受的治疗策略。联合终点分析既不支持宽松的,也不支持严格的心率控制策略,但平均心率超过 100bpm 的患者的主要临床事件的复合终点增高。该研究评估了 1091 例患者,其中,874 例患者来自 AFFIRM 研究,217 例患者来自 RACE 研究。在 AFFIRM 中,心率控制策略的目标是静息心率 ≤80bpm,日常活动时心率 ≤110bpm。在 RACE 中,采用了更宽松的方法,即静息心率 <100bpm。主要终点是死亡率、心血管住院和心肌梗死的复合终点。主要终点的无事件生存率没有差异(AFFIRM 为 64%,RACE 为 66%)。然而,房颤期间平均心率在 AFFIRM(≤80bpm)或 RACE(<100bpm)标准内时比心率 ≥100bpm 的患者有更好的结果(HR 分别为 0.69 和 0.58)。对 RACE Ⅱ研究的分析表明,在永久性房颤患者的治疗中,生活质量亦不受严格心率控制的影响[23]。尚不清楚这些目标是否适用于射血分数减少心力衰竭的房颤患者。

来自 AFFIRM 研究的数据显示,在相当一部分患者中,严格的心率控制难以实现,他们需要频繁更换药物。宽松的心率控制方法可能更容易实现且易于应用,因为其无须评估活动期间的心率控制。此外,更宽松的方法可减少起搏器植入[9]。

19.3 心率控制的药物治疗

房颤伴快速心室率时需要纠正导致心率加快的潜在诱因,如急性失代偿性心力衰竭、低氧血症和发热等。因为此时,心率控制的目标可能更加难以实现。此外,一些心率控制剂的负性肌力作用可能会加重心力衰竭[24]。药物心率控制可以通过地高辛、β-受体阻滞剂、地尔硫草和维拉帕米或联合治疗来实现。一些抗心律失常药物也具有减慢心率的作

用,如胺碘酮、决奈达隆、索他洛尔等。心率控制药物的选择取决于症状、共病及药物潜在副作用等[25]。

19.3.1　地高辛

地高辛是迄今为止最常用的初始治疗药物之一。地高辛对于80岁以上活动减少的患者是一个合理的选择[3]。地高辛也可以作为其他控制心率药物的附加药物,尤其是在出现心力衰竭的情况时。

地高辛是一种强心苷,其电生理作用主要是增强房室结的迷走神经活动,延长不应期,从而降低传导速度和心室率。机械效应增加心肌收缩功能。地高辛可静脉或口服给药,其主要由肾脏排泄,消除半衰期约为36小时[5]。但在交感神经张力增强(如体力活动或危重患者)的情况下,单一使用地高辛对快速心室率几乎没有影响[26]。因此,在这种情况下,通常需要额外的药物来进行适当的心率控制。在慢性心室率控制中的应用,心率降低的绝对值为4~21bpm。最常见的不良反应是室性心律失常、房室传导阻滞和窦性停搏。所有不良反应呈剂量依赖性[5]。

地高辛因其在心力衰竭中的正性肌力作用和在心房颤动中的负性变时作用而被广泛使用。关于地高辛在房颤中的安全性结果是相互矛盾的。一些研究结果显示,地高辛与房颤患者全因死亡率显著增加相关,这使得人们对地高辛在房颤患者中的广泛应用提出了质疑。

来自瑞典心脏重症监护入院信息登记处(1995—2003年)的数据分析显示[27],地高辛长期治疗是房颤患者死亡的独立危险因素。一项研究纳入60 764例房颤(不伴心力衰竭)患者,使用地高辛的死亡率高于未使用者,而在充血性心力衰竭(伴或不伴房颤)患者中没有发现这种差异。作者的解释是,地高辛的正性肌力和负性变时效应对充血性心力衰竭患者有益,或者至少是无害的,而对没有充血性心力衰竭的患者来说,可能弊大于利。因此,作者不建议将地高辛作为房颤治疗的一线疗法,除非患者伴有充血性心力衰竭或左心室功能不全。利用美国退伍军人管理局卫生保健系统的数据对房颤患者与地高辛相关的死亡率进行分析显示[28],地高辛与新诊断房颤患者死亡风险增加相关。随访的122 465例患者接受了地高辛治疗。接受地高辛治疗患者的累

积死亡率高于未接受治疗的患者(95/1000 对 67/1000;$P < 0.001$)。地高辛的使用与多变量调整后[HR,1.26(1.23~1.29);$P < 0.001$]及倾向匹配后的死亡率[HR,1.21(1.17~1.25);$P < 0.001$]独立相关。来自 AFFIRM 研究的分析结果显示,地高辛的应用与较高的全因死亡率[HR,1.41(1.19~1.67);$P < 0.001$]、心血管死亡率[HR,1.35(1.06~1.71);$P = 0.016$]和心律失常死亡率[HR,1.61(1.12~2.30);$P = 0.009$]相关。校正临床特征和共病后,无论性别或有无心力衰竭,地高辛仍与房颤患者全因死亡率显著增加相关[29]。

来自 AFFIRM 试验的倾向匹配后分析则不支持地高辛与房颤患者死亡率增加有关[30]。对阵发性和持续性房颤患者平均随访 3.4 年,接受和不接受地高辛治疗的匹配患者全因死亡率分别为 14% 和 13%,与地高辛使用相关的危险比[HR,1.06(0.83~1.37);$P = 0.640$]。在匹配的患者中,地高辛与全因住院风险[HR,0.96(0.85~1.09);$P = 0.510$]或发生非致命性心律失常[HR,0.90(0.37~2.23);$P = 0.827$]没有关联。

对地高辛安全性和有效性的观察和对照试验数据进行的荟萃分析结果显示[31],在随机试验中,地高辛对死亡率的影响是中性的,在包括所有研究类型中,地高辛的住院率都较低。回顾的 52 项研究中共包括 621 845 例患者,与对照组相比,地高辛死亡的合并风险比在未调整分析中为[RR,1.76(1.57~1.97);$P < 0.001$],在调整分析中为[RR,1.61(1.31~1.97);$P < 0.001$],在倾向匹配研究中为[RR,1.18(1.09~1.26);$P = 1.18$],在随机对照试验中为[RR,0.99(0.93~1.05);$P = 0.75$]。荟萃回归证实,治疗组之间的基线差异对地高辛相关的死亡率有显著影响,包括心力衰竭严重程度的标志物,如利尿剂的使用($P = 0.004$)等。在所有研究类型中,地高辛导致所有原因的住院有小幅度减少[RR,0.92(0.89~0.95);$P < 0.001$]。同时,作者针对高辛对合并心力衰竭和房颤患者死亡率的影响进行了评估,结果显示地高辛对合并心力衰竭和心房颤动患者的死亡率具有中性影响。

矛盾的结果可能是由于存在选择和处方偏见,而不是由地高辛本身造成的[30,32,33]。地高辛特别容

易出现处方偏差,病情较重的患者可能更多地使用地高辛。观察数据的统计调整并不能消除所有混杂因素,甚至倾向评分匹配等方法也不能取代随机对照试验。混杂因素的不同调整类型通常会导致相互矛盾的结果,从而增加临床医生的困惑。例如,使用相同的数据集,AFFIRM试验的三项事后分析得出了关于地高辛处方安全性的不同结论[30,34,35]。较高偏倚风险的研究报告了与全因死亡率更强的相关性,与患者管理相关的临床决策需要来自随机对照试验的高质量数据[36]。

关于地高辛剂量的有限信息表明,较低剂量的地高辛可能预后更好[36]。0.5~0.9ng/mL的较低血清地高辛浓度与预后改善相关,而较高浓度与死亡率增加相关。

19.3.2 β-受体阻滞剂

对于心率的长期控制,β-受体阻滞剂传统上是临床医生的一线选择。β-受体阻滞剂可降低心率,减少细胞内钙超载,并抑制去极化介导的自律性。β-受体阻滞剂的消除半衰期从艾司洛尔的10分钟到美托洛尔的3~4小时,以及阿替洛尔的6~9小时不等[5]。副作用包括四肢冷、支气管收缩和疲劳等。

与安慰剂相比,β-受体阻滞剂显示出在休息和运动时心率显著降低。与地高辛相比,β-受体阻滞剂更能控制运动时的心率。使用卡维地洛的充血性心力衰竭患者在休息和运动时心率明显降低。充血性心力衰竭患者使用β-受体阻滞剂慢性控制心室率可降低静息和日间心率,大多数患者症状得到改善,且不增加不良反应[5]。β-受体阻滞剂治疗对运动能力可能有负面影响,美托洛尔和卡维地洛治疗降低了运动能力[37]。与安慰剂相比,阿替洛尔组步行距离较小,阿替洛尔可能导致与剂量相关的运动能力下降[5]。

β-受体阻滞剂被广泛应用于心力衰竭和房颤患者。然而,当前心力衰竭指南的推荐是基于大多数有窦性心律的人群。然而,与对窦性心律患者的有益影响相比,β-受体阻滞剂治疗对房颤合并心力衰竭患者的死亡率和心血管住院率的影响减小或消失[38]。

β-受体阻滞剂对心房颤动合并左心室收缩功能不全患者预后的影响小于窦性心律患者[38]。在一项关于β-受体阻滞剂对心力衰竭合并心房颤动患者预后的分析中,纳入了8680例心力衰竭患者,其中,1677例患者有房颤(19%);842例患者接受了β-受体阻滞剂治疗,835例患者接受了安慰剂治疗。在房颤患者中,β-受体阻滞剂没有降低死亡率[OR,0.86(0.66~1.13);P=0.28],而在窦性心律患者中,死亡率显著降低[OR,0.63(0.54~0.73);P<0.0001]。β-受体阻滞剂治疗与房颤伴心力衰竭患者住院率的降低无关[OR,1.11(0.85~1.47);P=0.44],与窦性心律相反[OR,0.58(0.49~0.68);P<0.0001]。另一项荟萃分析评估10项随机对照试验[39],评估了18254例患者,比较了β-受体阻滞剂和安慰剂在心力衰竭中的疗效。其中,13946例(76%)为窦性心律,3066例(17%)为房颤。平均随访1.5年,窦性心律患者的粗死亡率为16%,房颤患者的粗死亡率为21%。β-受体阻滞剂治疗显著降低了窦性心律患者的全因死亡率[HR,0.73(0.67~0.80);P<0.001],而在心房颤动患者中无此现象[HR,0.97(0.83~1.14);P=0.73],其全因死亡率未见明显下降。因此作者认为,β-受体阻滞剂不应优先于其他控制心率的药物而使用,也不应被视为改善合并心力衰竭和房颤患者预后的标准治疗。

19.3.3 地尔硫䓬与维拉帕米

非二氢吡啶类钙通道阻滞剂地尔硫䓬或维拉帕米是控制不伴有心力衰竭房颤患者心率的首选药物。它们可提供更加快速有效的心率控制[40-43]。

地尔硫䓬和维拉帕米具有多重药理作用,包括抗心绞痛、抗心律失常和抗高血压。由于能够阻止钙流入细胞,它们能够在频繁激发动作电位的组织中产生更显著的效果,如窦房结和房室结。代谢半衰期为4~6小时[5],对于心率的慢性控制,钙通道阻滞剂在休息和运动时均有效。维拉帕米与地尔硫䓬结果相似。

钙通道阻滞剂可降低心房颤动患者心室率并改善其症状[40]。一项研究应用盲法交叉研究比较了四种单药方案对永久性心房颤动患者心室率和心律失常相关症状的影响,该研究共纳入60例永久性房颤患者。给药方案为地尔硫䓬360 mg/d,维拉帕米240mg/d,美托洛尔100mg/d,卡维地洛25mg/d,随机连续给药3周。与基线相比,所有药物均降低了心率。地尔硫䓬的24小时心率明显低于其他药物($P < 0.001$)。与基线相比,地尔硫䓬显著降低了症状发作的频率($P < 0.001$)和严重程度($P < 0.005$)。而维拉帕米仅降低症状发作频率($P < 0.012$)。用钙通道阻滞剂地尔硫䓬和维拉帕米治疗可减轻心律失常相关症状。而美托洛尔和卡维地洛治疗既没有降低症状出现的频率,也没有改善症状的严重程度。地尔硫䓬和维拉帕米治疗在控制心室率的同时不影响运动能力,并可降低N末端脑钠肽前体水平[37]。

钙通道阻滞剂可导致心肌抑制、低血压和心动过缓。地尔硫䓬可迅速显著降低心室反应。低血压主要见于维拉帕米。两项小型非随机研究发现地尔硫䓬对血压、摄氧量和运动能力没有不良影响[44,45]。左心室功能下降和低血压的患者需谨慎使用钙通道阻滞剂。

19.3.4　胺碘酮

当心率不能通过联合治疗控制时,胺碘酮可作为最后手段用于不符合非药物心率控制(如房室结消融和起搏)条件的患者[46]。

胺碘酮具有钾钠通道阻断特性,可延长不应期,减慢窦性心律和房室传导。使用胺碘酮控制房颤患者心室率的证据有限。其半衰期较长,需要15~30天才能达到足够的组织浓度[5]。在使用胺碘酮维持窦性心律的试验中,与安慰剂相比,未转复窦性心律的亚组患者的心室率明显降低[47]。低剂量胺碘酮可降低活动时的心室率,但不影响节律不规则性、运动能力、生活质量或房颤症状[48]。但胺碘酮造成的不良反应会导致多达9%的患者停药。所有这些不良反应都是非心脏性的,最常见的不良反应是甲状腺疾病[47]。

此外,如果患者正在服用另一种延长QT间期的抗心律失常药物(如多非利特、索他洛尔),则不应添加胺碘酮,并且在给药前必须满足足够的复律抗凝标准,因为胺碘酮增加了转为窦性心律的可能性。当胺碘酮用于服用华法林的患者时,可能会增加国

际标准化比值,需对其进行严密监测[49]。

19.3.5　药物联合治疗

如果单一药物不能达到目标心率,可考虑由不同心率控制药物组成的联合治疗[50,51]。现有的有限数据支持将地高辛与钙拮抗剂或β-受体阻滞剂联合使用作为慢性心房颤动的治疗选择[6]。三种药物联合用药可能更有效[52]。

地高辛和地尔硫䓬的联合治疗增强了单独使用地高辛的效果,并显著改善了静息时和运动时的心率控制[50]。中剂量地尔硫䓬联合地高辛治疗慢性房颤患者是一种有效且安全的方案,并可增强地高辛介导的静息和运动时心率控制。作者评估了12例慢性心房颤动患者单独使用地尔硫䓬或联合地高辛控制心率的有效性和安全性。研究结果表明,在休息状态下,中等剂量地尔硫䓬(240mg/d)与治疗剂量的地高辛在控制心室率方面效果相当[(88 ± 19)bpm 对(86 ± 12)bpm],但在运动状态下,效果优于地高辛[(154 ± 23)bpm 对(170 ± 20)bpm;$P < 0.05$]。与地高辛相比,大剂量地尔硫䓬(360mg/d)在休息时[(79 ± 17)bpm;$P < 0.05$]和运动时[(136 ± 25)bpm;$P < 0.05$]对心率的控制更好,但75%的患者存在副作用。

另一项研究比较了地高辛和噻吗洛尔在28例慢性心房颤动患者控制静息和运动时心率中的作用[51]。将地高辛血药浓度从平均0.8ng/mL提高到1.8ng/mL对休息或运动时的心率均没有影响。地高辛未能控制轻度至中度运动期间的心动过速。每天加用噻吗洛尔20~30mg可使休息和运动期间快速心室率得到有效控制。

19.4　心房颤动伴有心力衰竭的心率控制

慢性心力衰竭和心房颤动是两种常见疾病,据预测,这两种疾病的患病率都将继续增加[53]。房颤既是心力衰竭的原因,也是其结果,复杂的相互作用导致收缩和舒张功能受损。心力衰竭和房颤通常共存,导致进一步的预后不良[54]。在弗雷明汉研究中,41%的患者首先出现心力衰竭,38%的患者首先

出现房颤，其余21%的患者房颤和心力衰竭同时发生[16]。与心脏结构正常的房颤患者相比，可用于心力衰竭患者的抗心律失常药物较少。此外，一些结构性心脏病患者对房颤的耐受性差，对这些患者的治疗方法将不同于那些耐受性好、症状最小的房颤患者。

β-受体阻滞剂适用于射血分数降低的症状性心力衰竭患者。然而，这些药物对伴有心房颤动的患者的疗效尚不确定。分析结果表明，在窦性心律患者中发现的实质性益处不应外推到心房颤动患者。β-受体阻滞剂治疗似乎是安全的，不会增加死亡率或住院率，尤其是对有β-受体阻滞剂其他适应证的患者，如心肌梗死或需要控制伴有持续症状的快速心房颤动的发生[39]。

射血分数降低的心力衰竭患者可使用β-受体阻滞剂、洋地黄或其组合。联合治疗对症状和心功能的改善可能优于单药治疗。一项研究探讨了地高辛、卡维地洛及其联合治疗房颤和心力衰竭患者的相对优势[55]。研究纳入47例伴有持续性房颤和心力衰竭的患者（平均左心室射血分数为24%）。这项研究表明，地高辛和卡维地洛联合使用可以减轻持续性房颤心力衰竭患者的症状，改善心室功能，并且比单独使用任何一种药物都能够更好地控制心室率。然而，单独使用卡维地洛和地高辛之间的差异并不明显。

钙通道阻滞剂可能对衰竭的心脏产生负性肌力作用，这限制了其在该人群中的使用。在多中心地尔硫䓬梗死后试验中，患者在心肌梗死发病后3~15天随机接受地尔硫䓬或安慰剂治疗[56]，心脏死亡或非致命性再梗死的复合风险增加，在随后的分析中，发现地尔硫䓬增加了（40%）迟发性心力衰竭[57]。另外一项针对特发性扩张型心肌病患者的研究（左心室射血分数<0.50）进行了24个月的随访，发现地尔硫䓬辅助治疗可改善心功能、运动能力和主观状态，对无移植生存率无不良影响[58]。

19.5　心房颤动急性心率控制药物治疗

心房颤动是急诊科患者最常见的心律失常，其治疗也有较多争议。急性心房颤动紧急治疗的主要目标是缓解症状和改善心脏功能。如果患者存在血流动力学损害，电复律通常被认为是首选治疗方法，但当患者血流动力学稳定时，则首选药物治疗。急性房颤的治疗需要考虑选择心率控制或节律控制，两种策略都能迅速缓解症状，改善血流动力学状态，缩短住院时间[59]。心率控制通常被用作急性房颤患者的初始治疗，大多数关于急性房颤管理的讨论是针对心律失常持续时间小于48小时的患者，但许多患者在此时间之外到达，这些患者通常只能通过心率控制来管理[41]。然而，急性心率控制的最佳目标值仍不清楚。不适合控制心律的许多房颤患者需要接受心率控制治疗，通常使用钙通道阻滞剂或β-受体阻滞剂。

对于房颤的心率急性控制，地尔硫䓬和维拉帕米都能快速起效。Salerno等研究发现[5]，从开始使用地尔硫䓬治疗到最大心室率控制的中位时间为4.3分钟，可使静息心率绝对降低19~33bpm。一项研究比较了静脉注射地尔硫䓬和静脉注射地高辛对急性心房颤动/扑动急诊患者心室率控制的影响[60]，30名急性心房颤动/扑动患者被随机分配接受单独静脉注射地尔硫䓬、单独静脉注射地高辛或两者联合。心率控制被定义为心室率<100bpm。基线时地尔硫䓬组的心率为（150±19）bpm，地高辛组的心率为（144±12）bpm（$P=0.432$）。地尔硫䓬组在5分钟时平均心率为（111±26）bpm（$P=0.0006$），地高辛引起的心率下降直到180分钟后才达到统计学意义（$P=-0.0099$）。

在急性症状性房颤患者中，静脉注射地尔硫䓬比静脉注射地高辛或胺碘酮能更有效地控制心室率[61]。接受地尔硫䓬治疗的患者症状改善更大，住院时间更短。针对需要住院治疗的急性症状性房颤患者的心室率控制，一项随机对照试验对静脉注射地尔硫䓬、地高辛和胺碘酮的临床疗效进行了比较。该试验纳入150例急性房颤伴快速室性心动过速的成年患者（>120bpm）。地尔硫䓬组患者的心室率控制时间显著缩短，地尔硫䓬组患者达到心室率控制的百分比（90%）高于地高辛组（74%）和胺碘酮组（74%）。与其他两组相比，地尔硫䓬组患者在给药第一小时后的平均心率最低（$P<0.05$）。与地高辛

和胺碘酮相比,静脉注射地尔硫䓬可以安全、有效地控制房颤患者的心率变异性,改善症状,缩短住院时间。

临床医生也需意识到静脉注射地尔硫䓬的潜在副作用。在冠状动脉旁路移植术后房颤患者的心室率控制研究中,接受地尔硫䓬静脉注射治疗的 3 名患者(15%)出现低血压,另一名患者出现窦性停搏。地高辛组没有患者出现心血管副作用。血压下降通常是无症状的,接受静脉注射地尔硫䓬治疗的术后患者应仔细监测血压[42]。已知钙通道阻滞剂具有负性肌力作用,如果可能出现充血性心力衰竭,临床医生在使用静脉注射地尔硫䓬时必须谨慎。然而,充血性心力衰竭的存在可能与在急性房颤时发现的快速心室反应有关,对于这类患者,静脉注射地尔硫䓬可能有益。

在心力衰竭伴快速房颤的急性情况,即高交感神经张力下,β - 受体阻滞剂降低心率的有效性优于地高辛。由于 β - 受体阻滞剂最初可能具有负性肌力作用,因此,启动 β - 受体阻滞剂需要使用递增剂量的测量方法来实现心率,以平衡心率控制和其他血流动力学参数的需要[24]。

对于新发心房颤动和扑动的急性治疗,胺碘酮疗效优于地高辛,但地高辛似乎更安全[62]。研究纳入 50 例心室率超过 130bpm 的持续性心房颤动和扑动患者。胺碘酮组的平均心率 1 小时后从(157 ± 20)bpm 显著降低至(122 ± 25)bpm,6 小时后进一步降低稳定在(96 ± 25)bpm。与胺碘酮组相比,地高辛组只有在 8 小时后心率才达到最大降低。其中,胺碘酮组有 2 例患者因不良反应终止了治疗,一例患者转复后出现严重的心动过缓并死亡,另一例患者因心力衰竭加重而终止胺碘酮治疗。因此,作者建议将地高辛作为一线药物用于该患者群体,并为难治性病例或不适合使用地高辛的患者保留胺碘酮。

证据表明,静脉注射地高辛可以在给药约 1 小时内控制心室率。平均心率的绝对下降范围为 2 ~ 25bpm。一项药效学研究发现,第一次静脉注射地高辛 0.5 ~ 1.0mg 后 3 小时,平均心率下降 14%,第 6 小时下降 23%。这项研究还发现,每次给药约 1 小时后,可以看到心率下降[63]。与其他用于急

性控制心室率的药物相比,地高辛的副作用相对较少且价格便宜。

19.6 危重患者急性房颤的心率控制

危重患者发生心房颤动的心率控制是临床医生会遇到的一种棘手情况。危重患者新发房颤时恢复窦性心律的尝试通常难以成功,心率控制成为此时的主要治疗手段。而对于心力衰竭和左心室射血分数降低的患者,胺碘酮可能是急性治疗的主要选择,因为 β - 受体阻滞剂和钙通道阻滞剂通常是禁忌的[3]。

对危重患者可静脉注射胺碘酮。尽管胺碘酮也可能引起低血压,但最近的一项回顾性研究表明,其对患有房性快速性心律失常的危重患者的急性心率控制有效,且血流动力学耐受性良好[46]。在接受静脉注射胺碘酮控制心率的 38 例重症监护患者中(心房颤动 33 例,心房扑动 5 例),静脉注射地尔硫䓬、艾司洛尔或地高辛对心率无影响。输注胺碘酮(242 ± 137)mg 1 小时后,心率降低(37 ± 8)bpm,收缩压升高(24 ± 6)mmHg。无继发于胺碘酮治疗的副作用。

地尔硫䓬或胺碘酮都能充分控制危重患者房性快速心律失常的发生率。尽管地尔硫䓬可以更好地控制 24 小时心率,但需要停药的低血压发生率明显更高[64]。在危重患者中进行的一项前瞻性随机对照研究对地尔硫䓬和两种胺碘酮对近期房性快速心律失常的效果进行了比较,纳入了 60 例心率持续 > 120 次/分的超过 30 分钟的危重患者(心房颤动 57 例,心房扑动 2 例,房性心动过速 1 例),患者被随机分配到三种静脉治疗方案中的一种。第 1 组接受地尔硫䓬 25mg 静脉推注,然后连续静脉输注 20mg/h,持续 24 小时,第 2 组接受胺碘酮 300mg 静脉推注,第 3 组接受胺碘酮 300mg 静脉推注,然后持续 45mg/h,持续 24 小时。第 1 组、第 2 组和第 3 组分别有 14/20(70%)、11/20(55%)和 15/20(75%)的患者在 4 小时内心率下降超过 30%。地尔硫䓬降低心率更为显著,但因低血压而过早停药的次数也明显增多。

19.7　糖尿病与心率控制药物

众所周知,2 型糖尿病患者发生房颤的风险明显增加[65],而代谢紊乱的管理可能会影响房颤的进程,在这些患者中,房颤治疗(心率控制策略或节律控制策略)的疗效可能受限[66]。2 型糖尿病相关心脏纤维化可能会影响传导系统,如果糖尿病合并房颤患者使用房室结阻断药物,可能会导致出现严重的缓慢性心律失常[67,68]。

糖尿病在射血分数保留心力衰竭患者中的患病率约为 45%[69]。较快的心率与窦性心律下射血分数保留心例衰竭患者的不良结局增加有关,但在合并房颤的射血分数保留心力衰竭患者中,基线心率增高对死亡率的影响仅出现在随访的最初几年,长期随访结果则趋于一致[70]。

既往研究显示,接受心率控制策略的患者患糖尿病的比率高于节律控制者[71,72]。接受地高辛治疗的患者合并糖尿病和持续性房颤的比例更高[31,73]。一项来自中国台湾人群的队列研究发现,使用地高辛会增加患银屑病的风险,尤其是在心力衰竭和糖尿病患者中[74]。

糖尿病合并心肌梗死患者使用 β-受体阻滞剂(美托洛尔、阿替洛尔)与出院后血糖控制恶化有一定关系[75]。不需要基础胰岛素的住院患者使用 β-受体阻滞剂与低血糖的概率增加相关[76]。在一项丹麦的队列研究中,卡维地洛和美托洛尔的死亡率没有差异。然而,美托洛尔与新发糖尿病风险增高相关[77]。研究显示,抗 β1-肾上腺素受体的抗体可诱导大鼠和小鼠发生高血糖,损害胰岛素分泌,改变胰岛结构[78]。另一项包括 2840 例糖尿病参与者和 14 684 例非糖尿病参与者的研究中,服用 β-受体阻滞剂的糖尿病患者的全因死亡率显著增高[79]。

维拉帕米除具有抗高血压和抗缺血作用外,还对血糖控制、糖尿病肾病蛋白尿、左心室舒张功能障碍和交感神经系统过度活动具有良好的作用,这可能使 DM 患者受益[80]。在既往无糖尿病的患者中,与其他钙离子拮抗剂相比,口服维拉帕米与 2 型糖尿病的发生率降低有关[81]。维拉帕米单药治疗或联合二甲双胍、阿卡波糖可以改善糖尿病血糖控制

并保留 β 细胞功能[82-84]。而对于 1 型糖尿病患者,维拉帕米在改善 β 细胞功能、减少胰岛素需求的同时减少了低血糖的发作次数[85]。严重低血糖后一次性使用维拉帕米治可预防因严重低血糖引起的神经损伤和记忆障碍[86]。另外,维拉帕米可通过改善近端肾小管上皮细胞凋亡和纤维化[87],有效减少糖尿病肾病患者的蛋白尿[88]。

合并糖尿病的房颤和房扑患者服用决奈达隆(与安慰剂相比)可降低心血管住院及死亡风险,以及房颤和房扑的复发率[89]。糖尿病合并房颤患者应用索他洛尔后心电图 QTc 间期延长的风险增加[90]。

19.8　结语

对于临床医生及其患者来说,真正重要的是进行日常活动的能力和死亡率。尽管有药物和电生理干预,许多心房颤动患者仍无法恢复和维持窦性心律。对于这些患者,控制心室率是治疗的主要目标,因为快速心室率可能导致充血性心力衰竭、心肌缺血、呼吸困难和心悸恶化等。在临床试验中,节律控制未能改善生存率可能与治疗疗效有限及药物不良反应有关。另一方面,在房颤导管消融的研究中,窦性心律的恢复与左心室功能的显著改善相关[91,92]。但对于首次出现房颤且无明显潜在心脏病的患者,如需立即电复律或化学复律需要确定在 48 小时内的房颤发作,或通过经食管超声心动图排除心内血栓。但房颤的确切发作时间常无法准确获得,经食管超声心动图的操作在急性情况下也可能难以获得。因此,心室率控制通常被用作缓解症状的初始疗法[61]。

药物心率控制常用药物包括 β-受体阻滞剂、地高辛、地尔硫草和维拉帕米等,单药治疗心率控制不佳时,可联合治疗来增强疗效。心率控制药物的选择需要同时考虑血流动力学状态、症状、合并疾病及药物的潜在副作用等。需要注意的是,无论应用何种药物,患者在治疗期间均有药物作用或自发转复的可能,尤其在使用包括胺碘酮在内的抗心律失常药物控制心室率时。在新发心房颤动和扑动的急性治疗中,胺碘酮组和地高辛组分别有 92% 和 71% 的患者在 24 小时内恢复到窦性心律[62]。另一项研

究显示,胺碘酮导致高达45%的患者在纳入后4小时内转复为窦性心律[64]。因此,即使选择了心室率控制策略,仍需要警惕窦性转复时伴发的血栓栓塞风险。

　　糖尿病患者使用心率控制药物也可能对其血糖控制产生积极或消极的影响,并且还可能在易感患者中诱发糖尿病的发展。β-受体阻滞剂可能使血糖控制恶化。维拉帕米通过减少β细胞凋亡可以改善血糖控制并避免糖尿病的发展[93]。因此,医生应该意识到这种关联,并相应地估计药物使用的风险和益处。

参考文献

[1] Jannik, Pallisgaard, Anne-Marie, et al. Risk of atrial fibrillation in diabetes mellitus: A nationwide cohort study [J]. Eur J Prev Cardiol, 2016,23(6):621-627.

[2] Rizzo MR, Sasso FC, Marfella R, et al. Autonomic dysfunction is associated with brief episodes of atrial fibrillation in type 2 diabetes[J]. J Diabetes Complications, 2015,29(1):88-92.

[3] Van Gelder IC, Rienstra M, Crijns HJGM, et al. Rate control in atrial fibrillation [J]. The Lancet, 2016, 388:818-828.

[4] Al-Khatib SM, Allen LaPointe NM, Chatterjee R, et al. Rate-and rhythm-control therapies in patients with atrial fibrillation: a systematic review[J]. Ann Intern Med, 2014, 160(11):760-773.

[5] Tamariz LJ, Bass EB. Pharmacological rate control of atrial fibrillation[J]. Cardiol Clin, 2004,22(1):35-45.

[6] Nikolaidou T, Channer KS. Chronic atrial fibrillation: a systematic review of medical heart rate control management [J]. Postgrad Med J, 2009,85(1004):303-312.

[7] Opolski G, Torbicki A, Kosior DA, et al. Rate control vs rhythm control in patients with nonvalvular persistent atrial fibrillation: the results of the Polish How to Treat Chronic Atrial Fibrillation (HOT CAFE) Study[J]. Chest, 2004, 126(2):476-486.

[8] Wyse DG, Waldo AL, DiMarco JP, et al. A comparison of rate control and rhythm control in patients with atrial fibrillation[J]. N Engl J Med, 2002,347(23):1825-1833.

[9] Van Gelder IC, Wyse DG, Chandler ML, et al. Does inten-

sity of rate-control influence outcome in atrial fibrillation? An analysis of pooled data from the RACE and AFFIRM studies[J]. Europace, 2006,8:935-942.

[10] Roy D, Talajic M, Nattel S, et al. Rhythm Control versus Rate Control for Atrial Fibrillation and Heart Failure[J]. New England Journal of Medicine, 2008,358:2667-2677.

[11] Testa L, Biondi-Zoccai GG, Dello Russo A, et al. Rate-control vs. rhythm-control in patients with atrial fibrillation: a meta-analysis[J]. Eur Heart J. 2005,26:2000-2006.

[12] Van Gelder IC, Hagens VE, Bosker HA, et al. A comparison of rate control and rhythm control in patients with recurrent persistent atrial fibrillation[J]. N Engl J Med, 2002,347(23):1834-1840.

[13] Hagens VE, Ranchor AV, Van Sonderen E, et al. Effect of rate or rhythm control on quality of life in persistent atrial fibrillation. Results from the Rate Control Versus Electrical Cardioversion (RACE) Study[J]. J Am Coll Cardiol, 2004,43:241-247.

[14] Hohnloser SH, Kuck K-H, Lilienthal J. Rhythm or rate control in atrial fibrillation-Pharmacological Intervention in Atrial Fibrillation (PIAF): a randomised trial[J]. The Lancet, 2000,356:1789-1794.

[15] Krahn AD, Manfreda J, Tate RB, et al. The natural history of atrial fibrillation: incidence, risk factors, and prognosis in the Manitoba Follow-Up Study[J]. Am J Med, 1995,98(5):476-484.

[16] Wang TJ, Larson MG, Levy D, et al. Temporal relations of atrial fibrillation and congestive heart failure and their joint influence on mortality: the Framingham Heart Study [J]. Circulation, 2003,107(23):2920-2925.

[17] Gopinathannair R, Etheridge SP, Marchlinski FE, et al. Arrhythmia-Induced Cardiomyopathies: Mechanisms, Recognition, and Management[J]. J Am Coll Cardiol, 2015, 66(15):1714-1728.

[18] Wyse DG. Therapeutic considerations in applying rate control therapy for atrial fibrillation[J]. J Cardiovasc Pharmacol, 2008,52(1):11-17.

[19] Daoud EG, Weiss R, Bahu M, et al. Effect of an irregular ventricular rhythm on cardiac output[J]. Am J Cardiol, 1996,78(12):1433-1436.

[20] Kerr AJ, Williams MJ, Stewart RA. Ventricular rate and beat-to-beat variation of stroke volume in atrial fibrillation [J]. Am J Cardiol, 2001,87(9):1116-A9.

［21］ Santhanakrishnan R, Wang N, Larson MG, et al. Atrial Fibrillation Begets Heart Failure and Vice Versa: Temporal Associations and Differences in Preserved Versus Reduced Ejection Fraction［J］. Circulation, 2016,133(5): 484 – 492.

［22］ Grogan M, Smith HC, Gersh BJ, et al. Left ventricular dysfunction due to atrial fibrillation in patients initially believed to have idiopathic dilated cardiomyopathy［J］. Am J Cardiol, 1992,69(19):1570 – 1573.

［23］ Groenveld HF, Crijns HJ, Van den Berg MP, et al. The effect of rate control on quality of life in patients with permanent atrial fibrillation: data from the RACE II (Rate Control Efficacy in Permanent Atrial Fibrillation II) study ［J］. J Am Coll Cardiol, 2011,58:1795 – 1803.

［24］ Kotecha D, Piccini JP. Atrial fibrillation in heart failure: what should we do? ［J］. Eur Heart J, 2015,36:3250 – 3257.

［25］ Hindricks G, Potpara T, Dagres N, et al. 2020 ESC Guidelines for the diagnosis and management of atrial fibrillation developed in collaboration with the European Association for Cardio-Thoracic Surgery (EACTS): The Task Force for the diagnosis and management of atrial fibrillation of the European Society of Cardiology (ESC) Developed with the special contribution of the European Heart Rhythm Association (EHRA) of the ESC［J］. Eur Heart J, 2021, 42(5):373 – 498.

［26］ Fauchier L, Grimard C, Pierre B, et al. Comparison of beta blocker and digoxin alone and in combination for management of patients with atrial fibrillation and heart failure ［J］. Am J Cardiol, 2009,103(2):248 – 254.

［27］ Hallberg P, Lindback J, Lindahl B, et al. Digoxin and mortality in atrial fibrillation: a prospective cohort study ［J］. Eur J Clin Pharmacol, 2007,63:959 – 971.

［28］ Turakhia MP, Santangeli P, Winkelmayer WC, et al. Increased mortality associated with digoxin in contemporary patients with atrial fibrillation: findings from the TREAT-AF study［J］. J Am Coll Cardiol, 2014,64:660 – 668.

［29］ Whitbeck MG, Charnigo RJ, Khairy P, et al. Increased mortality among patients taking digoxin-analysis from the AFFIRM study［J］. Eur Heart J, 2013,34:1481 – 1488.

［30］ Gheorghiade M, Fonarow GC, van Veldhuisen DJ, et al. Lack of evidence of increased mortality among patients with atrial fibrillation taking digoxin: findings from post hoc propensity – matched analysis of the AFFIRM trial［J］. Eur Heart J, 2013,34:1489 – 1497.

［31］ Ziff OJ, Lane DA, Samra M, et al. Safety and efficacy of digoxin: systematic review and meta – analysis of observational and controlled trial data ［J］. BMJ, 2015, 351:h4451.

［32］ Andrey JL, Romero S, Garcia – Egido A, et al. Mortality and morbidity of heart failure treated with digoxin. A propensity-matched study［J］. Int J Clin Pract, 2011,65: 1250 – 1258.

［33］ Aguirre Davila L, Weber K, Bavendiek U, et al. Digoxin-mortality: randomized vs. observational comparison in the DIG trial［J］. Eur Heart J, 2019,40:3336 – 3341.

［34］ Whitbeck MG, Charnigo RJ, Khairy P, et al. Increased mortality among patients taking digoxin-analysis from the AFFIRM study［J］. Eur Heart J, 2013,34(20):1481 – 1488.

［35］ Patel NJ, Hoosien M, Deshmukh A, et al. Digoxin significantly improves all-cause mortality in atrial fibrillation patients with severely reduced left ventricular systolic function［J］. Int J Cardiol, 2013,169(5):e84 – e86.

［36］ Bavendiek U, Berliner D, Davila LA, et al. Rationale and design of the DIGIT-HF trial (DIGitoxin to Improve ouTcomes in patients with advanced chronic Heart Failure): a randomized, double – blind, placebo-controlled study［J］. Eur J Heart Fail, 2019,21:676 – 684.

［37］ Ulimoen SR, Enger S, Pripp AH, et al. Calcium channel blockers improve exercise capacity and reduce N-terminal Pro-B-type natriuretic peptide levels compared with beta-blockers in patients with permanent atrial fibrillation［J］. Eur Heart J, 2014,35:517 – 524.

［38］ Rienstra M, Damman K, Mulder BA, et al. Beta – Blockers and Outcome in Heart Failure and Atrial Fibrillation: A Meta-Analysis［J］. JACC Heart Fail,? 2013, 1 (1): 21 – 28.

［39］ Kotecha D, Holmes J, Krum H, et al. Efficacy of β blockers in patients with heart failure plus atrial fibrillation: an individual – patient data meta-analysis［J］. The Lancet, 2014,384:2235 – 2243.

［40］ Ulimoen SR, Enger S, Carlson J, et al. Comparison of four single-drug regimens on ventricular rate and arrhythmia-related symptoms in patients with permanent atrial fibrillation［J］. Am J Cardiol, 2013,111:225 – 230.

[41] Scheuermeyer FX, Grafstein E, Stenstrom R, et al. Safety and efficiency of calcium channel blockers versus beta-blockers for rate control in patients with atrial fibrillation and no acute underlying medical illness[J]. Acad Emerg Med, 2013,20:222－230.

[42] Tisdale JE, PharmD, Padhi A, et al. A randomized, double－blind comparison of intravenous diltiazem and digoxin for atrial fibrillation after coronary artery bypass surgery[J]. Am Heart J, 1998,135:739－747.

[43] Farshi R, Kistner D, Sarma JS, et al. Ventricular rate control in chronic atrial fibrillation during daily activity and programmed exercise: a crossover open-label study of five drug regimens[J]. J Am Coll Cardiol, 1999,33(2):304－310.

[44] Atwood JE, Myers JN, Sullivan MJ, et al. Diltiazem and exercise performance in patients with chronic atrial fibrillation[J]. Chest, 1988,93(1):20－25.

[45] Matsuda M, Matsuda Y, Yamagishi T, et al. Effects of digoxin, propranolol, and verapamil on exercise in patients with chronic isolated atrial fibrillation[J]. Cardiovasc Res, 1991,25(6):453－457.

[46] Clemo HF, Wood MA, Gilligan DM, Ellenbogen KA. Intravenous amiodarone for acute heart rate control in the critically ill patient with atrial tachyarrhythmias[J]. Am J Cardiol, 1998,81(5):594－598.

[47] Tamariz L, Mcnamara R, Bass EJJotACoC. Metanalysis of antiarrhythmic drugs for conversion of atrial fibrillation and the maintenance of sinus rhythm: Combining efficacy and adverse effects[J]. 2003,41:536－536.

[48] Tse HF, Lam YM, Lau CP, et al. Comparison of digoxin versus low-dose amiodarone for ventricular rate control in patients with chronic atrial fibrillation[J]. Clin Exp Pharmacol Physiol, 2001,28(5－6):446－450.

[49] Darby AE, Dimarco JP. Management of atrial fibrillation in patients with structural heart disease[J]. Circulation, 2012,125:945－957.

[50] Roth A, Harrison E, Mitani G, et al. Efficacy and safety of medium-and high-dose diltiazem alone and in combination with digoxin for control of heart rate at rest and during exercise in patients with chronic atrial fibrillation[J]. Circulation, 1986,73(2):316－324.

[51] David D, Segni ED, Klein HO, et al. Inefficacy of digitalis in the control of heart rate in patients with chronic atrial fibrillation: beneficial effect of an added beta adrenergic blocking agent[J]. Am J Cardiol, 1979,44(7):1378－1382.

[52] Segal JB, McNamara RL, Miller MR, et al. The evidence regarding the drugs used for ventricular rate control[J]. J Fam Pract, 2000,49(1):47－59.

[53] Krijthe BP, Kunst A, Benjamin EJ, et al. Projections on the number of individuals with atrial fibrillation in the European Union, from 2000 to 2060[J]. Eur Heart J, 2013, 34(35):2746－2751.

[54] Mamas MA, Caldwell JC, Chacko S, et al. A meta-analysis of the prognostic significance of atrial fibrillation in chronic heart failure[J]. Eur J Heart Fail, 2009,11(7):676－683.

[55] Khand AU, Rankin AC, Martin W, et al. Carvedilol alone or in combination with digoxin for the management of atrial fibrillation in patients with heart failure? [J]. J Am Coll Cardiol, 2003,42(11):1944－1951.

[56] Multicenter Diltiazem Postinfarction Trial Research Group. The effect of diltiazem on mortality and reinfarction after myocardial infarction[J]. N Engl J Med, 1988,319(7):385－392.

[57] ER, Goldstein, JS, et al. Diltiazem increases late-onset congestive heart failure in postinfarction patients with early reduction in ejection fraction. The Adverse Experience Committee; and the Multicenter Diltiazem Postinfarction Research Group[J]. Circulation, 1991,83(1):52－60.

[58] Figulla HR, Gietzen F, Zeymer U, et al. Diltiazem Improves Cardiac Function and Exercise Capacity in Patients With Idiopathic Dilated Cardiomyopathy: Results of the Diltiazem in Dilated Cardiomyopathy Trial[J]. 1996.94:346－352.

[59] Snow V, Weiss KB, LeFevre M, et al. Management of newly detected atrial fibrillation: a clinical practice guideline from the American Academy of Family Physicians and the American College of Physicians[J]. Ann Intern Med, 2003,139(12):1009－1017.

[60] Schreck DM, Rivera AR, Tricarico VJ. Emergency management of atrial fibrillation and flutter: intravenous diltiazem versus intravenous digoxin[J]. Ann Emerg Med, 1997,29(1):135－140.

[61] Siu CW, Lau CP, Lee WL, et al. Intravenous diltiazem is superior to intravenous amiodarone or digoxin for achie-

ving ventricular rate control in patients with acute uncomplicated atrial fibrillation[J]. Crit Care Med, 2009,37: 2174 – 2179.

[62] Hou ZY, Chang MS, Chen CY, et al. Acute treatment of recent-onset atrial fibrillation and flutter with a tailored dosing regimen of intravenous amiodarone[J]. Circulation, 1991,83(1):52 – 60.

[63] Björn, Hornestam, Markus, et al. Intravenously administered digoxin in patients with acute atrial fibrillation: a population pharmacokinetic/pharmacodynamic analysis based on the Digitalis in Acute Atrial Fibrillation trial[J]. Eur J Clin Pharmacol, 2003,58(11):747 – 755.

[64] Karth GD, Geppert A, Neunteufl T, et al. Amiodarone versus diltiazem for rate control in critically ill patients with atrial tachyarrhythmias[J]. Crit Care Med, 2001,29(6): 1149 – 1153.

[65] Soran H, Banerjee M, Mohamad JB, et al. Risk Factors for Failure of Direct Current Cardioversion in Patients with Type 2 Diabetes Mellitus and Atrial Fibrillation[J]. BioMed research international, 2018,2018:5936180.

[66] Packer M. Disease-treatment interactions in the management of patients with obesity and diabetes who have atrial fibrillation: the potential mediating influence of epicardial adipose tissue [J]. Cardiovascular diabetology, 2019, 18:121.

[67] Llàcer P, Núñez J, Bayés-Genís A, et al. Digoxin and prognosis of heart failure in older patients with preserved ejection fraction: Importance of heart rate. Results from an observational and multicenter study[J]. Eur J Intern Med, 2019,60:18 – 23.

[68] Mareev Y, Cleland JGF. Should β-blockers be used in patients with heart failure and atrial fibrillation? [J]. Clinical therapeutics, 2015,37:2215 – 2224.

[69] McHugh K, DeVore AD, Wu J, et al. Heart Failure With Preserved Ejection? Fraction and Diabetes: JACC State-of-the-Art Review[J]. Journal of the American College of Cardiology, 2019,73:602 – 611.

[70] Sartipy U, Savarese G, Dahlström U, et al. Association of heart rate with mortality in sinus rhythm and atrial fibrillation in heart failure with preserved ejection fraction[J]. Eur J Heart Fail, 2019,21:471 – 479.

[71] Choi YJ, Kang KW, Kim TH, et al. Comparison of Rhythm and Rate Control Strategies for Stroke Occurrence in a Prospective Cohort of Atrial Fibrillation Patients[J]. Yonsei medical journal, 2018,59:258 – 264.

[72] Paciullo F, Proietti M, Bianconi V, et al. Choice and Outcomes of Rate Control versus Rhythm Control in Elderly Patients with Atrial Fibrillation: A Report from the REPOSI Study[J]. Drugs & aging, 2018,35:365 – 373.

[73] Washam JB, Stevens SR, Lokhnygina Y, et al. Digoxin use in patients with atrial fibrillation and adverse cardiovascular outcomes: a retrospective analysis of the Rivaroxaban Once Daily Oral Direct Factor Xa Inhibition Compared with Vitamin K Antagonism for Prevention of Stroke and Embolism Trial in Atrial Fibrillation (ROCKET AF) [J]. Lancet (London, England), 2015,385:2363 – 2370.

[74] Li IH, Pan KT, Wang WM, et al. Digoxin use and following risk of psoriasis: A population-based cohort study in Taiwan[J]. The Journal of dermatology, 2020,47: 458 – 463.

[75] Arnold SV, Spertus JA, Lipska KJ, et al. Type of β-blocker use among patients with versus without diabetes after myocardial infarction[J]. American heart journal, 2014, 168:273 – 279.

[76] Dungan K, Merrill J, Long C, et al. Effect of beta blocker use and type on hypoglycemia risk among hospitalized insulin requiring patients [J]. Cardiovascular diabetology, 2019,18:163.

[77] Schwartz B, Pierce C, Madelaire C, et al. Long-Term Mortality Associated With Use of Carvedilol Versus Metoprolol in Heart Failure Patients With and Without Type 2 Diabetes: A Danish Nationwide Cohort Study[J]. Journal of the American Heart Association, 2021,10:e021310.

[78] Gong Y, Xiong H, Du Y, et al. Autoantibodies against β1-adrenoceptor induce blood glucose enhancement and insulin insufficient via T lymphocytes[J]. Immunologic research, 2016,64:584 – 593.

[79] Tsujimoto T, Kajio H, Shapiro MF, et al. Risk of All – Cause Mortality in Diabetic Patients Taking β-Blockers [J]. Mayo Clinic proceedings, 2018,93:409 – 418.

[80] Lido P, Romanello D, Tesauro M, et al. Verapamil: prevention and treatment of cardio – renal syndromes in diabetic hypertensive patients? [J]. Eur Rev Med Pharmacol Sci, 2022,26(5):1524 – 1534.

[81] Yin T, Kuo SC, Chang YY, et al. Verapamil Use Is Associated With Reduction of Newly Diagnosed Diabetes Melli-

tus[J]. The Journal of clinical endocrinology and metabolism, 2017,102:2604 - 2610.

[82] Chen YS, Weng SJ, Chang SH, et al. Evaluating the antidiabetic effects of R-verapamil in type 1 and type 2 diabetes mellitus mouse models [J]. PloS one, 2021, 16:e0255405.

[83] Wang CY, Huang KC, Lu CW, et al. A Randomized Controlled Trial of R-Form Verapamil Added to Ongoing Metformin Therapy in Patients with Type 2 Diabetes[J]. The Journal of clinical endocrinology and metabolism, 2022, 107:e4063 - e4071.

[84] Carnovale C, Dassano A, Mosini G, et al. The β-cell effect of verapamil-based treatment in patients with type 2 diabetes: a systematic review [J]. Acta diabetologica, 2020,57:117 - 131.

[85] Ovalle F, Grimes T, Xu G, et al. Verapamil and beta cell function in adults with recent-onset type 1 diabetes [J]. Nat Med, 2018,24:1108 - 1112.

[86] Jackson DA, Michael T, Vieira de Abreu A, et al. Prevention of Severe Hypoglycemia-Induced Brain Damage and Cognitive Impairment With Verapamil [J]. Diabetes, 2018,67:2107 - 2112.

[87] Song Y, Guo F, Zhao Y, et al. Verapamil ameliorates proximal tubular epithelial cells apoptosis and fibrosis in diabetic kidney [J]. European journal of pharmacology. 2021;911:174552.

[88] Steuber TD, Lee J, Holloway A, et al. Nondihydropyridine Calcium Channel Blockers for the Treatment of Proteinuria: A Review of the Literature [J]. The Annals of pharmacotherapy,2019,53:1050 - 1059.

[89] Handelsman Y, Bunch TJ, Rodbard HW, et al. Impact of dronedarone on patients with atrial fibrillation and diabetes: A sub-analysis of the ATHENA and EURIDIS/ADONIS studies[J]. Journal of diabetes and its complications, 2022,36:108227.

[90] Chain AS, Dieleman JP, van Noord C, et al. Not-in-trial simulation I: Bridging cardiovascular risk from clinical trials to real-life conditions [J]. British journal of clinical pharmacology, 2013,76:964 - 972.

[91] Anselmino M, Matta M, D'Ascenzo F, et al. Catheter ablation of atrial fibrillation in patients with left ventricular systolic dysfunction: a systematic review and meta-analysis [J]. Circ Arrhythm Electrophysiol, 2014, 7 (6): 1011 - 1018.

[92] Dagres N, Varounis C, Gaspar T, et al. Catheter ablation for atrial fibrillation in patients with left ventricular systolic dysfunction. A systematic review and meta - analysis[J]. J Card Fail, 2011,17(11):964 - 970.

[93] Bell DSH, Goncalves E. Diabetogenic effects of cardioprotective drugs[J]. Diabetes, obesity & metabolism, 2021, 23:877 - 885.

第 **20** 章

节律控制药物治疗

张云鹏　刘彤

20.1　引言

心房颤动（AF）患者左心房丧失规则有序的收缩，心室率也随之增加，可导致短期和长期不良结果：心率加快和房室失同步引起的血流动力学恶化，左心房血栓引起的脑卒中和其他栓塞事件风险增加，以及左心房和左心室进行性功能不全[1,2]。

针对房颤患者的不规则节律及其引发的症状，目前临床上主要有两种治疗策略：节律控制（应用药物治疗、电转复或导管消融恢复窦性心律并维持窦性心律）；通过房室结阻滞剂控制心室率（参见第 19 章）。

对于选择节律控制策略的患者，治疗的主要目标是尝试恢复并维持窦性心律，即在适当抗凝治疗和心室率控制的基础上进行包括心脏复律、抗心律失常药物治疗和（或）导管消融治疗，通过降低发作频率和缩短持续时间来减少症状[3,4]。抗心律失常药物可能导致严重的副作用，尤其是促心律失常作用。

本章将介绍不同抗心律失常药物的疗效和毒性（包括致心律失常作用）、房颤的药物复律相关指南和最新临床应用进展。对于常规治疗无效的特定患者，维持窦性节律的非药物疗法将在第 22 章讨论。

20.2　最初治疗决策

20.2.1　节律控制适应证

（一）以下 4 种情况应考虑节律控制策略来维持

窦性节律[5]：

1. 充分控制心室率后，患者有不适症状，如心悸、呼吸困难、头晕、心绞痛、晕厥和心力衰竭等。

2. 无法充分控制心室率，以预防心动过速性心肌病（心律失常性心肌病的一种类型）。

3. 高血栓形成状态且不能长期耐受抗凝药的患者。

4. 患者意愿。

对于大部分患者，更多临床医生考虑将心脏复律为窦性节律，尤其是近期发作心律失常且复发风险较低的首次检测到 AF 发作的较年轻患者。对于新检测到的 AF 患者，心脏复律后不常规对其行抗心律失常药物维持治疗。

（二）不进行复律的原因

1. 无症状或症状轻微的患者，尤其是有多种并发症、高龄或总体预后差的患者，此时进行复律和（或）药物控制节律的风险可能超过转复为窦性心律的获益。

2. 经食管超声心动图发现左心房血栓。

3. 房颤持续存在超过 1 年。

4. 左心房明显增大（心房直径 >6.0cm；心房容积指数 >48mL/m^2）。

5. 接受足量、恰当抗心律失常药物治疗时房颤复发且近期已行复律的患者。药物难治性患者或许能成功复律，但不太可能长期维持窦性心律。

6. 在复律前未纠正潜在诱因，则复律后很可能无法长期维持窦性心律的患者，如甲状腺毒症、心包炎、肺炎或二尖瓣疾病等。

20.2.2 节律控制与室率控制

最近的数据显示,伴随窦性心律的维持,患者的预后有所改善[6-8]。自21世纪初以来,数项临床试验并未证明在房颤患者节律控制优于心率控制[9,10]。在房颤和心力衰竭等特定亚群患者中,房颤消融已被证明能改善左心室收缩功能。研究还表明,与心率控制相比,节律控制治疗的患者脑卒中风险更低[11]。最新的一项大型随机对照试验显示,5年随访中,在确诊房颤后1年内早期节律控制可减少心血管死亡、脑卒中、因心力衰竭住院或急性冠状动脉综合征等的发生[8]。

但必须强调的是,选择节律控制策略还是室率控制策略由多种因素决定,包括患者年龄、症状影响生存质量的程度、对心律失常药物治疗或导管消融术的顾虑,以及患者的经济条件和依从性等。

20.2.3 诱发因素

最新研究表明,房颤合并糖尿病患者药物转复窦性心律成功率显著低于非糖尿病患者,在平均74.5天的随访后,合并糖尿病患者维持窦性心律的人数也少于非糖尿病患者,且血糖控制是药物复律的独立预测因素[12]。同样,在一项对2868例患者进行的回顾性多中心研究中,发现糖尿病是30天内转复失败的危险因素[13]。因此,糖尿病患者使用药物转复窦性心律,良好的血糖控制或是转复成功及维持窦性心律的关键。

启动节律控制策略前,应对AF的危险因素进行处理,如血糖控制不佳、甲状腺功能亢进、高血压、HF、睡眠呼吸暂停及饮酒过量。

20.2.4 抗凝治疗

与无房颤者相比,无论是阵发性、持续性还是永久性房颤都会增加栓塞风险。无论是药物复律、电复律还是自发转复为窦性心律,都会短暂增加血栓栓塞风险,特别是脑卒中风险,这在临床中非常重要。房颤发作48小时后该风险显著增加,复律前给予治疗性抗凝可降低风险。

(一)对于房颤持续时间明确<48小时的患者:

1.对于既往有血栓栓塞、心力衰竭或糖尿病病史的患者,不建议进行早期复律,而是在有效抗凝3周后复律。

2.对于这类高危患者,可在复律前、复律期间和复律后用肝素或直接口服抗凝药(DOAC),也称非维生素K口服抗凝药(NOAC),并必要时通过经食管超声心动图检查排除左心房血栓。

3.在非血栓栓塞高风险患者中,对所有CHA2DS2-VASc评分≥1分的患者给予抗凝。在复律前开始使用DOAC抗凝或肝素(或低分子肝素)。

4.对于出血风险较高的患者,若能在明确的房颤发作后不到48小时内恢复正常窦性心律,则可直接复律,不给予抗凝治疗。

(二)对于房颤持续超过48小时或持续时间不详的患者:

1.推荐复律前给予连续至少3周的治疗性抗凝,而不是直接复律;抗凝药可选择DOAC。

2.无论是否长期使用抗凝药物,都推荐在择期心脏复律前使用DOAC而非华法林。

3.对于有症状且不愿意推迟复律、担心长时间口服抗凝引起出血,或在充分减慢心率后仍不耐受房颤的患者,可以选择在TEE指导下复律[14,15],但在复律前后应持续使用肝素或DOAC抗凝。

(三)推荐对所有患者在复律后给予4周治疗性口服抗凝,而非停止抗凝;抗凝药可用DOAC或华法林(INR达到2.0~3.0)。

20.2.5 心室率控制

对于在AF期间出现中等到快速心室率(≥110次/分)的患者,通常在抗心律失常药物治疗之前或同时开始给予房室结阻滞剂,如口服(偶尔静脉)给予β-受体阻滞剂或非二氢吡啶类钙通道拮抗剂,如地尔硫革或维拉帕米[16]。窦性节律恢复之前,减慢心室率通常可改善症状。患者恢复窦性节律后可继续该治疗,以防AF复发出现快速心室率(>110次/分)。这一问题参见第19章。

20.2.6 药物复律与电复律的选择

对房颤患者行电复律是常规操作,成功率高且并发症发生率低[17]。但随着房颤持续时间的增加和早期复发的可能,总体成功率会下降。首次房颤发作多首选电复律。这对于年轻患者(<65 岁)尤其如此,即使没有症状。对于需要转复房颤的其他患者(非首次发作),电复律或药物复律(可能在药物复律失败后行电复律)均可。选择时应考虑到每种方法的优缺点及患者意愿。

直接进行电复律的最大获益是避免药物副作用和长期监测。药物复律的潜在益处为可避免镇静风险,而电复律时需要镇静。药物复律的潜在缺点包括:药物副作用,包括但不限于一过性低血压或 QTc 间期延长;需要长时间遥测监护(可能长达药物清除半衰期的 50%),来筛查有无药物的致心律失常反应,这可能导致观察时间更长;房颤可能会转为心房扑动。

一项随机试验和一些小型观察性研究比较了这两种方法。2020 年 1 月份发表在 Lancet 杂志的 RAFF2 研究[17]将 396 例急性房颤患者随机分至使用静脉给予普鲁卡因胺的药物复律或安慰剂,随后根据需要进行电复律。主要比较两种转复策略:①静脉注射普鲁卡因胺进行药物转复,必要时再用直流电转复(药物－电转复);②单纯使用直流电转复(仅电转复)。主要结果是随机分组后任何时间及最多三次电击后立即转复为正常窦性心律至少 30 分钟。该研究的次要目的是比较电转复时电极板前后位和前外侧位的区别。结果显示两组达到主要结果的频率相近(96% 对 92%;P = 0.07)。输注普鲁卡因胺后,52% 的患者转复窦性心律(中位时间为 23 分钟),因此后续无须电复律,随访时未出现严重不良事件。电极板不同位置转复窦性心律的比例相近[前外侧位为 119 例(94%),而前后位为 108 例(92%),P = 0.68]。RAFF2 试验表明,两种方法转复窦性心律都十分有效、迅速、安全,因此在急诊科,经内科治疗快速复律、缓解急性症状并让患者出院是可行的。

但由于药物复律所需时间比电复律更长,且急诊科医生和普通心脏专科医生对普鲁卡因胺的使用及其潜在副作用不熟悉和缺乏经验,因此,不建议在这种情况下静脉使用普鲁卡因胺。此外,这种药物的半衰期较长,所以,早期出院有发生尖端扭转型室性心动过速的风险。大多数医生在治疗这些患者时更熟悉另一种抗心律失常药物伊布利特,此时多选择该药。

电复律后房颤复发率可能很高,尤其是有复发史、左心房较大、基础结构性疾病和心力衰竭病史时。有时,宜在电复律前使用抗心律失常药物,以降低复律后不久的复发风险。但第一次尝试可直接开始电复律,尤其是心脏正常且没有心力衰竭及不接受维持性抗心律失常治疗时[18]。对于未预先使用抗心律失常药物的患者,急性复发房颤可重复进行电复律。对于这类患者或复律失败的患者,联合应用房室结阻滞剂加静脉用负荷量的胺碘酮、伊布利特或普鲁卡因胺,或口服氟卡尼、索他洛尔或普罗帕酮可恢复窦性心律。对持续性房颤可行电复律,成功后可开始长期抗心律失常治疗。

电复律后偶见缓慢性心律失常,尤其是当患者正在接受控制房颤的心率药物治疗、有快－慢综合征且年龄较大,以及已知存在心动过缓时。室性快速性心律失常罕见,但接受Ⅲ类抗心律失常药物治疗的患者可发生尖端扭转型室性心动过速,尤其是复律后 24 小时内及复律后出现心动过缓时。一项纳入 2868 例患者共 6906 次急性房颤复律的回顾性研究显示,54 例患者中有 63 次(0.9%)缓慢性心律失常发作,包括 51 次 >5 秒的心搏停止发作,12 次心率 <40 次/分的心动过缓发作[19]。该研究未报道需要干预的室性心律失常发作。对于窦房结或房室结功能障碍(如快－慢综合征)的患者,如果在没有备用起搏器的情况下转复房颤,则发生长时间窦性停搏和心动过缓的风险较高。然而,复律的血流动力学获益可能足以证明需要恢复窦性心律,并采用植入起搏器的方法控制心房率和(或)房室传导。对于保持窦性心律的窦房结功能障碍患者,生理性起搏似乎可降低房颤复发风险,特别是房颤的诱发呈心动过缓依赖性的患者[20]。

2018 年,国内指南[21]建议对于血流动力学稳定的新近发生的房颤(通常指房颤持续时间在 1 周内)患者,药物复律可先于电复律。房颤的电复律与药物复律的比较见表 20－1[21]。综上所述,医生应根据患者的个人情况与意愿选择复律方式。

表20-1　房颤药物复律与电复律比较

	药物复律	电复律
转复速度	较慢	快
效果	稍差	好
麻醉或空腹	不需要	需要
血栓栓塞并发症	相似	相似
抗凝适应证	相同	相同
并发症	不良反应	皮肤灼伤
	致心律失常	短暂心律失常
	负性肌力作用	低血压、呼吸抑制
		心肌损伤、肺水肿

20.3　房颤药物复律的选择

2018年国内专家共识[21]建议节律控制适用于经充分室率控制治疗后仍有症状的房颤患者,其他适应证还包括心室率不易控制的房颤患者、年轻患者、心动过速性心肌病、初发房颤、患者节律控制的意愿。大多数阵发房颤在1~2天内可自行转复,药物可加快转复速度。对于房颤发作持续时间在7天内的患者,药物复律有效。房颤发作持续时间超过7天时,药物复律的有效性降低。大多数接受药物复律的患者应在药物注射和之后的一段时间内(通常约为药物半衰期的一半时间)持续接受医疗监护和心电监测,警惕抗心律失常药物的致心律失常事件。结构性心脏病是使用某些抗心律失常药物的禁忌证。本文将结构性心脏病定义为心房或心室存在大小、形状、功能或结构异常的任何疾病(如左心室肥厚或扩张型心肌病),也包括冠状动脉疾病,但不包括心脏电特性改变过程(如电激活、传导、自律性或不应性)。

抗心律失常药物可用于房颤转复窦性心律。目前,用于房颤复律的主要药物是Ⅰc类(氟卡尼、普罗帕酮)和Ⅲ类(胺碘酮、伊布利特、多非利特、维纳卡兰、索他洛尔)抗心律失常药物,它们分别通过减慢传导速度和延长有效不应期终止折返激动而达到房颤复律的目的,这些药物在起效时间及不良反应方面存在差异。选择药物时需考虑患者是否有基础

疾病、药物的作用特点和安全性,以及治疗成本等因素。

美国ACC 2019房颤指南[22]、《柳叶刀》(Lancet)杂志2016年专题综述[23]均推荐多非利特、决奈达隆、氟卡尼、普罗帕酮、索他洛尔和胺碘酮作为房颤节律控制的一线药物。

20.3.1　氟卡尼

对于持续时间短(<24小时)的房颤患者,氟卡尼是一种非常有效的复律药物。氟卡尼不用于结构性心脏病患者,尤其是左心室收缩功能障碍或有冠状动脉疾病的患者。静脉用氟卡尼(10分钟给药2mg/kg)可在6小时内对67%~92%的近期出现房颤的患者实现快速转复,比普鲁卡因胺、索他洛尔、普罗帕酮和胺碘酮更有效。单次大剂量口服氟卡尼(100~400mg)可优先转复房颤[24,25]。一项研究将79例患者随机分配至氟卡尼静脉给药组或大剂量口服组。两组在治疗后2小时(64%对68%)和8小时(72%对75%)的窦性心律转复率相近,但静脉用药组转复所需平均时间更短(52分钟对110分钟)[26]。

20.3.2　普罗帕酮

相比于持续性房颤,普罗帕酮对阵发性房颤更有效,其转复率可能接近氟卡尼。与氟卡尼相同,不推荐将普罗帕酮用于结构性心脏病患者,尤其是左心室收缩功能障碍或有冠状动脉疾病患者。在欧洲,静脉用普罗帕酮(以10~20分钟给予2mg/kg)可快速终止房颤。据报道,对于持续时间不一的房颤患者,其转复率为23%~54%[27,28]。可大剂量口服普罗帕酮450~600mg。一项研究显示,单次口服负荷量普罗帕酮的转复率为56%~83%,具体取决于房颤的持续时间[29]。

20.3.3　多非利特

多非利特是钾通道阻滞剂,可用于治疗合并结构性心脏病或心力衰竭的房颤患者。其表现出反向使用依赖性,这意味着该药物在心率较慢时更有效[30]。使用多非利特的患者需要住院治疗,因为其可能会显著延长QT间期。心电图检查应每6个月进行一次,以监测QTc间期。根据肾功能、心力衰竭

状态和 QTc 间期,可能需要减少或终止剂量。应用多非利特的患者应避免氢氯噻嗪和维拉帕米拮抗高血压。氢氯噻嗪干扰肾小管阳离子交换,可增加多非利特浓度,导致低钾血症和低镁血症[31]。这些电解质紊乱在 QTc 间期延长的患者中尤其危险。QTc 间期延长可导致危及生命的心律失常,如尖端扭转型室性心动过速(TdP)。维拉帕米抑制 CYP3A4,并能减少多非利特的排泄。由于反向使用依赖性,应谨慎使用 β-受体阻滞剂和钙通道阻滞剂,减少剂量或完全避免使用多非利特。这可以防止心动过缓的发生,心动过缓会延长 QTc 间期,并增加这些患者发生 TdP 的风险。应谨慎使用所有延长 QTc 间期或 CYP3A4 抑制剂的药物。避免低钾血症和低镁血症也很重要,可能需要口服补充剂,以尽量减少 QTc 间期延长。

20.3.4　胺碘酮

胺碘酮是最有效但可能产生最严重不良反应的抗心律失常药物。静脉用胺碘酮对转复房颤可能更有效,可在给药数小时或数日后转复。口服胺碘酮需要长期负荷量。使用 6 周的负荷量后,其可将约 25% 的持续性房颤患者有效转复。但对日后需要长期使用胺碘酮维持窦性心律的患者,该药偶尔在复律前有用。对于已知为电复律难治患者或有可能早期复发的患者,可考虑辅助使用胺碘酮来增加复律成功概率。静脉用胺碘酮的给药方法如下:首先以 10 分钟给予 150mg,接下来以 1mg/min 的速度输注 6 小时,再以 0.5mg/min 的速度输注 18 小时或改为口服维持给药(如 100～200mg,一天 1 次)[32]。

胺碘酮是一种高脂溶性分子,半衰期长(25～100 天)。长期使用胺碘酮可能会产生许多不良反应,因此需要积极监测。最重要的发生毒性作用的部位是肝脏(肝酶活性升高 15%～30%,肝硬化 < 3%)、心脏(QT 间期延长或房室传导阻滞)、甲状腺(甲状腺功能减退 6%,甲状腺功能亢进 0.9%～2.0%)、肺(间质性肺病和肺纤维化 1%～17%)、眼部(角膜沉积 > 90%,视神经炎 < 2%)和皮肤(光敏性为 25%,蓝灰色变色为 4%～9%)。其中一些毒性作用可能在几个月内发生(即对肺、肝和甲状腺的

毒性作用),而另一些可能需要数年时间才能表现出来,并以累积剂量依赖的方式发生。

胺碘酮可与许多常用心血管药物相互作用,通常导致需要更密切的监测、剂量减少或停药。这些药物包括华法林、地高辛、钙通道阻滞剂(地尔硫䓬、维拉帕米)和某些他汀类药物(辛伐他汀、阿托伐他汀和洛伐他汀)。如果患者正在服用这些药物,开始使用胺碘酮时,华法林和地高辛的剂量应减少 50%[33]。使用降低心率的药物,如 β-受体阻滞剂和钙通道阻滞剂,可能需要更密切的监测。这是因为胺碘酮也通过其固有的 β-受体阻滞剂效应降低心率。

20.3.5　维纳卡兰

维纳卡兰在欧洲和加拿大有静脉剂型,用于快速转复近期发作的房颤(非手术患者持续 < 8 天;心脏手术后持续 < 4 天),10 分钟内转复率为 50%。美国目前没有该药。2019 年发表在欧洲心脏起搏与电生理(Europace)的一项系统性回顾和荟萃分析[34]评价了维纳卡兰用于心房颤动(AF)复律的疗效和安全性。作者回顾了在发病 < 7 天的房颤患者中,将维纳卡兰与另一种药物或安慰剂进行比较的随机试验的文献。使用随机效应模型来综合量化数据,并使用等级(推荐、评估、开发和评估的等级)来评估证据的质量。从 MEDLINE、EMBASE 和 CENTRAL(截至 2018 年 12 月)的 441 篇引文中,确定了 9 项试验,评估了 1358 例参与者。6 项试验比较了维纳卡兰和安慰剂,2 项试验比较了维纳卡兰和伊布利特,还有 1 项试验比较了维纳卡兰和胺碘酮。对于 90 分钟内的复律率,维纳卡兰优于安慰剂(50% 复律率;RR,5.15;95% CI,2.24～11.84;I 2 = 91%),而将维纳卡兰与其他药物相比时,复律率没有显著差异(56% 对 24%;RR = 2.40;95% CI,0.76～7.58)。85% (95% CI,80%～88%)的患者在 24 小时内能维持窦性心律。在发生显著不良事件的风险方面,维纳卡兰和对照组没有显著差异(RR,0.95;95% CI,0.70～1.28;I 2 = 0,中等质量证据)。研究表明,对无严重结构性心脏病、血流动力学稳定的新发房颤患者,应首选维纳卡兰进行药物复律。

20.3.6　伊布利特

伊布利特有延长复极和 QT 间期的倾向,所以可能引发尖端扭转型室性心动过速。伊布利特仅有静脉制剂(以 10 分钟给予 1mg;可在 20 分钟后重复 1 次),有助于快速转复房颤[35]。该药已用于存在结构性心脏病但无心力衰竭的患者。试验显示,伊布利特对房颤的快速转复率为 28%～51%。伊布利特转复房扑更有效,成功率为 50%～75%。伊布利特可对持续性房颤的急性发作期起作用,并可用于治疗结构性心脏病患者。然而,虽然伊布利特的转复率看似低于氟卡尼或普罗帕酮,但从未将其与这些药物直接比较过。此外,伊布利特的平均转复时间似乎短于氟卡尼和普罗帕酮。平均转复时间是输注开始后 27～33 分钟[34]。研究显示,伊布利特转复房颤比静脉用索他洛尔更有效(44% 对 11%)[36]。

20.3.7　决奈达隆

决奈达隆因缺乏碘而被认为是"毒性较小的胺碘酮"。理论上,其可以降低甲状腺毒性作用风险。然而,在许多情况下,其被禁忌使用。决奈达隆不用于肾衰竭。不能恢复窦性心律的持续性房颤患者和失代偿性心力衰竭患者应避免使用决奈达隆。决奈达隆仍需要心电监测,其可以在某些临床情况下使用,尽管疗效仍然需要大样本临床研究证实。

20.3.8　索他洛尔

索他洛尔是一种具有 β - 受体阻滞剂效应的钾通道阻滞剂。索他洛尔与多非利特有许多相似之处。索他洛尔延长 QTc 间期,服用索他洛尔的患者需要住院治疗。索他洛尔也可以通过肾脏清除。与多非利特不同,索他洛尔具有额外的 β - 受体阻滞剂作用。因此,应特别警惕心动过缓,其可能会加重致命的室性心律失常,如 TdP。索他洛尔也表现出反向使用依赖性,因此在心率较慢时更有效[37]。索他洛尔不应用于清醒时心动过缓(心率 <60 次/分)的患者,因为 TdP 风险较高。

一些较老的药物,如奎尼丁和普鲁卡因胺已不再用于复律,因为上述大多数药物的效果更好和(或)副作用更少。安慰剂对照研究显示,控制心室率的药物不能有效恢复窦性心律,如地高辛、非二氢吡啶类钙通道阻滞剂和 β - 受体阻滞剂。一般不推荐联合使用抗心律失常药物。此类药物难治患者可以通过室率控制策略或行非药物治疗来预防复发性房颤,非药物治疗包括手术(如迷宫手术)或导管消融术,详见第 22 章。

20.4　房颤药物复律的最新临床应用进展

2017 年,本课题组发表在 *Heart Rhythm* 的一项系统性回顾和荟萃分析[38]对比了雷诺嗪 + 胺碘酮与单用胺碘酮用于新发房颤的复律效果。结果显示雷诺嗪 + 胺碘酮用于新发房颤的复律效果优于单用胺碘酮。雷诺嗪具有抑制快速和晚期钠电流的药效。

2018 年,本课题组发表在《心脏病学研究与实践》的一项研究[39]比较了稳心颗粒(WXKL,一种中成药)联合胺碘酮(AMIO)与单用胺碘酮对房颤复律率和复律时间的影响。共有 41 例[(71 ± 12)岁,44%为男性]新近发作(< 48 小时)房颤患者符合复律条件,随机接受静脉注射胺碘酮(1 小时内负荷量为 5mg/kg,随后为 50mg/h;n = 21)或相同剂量胺碘酮加口服 WXKL 18g,每天 3 次(n = 20),持续 24 小时。研究发现:使用 AMIO + WXKL 治疗新近发作的房颤进行复律安全、有效,与单独使用胺碘酮相比复律速度更快。两组 24 小时的复律率无差异(75.0% 对 81.0%,P = 0.72)。然而,AMIO + WXKL 组的复律时间明显短于 AMIO 组[(291 ± 235)分钟对(725 ± 475)分钟,P = 0.003]。中药提取物稳心颗粒(WXKL)对心房选择性抑制峰钠电流有效。

2018 年,发表在《急诊医学年报》的一项系统回顾和网络荟萃分析[40]对近年来急诊房颤和心房颤动的药物复律进行间接比较和排序。主要研究终点为 4 小时内转为窦性心律的比例、转复心律的时间、重大不良事件的比率和 30 天内血栓栓塞比率。作者检索了 MEDLINE、Embase 和 Web of Science 从建库到 2019 年 3 月收录的文献,随机抽取 2069 名心房颤动患者的 18 项试验,提供了心房颤动复律结果的数据。采用随机效应模型的贝叶斯网络荟萃分析表明,安他唑啉(OR,24.9;95% CrI,7.4～107.8)、替地沙米(OR,12.0;95% CrI,4.3～43.8)、维纳卡兰(OR,7.5;95% CrI,3.1～18.6)、普罗帕酮(OR,6.8;95% CrI,3.6～13.8)、氟卡尼(OR,6.1;95% CrI,2.9～13.2)和伊布利特(OR,4.1;与安慰剂或对照组相比,95% CrI,1.8～9.6)可提高4小时内房颤复律成功率。

2019年,发表在《新英格兰医学杂志》的一项多中心随机开放非劣效性试验[41]探究了新近发作的心房颤动患者是否有必要立即恢复窦性心律。作者随机将急诊室血流动力学稳定、近期发病(<36小时)、有症状的心房颤动患者分为观察组(延迟复律组)和早期复律组。主要终点:延迟复律组212例中193例(91%)出现窦性心律,早期复律组215例中202例(94%)出现窦性心律(组间差异,2.9个百分点;95% CI -8.2～2.2,非劣效性 P = 0.005)。延迟复律组218例中有150例(69%)在48小时内自发转为窦性心律,61例(28%)在延迟复律后转为窦性心律。在早期复律组中,219例中有36例(16%)在转复前自发转为窦性心律,171例(78%)在转复后自发转为窦性心律。在随访4周完成远程监测的患者中,延迟复律组164例患者中有49例(30%)发生房颤复发,早期复律组171例患者中有50例(29%)发生房颤复发。研究提示,近期发作房颤的急诊患者在4周后恢复窦性心律时,延迟复律不优于早期复律。

2019年,发表在《临床电生理学杂志》的一项研究[42]从 TREAT - AF 研究探讨 I c 类或 Ⅲ 类抗心律失常药物治疗初诊房颤或房扑(AFL)的有效性和安全性。对2004—2014年 AF/AFL 患者和 I c 类、Ⅲ 类 AAD 处方患者在确诊后90天内进行回顾性队列研究。排除心肌梗死、心力衰竭或终末期肾病的患者。研究期间共有230 762例患者出现新诊断的房颤/房扑。其中,3973例(1.7%)为 I c 类 AAD,6909例(3.0%)为 Ⅲ 类 AAD。中位随访4.9年。经逆概率加权调整后, I c 类药物降低了房颤/房扑(HR,0.77;95% CI,0.73～0.81)、心血管疾病(HR,0.78;95% CI,0.75～0.81)和心力衰竭(HR,0.70;95% CI,0.64～0.76)的住院风险,也降低了脑卒中的风险(HR,0.74;95% CI,0.65～0.85)。研究结论: I c 类 AAD 作为初诊 AF/AFL 的初始治疗方案,与 Ⅲ 类 AAD 相比,可降低住院风险和心血管事件发生率。

2020美国心脏病学学会年会上,美国费城 Lankenau 医学中心严干新教授研究团队评估了应用多非利特联合美西律治疗房颤的新方法,探讨这种治疗方法是否有助于维持窦性心律且不延长 QT 间期[43]。研究结果显示,美西律应用后使 QTc 间期从(483 ±11)ms 缩短至(450 ±8)ms(P < 0.05),差值为(34 ±6)ms。应用美西律后,J - Tp 间期从(270 ±12)ms 缩短至(239 ±11)ms(P < 0.05)。而应用美西律前后 Tp - e 间期未发生明显变化,应用前为(83 ±9)ms,应用后为(87 ±7)ms(P = 0.50)。应用美西律前房颤发作的平均间隔为(22 ±7)天,而在应用美西律后,房颤首次发作的平均间隔为(169 ±42)天,差异有统计学显著性(P < 0.05)。该研究发现,对于既往有房颤病史且需要节律控制的患者来说,多非利特联合美西律治疗可延长窦性心律维持时间,同时最大限度地缩短 QT 间期。

2020年发表在《欧洲心脏起搏与电生理学杂志》的一项系统回顾和网络荟萃分析[44]试图找出最有效的用于转复最近发作(≤48小时)的心房颤动的药物。作者检索了 MEDLINE、Embase 和 Web of Science 从建库到2019年3月收录的文献,对房颤<48小时的成年患者进行研究,并比较了抗心律失常药物,最终2785例患者随机进行的21项试验为房颤复律结果提供了疗效数据。研究者确定了7种抗心律失常药物或方案,与安慰剂/对照组相比,雷诺嗪(口服)+ 胺碘酮(静脉)(OR,39.8;95% CI,8.3～203.1)、维纳卡兰(OR,22.9;95% CI,3.7～146.3)、氟卡尼(OR,16.9;95% CI,4.1～73.3)、胺碘酮(口服)(OR,10.2;95% CI,3.1～36.0)、伊布利特(OR,7.9;95% CI,1.2～52.5)、胺碘酮(OR,5.4;95% CI,2.1～14.6)、普罗帕酮(OR,4.1;95% CI,1.7～10.5),显著提高了24小时内房颤复律的成功率。研究结论:对于新发房颤的48小时内药物复律,尚无足够证据确定哪种药物更好。但维纳卡兰和氟卡尼可能更有效,而普罗帕酮和胺碘酮静脉注射的疗效相对较差。

20.5 结语

对于选择节律控制策略的心房颤动(AF)患者,

主要目标是通过减少发作频率和缩短持续时间来减轻症状。

应尽早启动药物复律,优化药物的应用。对于房颤负荷时间未知的患者,应做好充分抗凝评估。

与安慰剂相比,目前用于房颤复律的主要药物是Ⅰc类(氟卡尼、普罗帕酮)和Ⅲ类(胺碘酮、伊布利特、多非利特、维纳卡兰)抗心律失常药物。与国内外指南相比,最新的临床进展更关注Ⅰ类抗心律失常药物的应用及药物联用。

除无法达到最佳疗效外,严重的药物相关副作用限制了这些药物的使用。抗心律失常药物治疗应仅由对其用法熟悉的医生开具。应充分告知患者使用这些药物的利与弊。开始抗心律失常药物治疗后,应考虑采用动态监测筛查药物相关性心律失常,尤其是对具有药物诱发心律失常高风险的患者。这包括存在基线心动过缓或临界QT间期延长、心力衰竭或左心室收缩功能障碍的患者。

药物-电转复和单纯电转复治疗急性房颤发作无差异。应充分考虑患者感受及家属意见。

参考文献

[1] Benjamin EJ, Wolf PA, D'Agostino RB, et al. Impact of atrial fibrillation on the risk of death: the Framingham Heart Study[J]. Circulation, 1998, 98:946.

[2] Chugh SS, Blackshear JL, Shen WK, et al. Epidemiology and natural history of atrial fibrillation: clinical implications [J]. J Am Coll Cardiol, 2001, 37:371.

[3] Falk RH. Atrial fibrillation[J]. N Engl J Med, 2001, 344: 1067.

[4] Connolly SJ. Appropriate outcome measures in trials evaluating treatment of atrial fibrillation[J]. Am Heart J, 2000, 139:752.

[5] Snow V, Weiss KB, LeFevre M, et al. Management of newly detected atrial fibrillation: a clinical practice guideline from the American Academy of Family Physicians and the American College of Physicians [J]. Ann Intern Med, 2003, 139:1009.

[6] Packer DL, Mark DB, Robb RA, et al. Effect of catheter ablation vs antiarrhythmic drug therapy on mortality, stroke, bleeding, and cardiac arrest among patients with atrial fi-

brillation: the CABANA randomized clinical trial[J]. JAMA, 2019, 321(13):1261-1274.

[7] Marrouche NF, Kheirkhahan M, Brachmann J. Catheter Ablation for atrial ? brillation with heart failure[J]. N Engl J Med, 2018, 379(5):492.

[8] Kirchhof P, Camm AJ, Goette A, et al. Early rhythm-control therapy in patients with atrial fibrillation[J]. N Engl J Med, 2020, 383(14):1305-1316.

[9] Wyse DG, Waldo AL, DiMarco JP, et al. A comparison of rate control and rhythm control in patients with atrial fibrillation[J]. N Engl J Med, 2002, 347(23):1825-1833.

[10] Carlsson J, Miketic S, Windeler J, et al. Randomized trial of ratecontrol versus rhythm-control in persistent atrial fibrillation: the Strategies of Treatment of Atrial Fibrillation (STAF) study[J]. J Am Coll Cardiol, 2003, 41(10): 1690-1696.

[11] Tsadok MA, Jackevicius CA, Essebag V, et al. Rhythm versus rate control therapy and subsequent stroke or transient ischemic attack in patients with atrial fibrillation[J]. Circulation, 2012, 126(23):2680-2687.

[12] Soran H, Banerjee M, Mohamad JB, et al. Risk Factors for Failure of Direct Current Cardioversion in Patients with Type 2 Diabetes Mellitus and Atrial Fibrillation[J]. BioMed research international, 2018, 2018:5936180.

[13] Grönberg T, Hartikainen JE, Nuotio I, et al. Can we predict the failure of electrical cardioversion of acute atrial fibrillation? The FinCV study[J]. Pacing and clinical electrophysiology: PACE, 2015, 38:368-75.

[14] Garg A, Khunger M, Seicean S, et al. Incidence of Thromboembolic Complications Within 30 Days of Electrical Cardioversion Performed Within 48 Hours of Atrial Fibrillation Onset [J]. JACC Clin Electrophysiol, 2016, 2:487.

[15] Airaksinen KE, Grönberg T, Nuotio I, et al. Thromboembolic complications after cardioversion of acute atrial fibrillation: the FinCV (Finnish CardioVersion) study[J]. J Am Coll Cardiol, 2013, 62:1187.

[16] Naccarelli GV, Dell'Orfano JT, Wolbrette DL, et al. Cost-effective management of acute atrial fibrillation: role of rate control, spontaneous conversion, medical and direct current cardioversion, transesophageal echocardiography, and antiembolic therapy [J]. Am J Cardiol, 2000, 85:36D.

［17］Stiell IG, Sivilotti MLA, Taljaard M, et al. Electrical versus pharmacological cardioversion for emergency department patients with acute atrial fibrillation（RAFF2）: a partial factorial randomised trial［J］. Lancet, 2020, 395:339.

［18］Schilling RJ. Cardioversion of atrial fibrillation: the use of antiarrhythmic drugs［J］. Heart, 2010,96:333.

［19］Grönberg T, Nuotio I, Nikkinen M, et al. Arrhythmic complications after electrical cardioversion of acute atrial fibrillation: the FinCV study［J］. Europace, 2013, 15:1432.

［20］Saksena S, Prakash A, Hill M, et al. Prevention of recurrent atrial fibrillation with chronic dual - site right atrial pacing［J］. J Am Coll Cardiol,1996,28:687.

［21］黄从新，张澍，黄德嘉，等. 心房颤动:目前的认识和治疗的建议 - 2018［J］. 中国心脏起搏与心电生理杂志, 2018,32(4):6 - 59.

［22］January CT, Wann LS, Calkins H, et al. 2019 AHA/ACC/HRS Focused Update of the 2014 AHA/ACC/HRS Guideline for the Management of Patients With Atrial Fibrillation: A Report of the American College of Cardiology/American Heart Association Task Force on Clinical Practice Guidelines and the Heart Rhythm Society in Collaboration With the Society of Thoracic Surgeons［J］. Circulation, 2019,140(2):e125 - e151.

［23］Rhythm control in atrial fibrillation［J］. Lancet, 2016.

［24］Capucci A, Lenzi T, Boriani G, et al. Effectiveness of loading oral flecainide for converting recent-onset atrial fibrillation to sinus rhythm in patients without organic heart disease or with only systemic hypertension［J］. Am J Cardiol, 1992,70:69.

［25］Alboni P, Botto GL, Baldi N, et al. Outpatient treatment of recent-onset atrial fibrillation with the "pill-in-the-pocket" approach［J］. N Engl J Med, 2004,351:2384.

［26］Alp NJ, Bell JA, Shahi M. Randomised double blind trial of oral versus intravenous flecainide for the cardioversion of acute atrial fibrillation［J］. Heart, 2000,84:37.

［27］Stroobandt R, Stiels B, Hoebrechts R. Propafenone for conversion and prophylaxis of atrial fibrillation. Propafenone Atrial Fibrillation Trial Investigators［J］. Am J Cardiol, 1997,79:418.

［28］Conti A, Del Taglia B, Mariannini Y, et al. Management of patients with acute atrial fibrillation in the ED［J］. Am J Emerg Med, 2010,28:903.

［29］Khan IA. Single oral loading dose of propafenone for pharmacological cardioversion of recent - onset atrial fibrillation［J］. J Am Coll Cardiol, 2001,37:542.

［30］Mounsey JP, DiMarco JP. Cardiovascular drugs. Dofetilide［J］. Circulation, 2000, 102(21):2665 - 2670.

［31］Crist LW, Dixon DL. Considerations for dofetilide use in the elderly［J］. Consult Pharm, 2014,29(4):270 - 274.

［32］January CT, Wann LS, Alpert JS, et al. 2014 AHA/ACC/HRS guideline for the management of patients with atrial fibrillation: a report of the American College of Cardiology/American Heart Association Task Force on practice guidelines and the Heart Rhythm Society［J］. Circulation, 2014,130:e199.

［33］McDonald MG, Au NT, Rettie AE. P450 - based drug - drug interactions of amiodarone and its metabolites: diversity of inhibitory mechanisms［J］. Drug Metab Dispos, 2015,43(11): 1661 - 1669.

［34］McIntyre WF, Healey JS, Bhatnagar AK, et al. Vernakalant for cardioversion of recent - onset atrial fibrillation: a systematic review and meta - analysis［J］. Europace, 2019,21:1159.

［35］Abi-Mansour P, Carberry PA, McCowan RJ, et al. Conversion efficacy and safety of repeated doses of ibutilide in patients with atrial flutter and atrial fibrillation［J］. Study Investigators. Am Heart J, 1998,136:632.

［36］Vos MA, Golitsyn SR, Stangl K, et al. Superiority of ibutilide (a new class III agent) over DL-sotalol in converting atrial flutter and atrial fibrillation［J］. The Ibutilide/Sotalol Comparator Study Group. Heart, 1998,79:568.

［37］Dorian P, Newman D. Rate dependence of the effect of antiarrhythmic drugs delaying cardiac repolarization: an overview［J］. Europace, 2000,2(4):277 - 285.

［38］Gong MQ, Zhang ZW, Fragakis N, et al. Role of ranolazine in the prevention and treatment of atrial fibrillation: A meta - analysis of randomized clinical trials［J］. Heart Rhythm, 2017,14:3 - 11.

［39］Gong M, Yuan M, Meng L, et al. Wenxin Keli Regulates Mitochondrial Oxidative Stress and Homeostasis and Improves Atrial Remodeling in Diabetic Rats［J］. Oxidative medicine and cellular longevity, 2020,2020:2468031.

［40］Akel T and Lafferty J. Efficacy and safety of intravenous vernakalant for the rapid conversion of recent - onset atrial fibrillation: A meta-analysis[J]. Annals of noninvasive electrocardiology, 2018,23:e12508.

[41] Vinson DR and Atzema CL. Early or Delayed Cardioversion in Recent-Onset Atrial Fibrillation[J]. The New England journal of medicine, 2019,381:386 – 387.

[42] Kipp R, Askari M, Fan J, et al. Real-World Comparison of Classes IC and III Antiarrhythmic Drugs as an Initial Rhythm Control Strategy in Newly Diagnosed Atrial Fibrillation: From the TREAT-AF Study[J]. JACC Clinical electrophysiology, 2019,5:231 – 241.

[43] Shakir MA, Reiss J, Buckley M, et al. Combination therapy with dofetilide and mexiletine for atrial fibrillation: increased efficacy and decreased qt interval prolongation[J]. Journal of the American College of Cardiology, 2020,75 (11):481 – 481.

[44] deSouza IS, Tadrous M, Sexton T, et al. Pharmacologic cardioversion of recent-onset atrial fibrillation: a systematic review and network meta-analysis[J]. Europace, 2020, 22:854 – 869.

第**21**章
脑卒中风险评估和预防

宋文华　张志伟　刘彤

21.1 引言

　　心房颤动（AF；房颤）是最常见的持续性心律失常，其危险因素包括高龄、高血压、肥胖、心脏瓣膜病、心力衰竭和阻塞性睡眠呼吸暂停综合征等。研究表明，糖尿病（DM）是房颤发病的独立危险因素之一，糖尿病患者的房颤发病风险较非糖尿病患者高约40%[1]。房颤和糖尿病都是当今全球范围内广泛流行的慢性疾病，会造成严重的健康威胁，已成为全球健康负担[1,2]。糖尿病相关房颤的潜在机制包括心房电重构、结构重构和自主神经重构等。糖尿病可促进高血压、心肌梗死和心力衰竭的发生和发展，从而为房颤的发生和维持提供病理生理基础。此外，代谢改变，如胰岛素抵抗及炎症等可导致内皮功能障碍和动脉粥样硬化，进一步导致房颤的发生[1,3]。同时，糖尿病与房颤患者血栓/栓塞事件的发生相关[1,4]。糖尿病已被纳入临床上常用于评估房颤患者脑卒中风险和指导抗凝方案的 CHADS2和 CHA2DS2 - VASC 评分系统中。与无糖尿病患者相比，合并糖尿病的房颤患者发生缺血性脑卒中的风险更高。此外，研究发现，在调整 CHA2DS2 - VASc 评分和抗凝药用药史等因素后，糖尿病前期同样与脑卒中风险增加有关[1,4]。本章将对房颤患者脑卒中风险的评估及预防进行综述。

21.2 心房颤动与脑卒中

　　脑卒中目前是造成全球死亡及长期残疾的重要原因，约50%的脑卒中患者会出现行动障碍，26%的患者在脑卒中后仍遗留日常生活活动能力（ADL）残疾[1,5]。鉴于脑卒中的高发病率和死亡率，其危险因素（如房颤）的管理至关重要。随着人口老龄化、心血管危险因素的增加及心血管疾病患者的生存时间延长，房颤在全球范围内的患病率和发病率不断上升。房颤患者的脑卒中风险增加 5 倍[1,6]，在 2%～5% 的房颤患者中，缺血性脑卒中或短暂性脑缺血发作（TIA）是首发症状。

21.2.1 心房颤动与脑卒中

　　心房颤动是临床最常见的心律失常之一，其特征是心房活动迅速而紊乱，心电图上表现为 P 波消失和 R - R 间期不规则。房颤发病机制与结构性（心房纤维化、扩张、肥大和重构等）和电生理（心房传导、自律性和细胞内钙传导等）因素相关[1,7]。目前已证实，高龄、高血压、吸烟、肥胖、糖尿病、阻塞性睡眠呼吸暂停、久坐等不良生活习惯和遗传等多种因素与心房基质受损有关，可促进房颤的发生和维持。

　　房颤会导致心房收缩功能受损、心房射血减少、血液淤滞、血栓形成和血栓栓塞。与房颤相关的心房纤维化、扩张、肌原纤维氧化损伤和内皮功能障碍进一步促进了脑卒中的发生。Doshi 团队的一项研究评估了房颤住院患者的脑卒中事件发生频率、时间趋势和结果[1,8]。该研究纳入美国 2005 年 1 月 1 日至 2015 年 9 月 31 日期间的原发性或继发性房颤住院患者，其中，4.8% 的房颤住院与脑血管事件相关。急性缺血性脑卒中（AIS）发病率最高，其次是急性出血性脑卒中（AHS）。2005—2015 年,脑血管事件的发生总体呈增加趋势,主要是 AIS 和 AHS 增加。在研究期间,与未发生脑血管事件的患者相比,发生脑血管事件患者的住院死亡率显著升高。同时该研究发现,高血压、高龄、慢性肺病、慢性肾病和女性与房颤住院患者的脑血管事件相关,脑血管事件与更高的资源使用率、更长的住院时间和更高的治疗费用有关。此外,隐源性脑卒中,包括不明来源栓塞性脑卒中（ESUS）,占缺血性脑卒中的 30%,不除外心源性血栓栓塞因素[1,9]。未诊断的房颤可能是许多隐源性脑卒中的病因,通过植入式心电记录仪（ICM）进行长期随访,发现约有 1/3 的隐源性脑卒中患者患有房颤[1,10]。房颤相关缺血性脑卒中的 3 个月复发率约为 12%,明显高于其他原因的脑卒中。通过 Scandinavian Stroke Scale（SSS）、National Institute of Health Stroke Scale（NIHSS）评分及影像学方法分析脑梗死面积等途径综合评估患者脑卒中的严重程度。结果发现,合并房颤的患者脑卒中程度比非房颤者更严重,住院时间更长,死亡率更高[1,11]。也有研究发现,近年来随着新型口服抗凝药（包括利伐沙班等）的应用,房颤相关缺血性脑卒中的发病率有下降趋势,患者的临床预后得到改善[1,12]。

21.2.2　糖尿病合并房颤患者的脑卒中风险

既往研究表明,糖尿病及糖尿病前期均能增加非瓣膜性房颤患者的栓塞风险。一项来自美国的研究探索了非瓣膜性房颤患者的糖尿病前期状态是否与脑卒中和死亡风险增加相关。该研究回顾性分析了 Clalit 健康服务公司的电子医疗记录[1,4],纳入 2010 年 1 月 1 日至 2016 年 12 月 31 日首次诊断非瓣膜性房颤且年龄≥25 岁的患者,分别归为糖尿病前期组、糖尿病组和血糖正常组（依据患者空腹血糖和糖化血红蛋白水平诊断）。在平均 38 个月的随访期间,脑卒中的发生率（每 100 人年）如下:血糖正常组为 1.14,糖尿病前期组为 1.40,糖尿病组为 2.15。该研究发现,与血糖正常的患者相比,糖尿病前期组患者的脑卒中风险明显增加,即使在调整了 CHA2DS2 - Vasc 评分、相关危险因素和抗凝药物应用史后,糖尿病组的风险仍然更高。不仅如此,该研究还发现,糖尿病患者的死亡风险更高。此外,来自

瑞典的学者 Bano 等分析了糖尿病患者合并的房颤类型与脑卒中的关联[1,13]。该研究纳入瑞士心房颤动多中心研究的 241 例房颤患者,包括其糖尿病和心房颤动类型的数据。主要结果是房颤类型、房颤症状和生活质量（通过欧洲生活质量 5 维问卷评估）。根据年龄、性别和心血管危险因素调整后,采用逻辑和线性回归评估患者糖尿病与前述结果的相关性。结果发现,糖尿病与非阵发性房颤无关,但这类患者的生活质量较差。糖尿病患者更易合并心血管（包括高血压、心肌梗死、心力衰竭）和神经（脑卒中、认知功能障碍）系统共病。总而言之,糖尿病或糖尿病前期合并房颤的患者,发生脑卒中的风险显著升高。对于糖尿病合并不明原因脑卒中的患者,应重点监测有无房颤,以便尽早干预;另一方面,对于糖尿病合并房颤的患者,要时刻警惕脑卒中等神经系统并发症。

21.2.3　房颤合并缺血性脑卒中的特征

房颤合并缺血性脑卒中患者的起病可能与心内血栓、心脏瓣膜病和心肌病等[1,14]有关。临床上可表现为与大面积脑梗死相似的神经功能障碍。头颅磁共振成像（MRI）,特别是弥散加权成像（DWI）,可发挥良好的诊断价值,较大面积的皮质下脑卒中（>1.5cm²）提示血栓栓塞的可能性更大。然而,动脉粥样硬化栓塞性脑卒中的 MRI 表现与之类似,因此,如果患者脑卒中区域存在血管粥样硬化,则需要进一步分析和鉴别脑卒中的病因。若脑卒中病灶位于非动脉粥样硬化性血管供血区域时,心源性栓塞的可能性更大。

21.3　脑卒中风险评估

房颤是缺血性脑卒中的重要病因之一,对房颤患者血栓栓塞事件的预测至关重要。目前,临床上广泛应用的评估房颤患者脑卒中风险的途径包括风险评分、临床基线资料及血清标志物等。这一节,我们将重点总结用于评价房颤患者脑卒中风险的工具。

21.3.1　临床风险评分系统

长期以来,有多项针对房颤患者血栓栓塞风险

的临床风险评分系统,CHADS2、CHA2DS2 - VASc 和 ATRIA 评分已被临床广泛接纳并应用。这些评分系统的发展是为了预测血栓栓塞的风险,并为抗凝治疗决策提供指导。最近的临床实践指南推荐将这些评分系统作为决定 AF 患者使用口服抗凝药(OAC)的指导工具。其中,CHADS2 评分因简便、实用,曾经是应用最广泛的评分标准。随着 CHA2DS2 - VASc 和 ATRIA 评分的提出,临床评分对低危患者的识别能力逐渐提升,尤其是 CHA2DS2 - VASc 评分,受到临床指南的一致推荐,其标准见表 21 - 1。以上临床风险评分的相似点是,脑卒中风险随着年龄的增长而增加。CHA2DS2 - VASc 评分中 65 ~ 74 岁的患者赋值 1 分,75 岁以上的患者赋值 2 分。ATRIA 评分按年龄类别赋分不同,其中,85 岁以上和 65 岁以下有脑卒中病史的患者赋分更多。另外,CHA2DS2 - VASc 和 ATRIA 评分都纳入了糖尿病、高血压、女性和心力衰竭作为脑卒中风险的评价指标。CHA2DS2 - VASc 评分包括血管疾病,如外周动脉疾病、主动脉斑块和与心肌梗死相关的冠状动脉疾病。ATRIA 评分不包括血管或冠状动脉疾病,但纳入了肾脏疾病相关指标[终末期或慢性疾病,估计肾小球滤过率 < 45mL/(min · 1.73m²),蛋白尿][1,15]。CHA2DS2 - VASc 可识别低、中、高风险(分别为 0 分、1 分和 ≥2 分的男性或 ≥3 分的女性)的个体,但其预测准确性较低;ATRIA 评分的低、中、高风险分别对应 ≤5 分、6 分、7 分,危险分层的预测准确性取决于研究人群中脑卒中的患病率[1,16]。

为了比较前述临床风险评分的效果,有学者进行了相关的临床研究。一项来自韩国的研究统计了 2013 年 1 月 1 日至 2015 年 12 月 31 日韩国多中心急性脑卒中房颤登记数据。研究者们分析了 CHADS2、CHA2DS2 - VASc 和 ATRIA 评分对脑卒中房颤患者的预测能力。该研究共纳入 3112 例脑卒中伴房颤的患者,根据患者是否使用口服抗凝药(OAC)进行分层。结果发现在接受 OAC 治疗组中,所有风险评分均与主要脑血管不良事件(MACE)显著相关;同时,OAC 组死亡风险和主要脑血管及 MACE 风险随各风险评分的升高依次升高。然而,脑卒中复发率与 CHADS2、CHA2DS2 - VASc、ATRIA 风险评分均无关[1,17]。另一项韩国研究显示,CHADS2 评分高风险的脑卒中合并房颤患者出院后神经系统预后较差,且远期死亡率较高,尤其是血管原因导致的死亡[1,18]。此外,在一项大型瑞典房颤

表 21 - 1 CHA2DS2 - VASc 和 ATRIA 评分标准

	CHA2DS2 VASc 评分	ATRIA 评分	
		无脑卒中病史	有脑卒中病史
充血性心力衰竭	1	1	1
高血压	1	1	1
年龄 <65 岁	0	0	8
65 ~ 74 岁	1	3	7
75 ~ 84 岁	2	5	7
>85 岁	2	6	9
糖尿病	1	1	1
蛋白尿	0	1	1
eGFR <45mL/(min · 1.73m²) 或终末期肾病	0	1	1
既往脑卒中史	2	——	——
血管疾病	1	1	0
女性	1	1	1

队列中, ATRIA 评分的表现略优于 CHA2DS2 - VASc, 二者曲线下面积分别为 0.708 和 0.690[1,19]。虽然这种差异具有统计学意义, 但这两种评分仍然不能完全预测脑卒中的风险。其他临床参数也与房颤患者的脑卒中相关, 但在临床上不常用或未纳入风险评估工具中。Acciarresi 团队前瞻性纳入急性缺血性脑卒中合并房颤的患者, 并评估脑卒中前 CHA2DS2 - VASc 评分。入院时采用美国国立卫生研究院脑卒中量表 (NIHSS) (严重脑卒中: NIHSS ≥ 10 分) 评估脑卒中的严重程度[1,20]。结果显示, CHA2DS2 - VASc 评分与脑卒中严重程度和不良功能转归相关。脑卒中前 CHA2DS2 - VASc 评分与病灶范围存在相关性。此外, 对于房颤患者, 高 CHA2DS2 - VASc 评分与脑卒中发作时的严重程度, 以及 90 天内残疾和死亡率独立相关。综上所述, 目前临床常用的风险评分系统对房颤患者的脑卒中及相关远期不良事件有良好的预测价值, 但对脑卒中复发率的判断意义还需进一步探索。

21.3.2   影像学标志物

口服抗凝药可有效预防脑卒中, 改善房颤患者预后。然而, 应用抗凝药前, 首先要进行脑卒中风险评估。在当前的临床实践中, 推荐 CHA2DS2 - VASc 评分为非瓣膜性房颤 (NVAF) 患者脑卒中风险分层的主要方法[1,9,21]。CHA2DS2 - VASc 评分的主要优点是清晰明了且使用简单, 是一项基于临床风险因素的预测评分系统。然而, 其对脑卒中事件的预测能力仍有一定局限性。近年来, 在许多心血管疾病的早期诊断、风险分层、治疗指导和预后预测方面, 影像学标志物已经成为一个非常有力的工具, 评价预测房颤患者脑卒中事件的影像学标志物的研究也在不断增多。

21.3.2.1   左心房及左心耳的结构与功能

有研究表明, 左心房 (LA) 的结构和功能可以帮助预测 AF 患者的缺血性脑卒中事件。有研究通过心脏磁共振成像上的晚期钆增强 (LGE) 评估心房纤维化, 结果发现其与较高的血栓事件风险独立相关[1,22]。另一项纳入 1361 例首诊房颤患者的研究 (平均随访 7.9 年) 调整了包括 CHA2DS2 - VASc 评

分、年龄和抗凝药应用史等因素后, 彩色组织多普勒上 P 波到 A′ 的时间 (即左心房电激动至机械活动开始的持续时间, 反映了总的心房激动时间, 是心房纤维化和左心房结构重构的重要替代指标) 与缺血性脑卒中事件风险独立相关[1,23]。除左心房外, 左心耳的结构和功能指标也可用于房颤患者脑卒中事件的评估。左心耳 (LAA) 是原始左心房的胚胎残余, 呈钩状形态, 血液存在 "低流状态"。一些研究探索了 LAA 的评估价值, 结果发现 LAA 近端/中部的角度弯曲[1,24]和 LAA 的形状[1,25]与房颤患者心房血栓形成密切相关, 在预测脑卒中方面有一定的应用价值。

21.3.2.2   左心室的结构

心房颤动患者左心室结构参数与脑卒中事件密切相关, 其病理生理机制为左心室充盈压力升高导致左心室肥厚, 进而导致左心房扩张。一项来自日本的研究前瞻性纳入了 3067 例非瓣膜性房颤患者, 在基线时采用经胸超声心动图确定了左心室相对室壁厚度 (RWT)。结果显示, RWT 与缺血性脑卒中/血栓栓塞事件独立相关, 提示左心室形态在预测临床不良结果, 特别是血栓栓塞方面的重要性[1,26]。同时, 研究者表示, 在 CHA2DS2 - VASc 评分基础上联合 RWT 可提高脑卒中/血栓栓塞发生率的风险分层效力。当前, 也有学者提出, 反应左心室功能的相关指标, 包括左心室射血分数和左心房应变等参数或许也可为房颤患者的脑卒中事件提供良好的评估价值, 但这一假设还需要大规模的临床研究加以印证[1,27]。

21.3.3   生物学标志物

既往对有脑卒中风险的人群研究表明, 临床风险评分的预测价值有限, 结合人体血清生物标志物水平可以改善对脑卒中的预测, 纳入生物标志物的风险预测方法进一步优化了患者脑卒中风险的预测及抗凝治疗的有效性和安全性[1,28]。REGARDS 研究是一项前瞻性队列研究, 包括 30 239 例年龄超过 45 岁的黑种人和白种人。研究人员纳入 175 例具有房颤和血清生物标志物基线数据的患者, 在 5.2 年随访过程中, 有 81 例发生缺血性脑卒中。结果显示

高水平胱抑素 C、凝血因子Ⅷ、IL-6 和 NT-proBNP 与房颤患者脑卒中风险增加密切相关。此外,基于血清生物标志物升高数量的脑卒中风险评分的应用价值良好,随异常血液生物标志物的数量增加,患者的远期缺血性脑卒中风险也相应升高。研究还发现,将标志物风险评分纳入 CHA2DS2-VASc 评分中,可以明显改善预测性能。以上发现尚需要在更大的研究中重复验证,但相关学者提出,结合这些血液生物标志物可能能更准确地量化房颤患者的脑卒中风险[1,29]。通过将简单的多标志物风险评分纳入 CHA2DS2-VASc 评分,分类效能改善 34%,这体现出生物标志物在进一步细化房颤患者脑卒中风险评估方面的优化作用。类似的,既往有研究提出,年龄、生物标志物和临床病史脑卒中风险评分(包括 NT-proBNP 和肌钙蛋白)比单独 CHA2DS2-VASc 评分产生更高的 c 指数[1,30]。随着越来越多的研究深入探索与房颤患者脑卒中风险密切相关的生物标志物,将进一步增加临床模型的预测价值。

21.3.4　心电图相关参数

左心房异常与缺血性脑卒中风险增加相关,其可以通过心电图进行评估。V1 导联中的 p 波终末电势、p 波持续时间和最大 p 波面积已用于评估与房颤发生相关的左心房异常。目前,相关临床研究已经证明了这些心电图标志物在脑卒中风险分层中的价值。本课题组对预测脑卒中风险的 p 波指标进行全面的系统回顾和荟萃分析[1,31],纳入 10 项关于体表心电图 V1 导联中 p 波终末电势、p 波持续时间和最大 p 波面积的研究。经分析发现,胸前导联 V1 上 p 波终末电势是脑卒中的独立预测因素。p 波持续时间作为分类变量进行分析时,是缺血性脑卒中发生的重要预测因素(OR, 1.86;95% CI, 1.37~2.52; $P < 0.0001$),但作为连续变量分析时不存在预测价值(OR, 1.05;95% CI, 0.98~1.13;$P = 0.15$)。最大 p 波面积也可预测缺血性脑卒中的发生风险(OR, 1.10;95% CI, 1.04~1.17)。本课题组提出,以上标志物可能是用于观察性研究和临床试验的危险分层的良好指标,在经过大规模临床试验的验证后,最终或许可以被纳入房颤患者脑卒中监测、预测和风险分层的常规临床实践中。

21.3.5　其他标志物

遗传学和生物信息学在房颤中的应用发展迅速,现有研究已通过单核苷酸多态性(SNP)分析、全基因组关联(GWA)研究、生物信息分析和组学等方法鉴定出多种房颤相关缺血性脑卒中的遗传标志物。O'Sullivan 团队利用欧洲最大的全基因组关联研究数据,结合超过 50 万个遗传变异构建了一个多基因风险评分(PRS)预测房颤患者的缺血性脑卒中,并在英国生物银行的独立数据中进行了外部验证[1,32]。该研究结果显示,综合了基因变异相关数据的 PRS 和缺血性脑卒中风险之间有显著相关性。因此研究者们也提出,将 PRS 与临床危险因素相结合后,预测能力将得到大幅度增强。

DNA 甲基化(DNAm)是一种调控高阶 DNA 结构和基因表达的表观遗传机制。DNAm 水平受生活方式、环境因素和遗传变异的影响。DNAm 与年龄相关的变化,也被称为表观遗传年龄或生物年龄。Soriano-Tárraga 的团队纳入了西班牙一家三级脑卒中中心的 587 例脑卒中急性期患者[1,33]。通过分析患者的生物年龄、实际年龄、性别、血管危险因素、冠状动脉和外周动脉疾病、房颤、基线神经系统障碍严重程度和症状性动脉粥样硬化等参数发现,上述参数中仅生物年龄与脑卒中相关。其中,脑卒中患者的生物学年龄比非脑卒中者大 2.7 岁[1,33]。该研究证实了生物衰老在脑卒中风险中的作用。或许随着表观遗传学的发展,生物年龄有可能成为未来临床研究中房颤患者脑卒中的预测因素之一。结合遗传学信息和 CHA2DS2-VASc 评分将显著改善患者的风险分层,可以避免不必要的抗凝治疗,免于增加出血风险[1,32]。

21.4　脑卒中的预防

21.4.1　药物预防

一项来自意大利的临床研究回顾性分析了 2010 年 1 月至 2019 年 10 月期间 196 例急性缺血性脑卒中伴房颤患者的数据。研究者们将患者分为两组:"首诊房颤"组和"已诊房颤"组,入院和出院时分别使用 NIHSS 量表和改良 Rankin 量表(mRS)评估脑卒中的严重程度。结果发现,首诊房颤与入院时的 NIHSS 评分和出院时 mRS 评分不相关,应进一步强调隐匿性房颤的检测及随后抗凝在预防严重脑卒中方面的重要性[1,34]。对于血栓栓塞并发症高风险的患者,欧洲心脏病学会指南建议对其进行抗凝治疗[1,35]。维生素 K 拮抗剂(VKA)和非维生素 K 拮抗剂口服抗凝药(NOAC)可以有效预防房颤患者的血栓/栓塞并发症。

自 20 世纪 30 年代第一个抗凝药肝素问世以来,新型和改良抗凝药在持续发展[1,36]。传统抗凝药包括肝素、低分子肝素和华法林。大量临床试验证实抗凝药在预防和治疗血栓/栓塞性疾病方面的作用,因此,它们得到了广泛应用。然而,这些药物有一些明显的缺点。例如,其药效学和药代动力学不可预测,存在出血风险。因此,有必要进行凝血功能监测,随时调整剂量(如肝素和华法林)。另一方面,肝素可诱导血小板减少和骨质疏松等并发症。此外,这类药物需要肠外给药,院外用药不方便,患者依从性不佳,因此,迫切需要一种新型口服抗凝药,既减少食物或药物相互作用的影响,又安全有效,不需要频繁监测凝血指标。在科研人员的不懈努力下,多种 NOAC 陆续问世。目前,已经上市的 NOAC 包括直接凝血酶抑制剂、Xa 因子抑制剂、IX 因子抑制剂、组织因子抑制剂和新型维生素 K 拮抗剂等。其中,直接凝血酶抑制剂和 Xa 因子抑制剂最具代表性[1,37]。直接凝血酶抑制剂的代表性药物包括水蛭素、重组水蛭素、比伐卢定和达比加群等。选择性 Xa 因子抑制剂的代表性药物包括利伐沙班和阿哌沙班等。

21.4.1.1 抗凝治疗有助于预防房颤患者的脑卒中事件

1. 维生素 K 拮抗剂

VKA(华法林)是目前唯一可应用于合并中、重度二尖瓣狭窄(通常为风湿性)和(或)机械人工瓣膜植入的房颤患者的口服抗凝药。华法林的使用受到治疗间隔时间的限制,需要经常进行国际标准化比值(INR)监测和剂量调整。在治疗范围的适当时间(TTR >70%)内,华法林是有效且相对安全的药物。TTR 较高时,华法林预防脑卒中的疗效可能与 NOAC 相似。ESC 指南建议,对于 SAMe - TT2R2 评分[包括性别、年龄、≥2 种并发症(包括高血压、糖尿病、冠脉疾病/心肌梗死、外周动脉疾病、心力衰竭、既往脑卒中、肺部疾病和肝或肾脏疾病)、用药史、吸烟史、种族等参数] >2 分的患者[1,38],若行 VKA 治疗,则需要重点关注监测并调整 TTR,如更频繁的定期检查、宣教/咨询和频繁的 INR 监测,必要时应该重新调整 NOAC 治疗方案[1,35]。

2. 非维生素 K 拮抗剂口服抗凝剂

2020 年发布的 ESC 指南提出,NOAC 治疗的依从性通常高于 VKA,这是由于 NOAC 独特的药代动力学特征和良好的安全性和有效性,特别是对于包括老年人、肾功能不全或有脑卒中病史等衰弱人群。指南同时也强调,应尽量避免不合理的频繁调整用药剂量,防止增加脑卒中/全身性栓塞、住院和死亡风险[1,39,40]。因此,NOAC 疗法应该根据患者自身情况个体化制订。

21.4.1.2 单独抗血小板治疗对房颤脑卒中预防基本无效

抗血小板治疗在临床实践中仍然很常见,通常用于非房颤适应证(如冠状动脉粥样硬化性心脏病或脑血管疾病)的患者。然而,目前仅有少数证据支持抗凝药和抗血小板药联合治疗用于预防房颤相关脑卒中,其对减少脑卒中、心肌梗死或死亡没有效果,反而会显著增加全身出血,包括脑出血的风险。随着相关临床试验的开展,有专家对比了抗血小板药与抗凝药在预防房颤患者脑卒中事件方面的作用。例如,华法林 - 阿司匹林复发性脑卒中研究(WARSS),作为第一个进行亚组分析的大型随机对照研究,旨在评估华法林与阿司匹林在隐源性脑卒中患者的二级脑卒中预防中的应用。该研究结果表明,在两个治疗组之间,脑卒中或死亡率的主要结果没有差异[1,41]。另外两项大型真实世界随机对照研究同样对比了抗凝药和抗血小板药在房颤患者脑卒中预防中的作用,即利伐沙班与阿司匹林在脑卒中二级预防和近期不明原因栓塞性脑卒中患者系统性栓塞的预防试验(NAVIGATE ESUS),以及随机双盲口服凝血酶抑制剂达比加群与阿司匹林对不明来源栓塞性脑卒中患者的疗效和安全性的比较试验（RE - SPECT ESUS）。在对 7213 例患者进行了中期分析后，由于出血风险较高，且随机分配给利伐沙班或阿司匹林的患者在继发性脑卒中或全身性栓塞的主要预后方面没有明显差异，NAVIGATE ESUS 试验终止[1,42]。RE - SPECT ESUS 试验纳入了 5390 例患者，也发现达比加群和阿司匹林治疗组之间没有差异[1,43,44]。其中，一项亚组分析显示达比加群可能对年龄超过 75 岁的患者有效[1,44]。综上，单独抗血小板药应用于房颤患者的治疗效果尚不理想，因此，2020 年发布的 ESC 指南不推荐单抗血小板药（单药或阿司匹林联合氯吡格雷）用于房颤的脑卒中预防。

21.4.1.3 出血风险的管理

指南建议，在启动抗凝方案之前，要制订合理的用药方案，作为出血风险最小化的重要因素，即准确选择合适的 NOAC 及其剂量[1,35]。在临床进程中，需要实时监测患者的出血风险因素，尤其是对于出血风险较高的患者（包括高龄，有认知障碍/痴呆、最近出血或有脑出血病史、终末期肾衰竭、肝损害、癌症等），应尽早干预。有学者建议，应该在抗凝治疗开始 4 周左右开始随访及早期评估[1,45]，要注意出血风险的动态变化是重大出血事件的主要预测因素之一[1,46]。同时，建议接受抗凝治疗的患者避免同时使用抗血小板药或非甾体抗炎药。有研究表明，肝功能异常的患者在应用 VKA 时出血的风险更高，而应用 NOAC 时出血的风险相对较低[1,47]。指南中提到，对于近期发生出血事件的患者，应关注其诱发的病理因素（如消化道出血患者的出血性溃疡或息肉），并尽快重新调整 OAC。同样的，癌症患者的预防方案需要一个多学科团队的协同合作，全面考虑肿瘤类型、部位、分期、抗癌治疗等，以平衡并减少脑卒中和重大出血事件。

21.4.1.4 糖尿病合并房颤患者的抗凝治疗

大量临床研究发现，房颤伴发糖尿病会增加患者脑卒中和全身栓塞事件的风险。一项荟萃分析[1,47]纳入四项 3 期临床试验的 58 634 例房颤患者，并根据基线 DM 状态进行分层，比较患者应用 NOAC 和华法林的有效性和安全性。在 18 134 例糖尿病患者中，NOAC 降低脑卒中/血栓栓塞事件的风险（HR,0.8；95% CI,0.69 ~ 0.93；I2 = 3.90）与 40 500 例非糖尿病患者相似（HR,0.82；95% CI,0.74 ~ 0.91；I2 = 16.33）。与华法林相比，在 DM 患者中，NOAC 使脑卒中/血栓栓塞事件减少了 20%，颅内出血减少了 49%，总死亡率降低了 10%，NOAC 之间没有显著差异。该研究还发现，无论是否存在糖尿病，NOAC 均显著降低了颅内出血和心血管死亡风险，且达比加群是唯一能显著减少患者脑卒中/血栓栓塞事件的 NOAC。由此，该研究提出，对于伴或不伴糖尿病且无禁忌证的房颤患者，NOAC 比华法林更有效、更安全，应作为糖尿病患者抗凝治疗的首选。既往有研究对抗凝治疗的药物剂量进行了探索，ENGAGE AF TIMI 48 试验表明[1,49]，在疗效、安全性方面，低剂量艾多沙班与华法林相比，治疗效果没有因糖尿病状态而显著改变。对于低剂量 NOAC 方案是否能在糖尿病患者中取得更好的疗效和安全性平衡，需要进行更大规模的专门的前瞻性研究。

21.4.2 左心耳封堵及切除

对于非瓣膜性心房颤动高危患者，大约 90% 的左心房血栓起源于左心耳[1,47]。左心耳封堵术（LAAC）是非药物预防脑卒中的方法之一。一些多中心随机研究发现，LAAC 在预防脑卒中方面安全、有效[1,51]。其中，EWOLUTION 研究是一项多中心前瞻性非随机队列研究，Boersma 团队通过分析 EWOLUTION 研究中 1021 例患者的数据发现，即使对于并发症多和脑卒中、出血风险高的患者，WATCHMAN 装置仍表现出较高的 LAA 封堵成功率和低围术期风险。植入技术的改进使围术期并发症持续减少，研究者们提出，对于不适合长期接受抗凝药物治疗的患者，LAAC 在大多数情况下可以成功且相对安全地进行[1,51]。然而，植入过程可能会导致严重的并发症，其中包括器械相关血栓形成[1,52]。在大多数研究中，LAA 封堵/切除是在其他开胸手术中进行的，如房颤消融或胸腔镜手术。LAA 封堵/切除最常见的适应证是患者存在较高的出血风险，或者存在口服抗凝治疗的禁忌证。ESC 指南提到左心耳封堵/切除可能是房颤患者预防脑卒中的选择方案之一（Ⅱb,C）[1,35]。

21.5　结语

　　房颤和糖尿病作为临床常见的慢性病,近年来发病率和流行率都呈现出显著增长的趋势。房颤和糖尿病是脑卒中的主要危险因素,口服抗凝药是指南推荐预防房颤相关脑卒中的首选方案。临床指南目前推荐新型口服抗凝药用于预防房颤患者的脑卒中事件,如达比加群、利伐沙班、艾多沙班和阿哌沙班等,左心耳封堵/切除术也可作为预防方法之一,但不推荐口服抗凝药与抗血小板药联合应用。在抗凝治疗过程中要注意预防随之而来的出血事件,对于高危患者要注意尽早行动态监测和评估。另一方面,对于原因不明的缺血性脑卒中患者,应当重视房颤筛查,因为这些患者中有很大一部分可能伴发房颤。房颤患者的综合管理是一个错综复杂的过程,预防栓塞和出血的平衡策略还需要更多大规模科学研究进一步探讨。

参考文献

[1] Lau DH, Nattel S, Kalman JM, et al. Modifiable risk factors and atrial fibrillation[J]. Circulation, 2017,136(6): 583 – 596.

[2] Papazoglou AS, Kartas A, Samaras A, et al. Prognostic significance of diabetes mellitus in patients with atrial fibrillation[J]. Cardiovasc Diabetol, 2021,20(1):40.

[3] Bohne LJ, Johnson D, Rose RA, et al. The association between diabetes mellitus and atrial fibrillation: clinical and mechanistic insights[J]. Front Physiol, 2019,10:135.

[4] Kezerle L, Tsadok MA, Akriv A, et al. Pre-Diabetes Increases Stroke Risk in Patients With Nonvalvular Atrial Fibrillation[J]. J Am Coll Cardiol, 2021,77(7):875 – 884.

[5] Katan M, Luft A. Global burden of stroke[J]. Semin Neurol, 2018,38 (2):208 – 211.

[6] Zhou M, Wang H, Zeng X, et al. Mortality, morbidity, and risk factors in China and its provinces, 1990 – 2017: a systematic analysis for the Global Burden of Disease Study 2017[J]. The Lancet, 2019,394(10204):1145 – 1158.

[7] Acampa M, Lazzerini PE, Guideri F, et al. Inflammation and Atrial Electrical Remodelling in Patients With Embolic

Strokes of Undetermined Source [J]. Heart Lung Circ, 2019,28(6):917 – 922.

[8] Doshi R, Adalja D, Kumar A, et al. Frequency, Trends, and Outcomes of Cerebrovascular Events Associated With Atrial Fibrillation Hospitalizations [J]. Am J Cardiol, 2021,138:53 – 60.

[9] January CT, Wann LS, Calkins H, et al. 2019 AHA/ACC/HRS focused update of the 2014 AHA/ACC/HRS guideline for the management of patients with atrial fibrillation: a report of the American College of Cardiology/American heart association Task force on clinical practice guidelines and the heart rhythm society in collaboration with the Society of thoracic surgeons [J]. Circulation, 2019, 140 (2):e125 – e151.

[10] Sanna T, Diener HC, Passman RS, et al; CRYSTAL AF Investigators. Cryptogenic stroke and underlying atrialfibrillation[J]. N Engl J Med, 2014,370(26):2478 – 2486.

[11] Ali AN, Abdelhafiz A. Clinical and economic implications of AF related stroke [J]. J Atr Fibrillation, 2016, 8: 85 – 92.

[12] Díaz-Guzmán J, Freixa-Pamias R, García-Alegría J, et al. Epidemiology of atrial fibrillation – related ischemic stroke and its association with DOAC uptake in Spain: first national population – based study 2005 to 2018[J]. Rev Esp Cardiol (Engl Ed), 2021.

[13] Bano A, Rodondi N, Beer JH, et al. Association of Diabetes With Atrial Fibrillation Phenotype and Cardiac and Neurological Comorbidities: Insights From the Swiss-AF Study[J]. J Am Heart Assoc, 2021,10(22):e021800.

[14] Migdady I, Russman A, Buletko AB. Atrial Fibrillation and Ischemic Stroke: A Clinical Review[J]. Semin Neurol, 2021,41(4):348 – 364.

[15] Boyle PM, Del Álamo JC, Akoum N. Fibrosis, atrial fibrillation and stroke: clinical updates and emerging mechanistic models[J]. Heart, 2021,107(2):99 – 105.

[16] Quinn GR, Severdija ON, Chang Y, et al. Wide variation in reported rates of stroke across cohorts of patients with atrial fibrillation[J]. Circulation, 2017,135(3):208 – 219.

[17] Yu I, Song TJ, Kim BJ, et al. CHADS2, CHA2DS2 - VASc, ATRIA, and Essen stroke risk scores in stroke with atrial fibrillation: A nationwide multicenter registry study [J]. Medicine (Baltimore), 2021,100(3):e24000.

[18] Kim D, Chung JW, Kim CK, et al. Impact of CHADS(2)

score on neurological severity and long – term outcome in atrialfibrillation – related ischemic stroke[J]. J Clin Neurol, 2012,8(4):251 – 258.

[19] Aspberg S, Chang Y , Atterman A, et al. Comparison of the atria, CHADS2, and CHA2DS2 – VASc stroke risk scores in predicting ischaemic stroke in a large Swedish cohort of patients with atrial fibrillation[J]. Eur Heart J, 2016,37(42):3203 – 3210.

[20] Acciarresi M, Paciaroni M, Agnelli G, et al. Prestroke CHA2DS2 – VASc Score and Severity of Acute Stroke in Patients with Atrial Fibrillation: Findings from RAF Study [J]. J Stroke Cerebrovasc Dis, 2017,26(6):1363 – 1368.

[21] Andrade JG, Aguilar M, Atzema C, et al. The 2020 Canadian Cardiovascular Society/Canadian Heart Rhythm Society Comprehensive Guidelines for the Management of Atrial Fibrillation[J]. Can J Cardiol, 2020,36(12):1847 – 1948.

[22] King JB, Azadani PN, Suksaranjit P, et al. Left atrial fibrosis and risk of cerebrovascular and cardiovascular events in patients with atrial fibrillation[J]. J Am Coll Cardiol, 2017,70(11):1311 – 1321.

[23] Leung M, van Rosendael PJ, Abou R, et al. Left atrial function to identify patients with atrial fibrillation at high risk of stroke: new insights from a large registry[J]. Eur Heart J, 2018,39(16):1416 – 1425.

[24] Y aghi S, Chang AD, Akiki R, et al. The left atrial appendage morphology is associated with embolic stroke subtypes using a simple classification system: a proof of concept study[J]. J Cardiovasc Comput Tomogr, 2020,14(1):27 – 33.

[25] Bieging ET, Morris A, Chang L, et al. Statistical shape analysis of the left atrial appendage predicts stroke in atrial fibrillation[J]. Int J Cardiovasc Imaging, 2021,37(8):2521 – 2527.

[26] Tezuka Y, Iguchi M, Hamatani Y, et al. Association of relative wall thickness of left ventricle with incidence of thromboembolism in patients with non-valvular atrial fibrillation: The FushimiAFRegistry[J]. Eur Heart J Qual Care Clin Outcomes, 2020,6(4):273 – 283.

[27] Shang L, Zhang L, Guo Y, et al. A Review of Biomarkers for Ischemic Stroke Evaluation in Patients With Non-valvular Atrial Fibrillation[J]. Front Cardiovasc Med, 2021,8:682538.

[28] Wettersten N, Horiuchi Y, Maisel A. Advancements in biomarkers for cardiovascular disease: diagnosis, prognosis, and therapy[J]. Fac Rev, 2021,10:34.

[29] Singleton MJ, Yuan Y, Dawood FZ, et al. Multiple Blood Biomarkers and Stroke Risk in Atrial Fibrillation: The REGARDS Study [J]. J Am Heart Assoc, 2021, 10(15):e020157.

[30] Hijazi Z, Lindbäck J, Alexander JH, et al. The ABC (age, biomarkers, clinical history) stroke risk score: a biomarker-based risk score for predicting stroke in atrial fibrillation[J]. Eur Heart J, 2016,37(20):1582 – 1590.

[31] He J, Tse G, Korantzopoulos P, et al. P-wave indices and risk of ischemic stroke: a systematic review and meta – analysis[J]. Stroke, 2017,48(8):2066 – 2072.

[32] O'Sullivan JW, Shcherbina A, Justesen JM, et al. Combining clinical and polygenic risk improves stroke prediction among individuals with atrial fibrillation [J]. Circ Genom Precis Med, 2021,14(3):e003168 .

[33] Soriano – Tárraga C, Lazcano U, Jiménez-Conde J, et al. Biological age is a novel biomarker to predict stroke recurrence[J]. J Neurol, 2021,268(1):285 – 292.

[34] Watanabe K, Okazaki S, Kitano T, et al. Stroke Severity and Outcomes in Patients With Newly Diagnosed Atrial Fibrillation[J]. Front Neurol, 2021,12:666491.

[35] Hindricks G, Potpara T, Dagres N, et al. 2020 ESC Guidelines for the diagnosis and management of atrial fibrillation developed in collaboration with the European Association for Cardio-Thoracic Surgery (EACTS): The Task Force for the diagnosis and management of atrial fibrillation of the European Society of Cardiology (ESC) Developed with the special contribution of the European Heart Rhythm Association (EHRA) of the ESC[J]. Eur Heart J, 2021, 42(5):373 – 498.

[36] Perzborn E, Roehrig S, Straub A, et al. The discovery and development of rivaroxaban, an oral direct factor Xa inhibitor[J]. Nat Rev Drug Discov, 2011,10:61 – 75.

[37] Fan P, Gao Y, Zheng M, et al. Recent progress and market analysis of anticoagulant drugs[J]. J Thorac Dis, 2018,10(3):2011 – 2025.

[38] Apostolakis S, Sullivan RM, Olshansky B, et al. Factors affecting quality of anticoagulation control among patients with atrial fibrillation on warfarin: the SAMe – TT(2)R(2) score[J]. Chest, 2013,144:1555 – 1563.

［39］Steinberg BA, Shrader P, Thomas L, et al. Off – label do-sing of non-vitamin K antagonist oral anticoagulants and adverse outcomes: the ORBIT-AF II registry［J］. J A m Coll Cardiol, 2016,68(24):2597 – 2604.

［40］Yao X, Shah ND, Sangaralingham LR, et al. Non-vitamin K antagonist oral anticoagulant dosing in patients with atrial fibrillation and renal dysfunction［J］. J Am Coll Cardiol, 2017,69(23):2779 – 2790.

［41］Kotadia ID, Sim I, Mukherjee R, et al. Secondary Stroke Prevention Following Embolic Stroke of Unknown Source in the Absence of Documented Atrial Fibrillation: A Clinical Review［J］. J Am Heart Assoc, 2021,10(13):e021045.

［42］Hart RG, Sharma M, Mundl H, et al. Rivaroxaban for stroke prevention after embolic stroke of undetermined source［J］. N Engl J Med, 2018,378(23):2191 – 2201.

［43］Diener H-C, Sacco RL, Easton JD, et al. Dabigatran for prevention of stroke after embolic stroke of undetermined source［J］. N Engl J Med, 2019,380(20):1906 – 1917.

［44］Paciaroni M, Kamel H. Do the results of RE-SPECT ESUS call for a revision of the embolic stroke of undetermined source definition［J］. Stroke, 2019,50:1032 – 1033.

［45］Lip GY, Lane DA. Bleeding risk assessment in atrial fibril-lation: observations on the use and misuse of bleeding risk scores［J］. J Thromb Haemost, 2016,14(9):1711 – 1714.

［46］Chao TF, Lip GYH, Lin YJ, et al. Incident risk factors and major bleeding in patients with atrial fibrillation treated with oral anticoagulants: a comparison of baseline, follow-up and Delta HAS-BLED scores with an approach focused on modifiable bleeding risk factors［J］. Thromb Haemost, 2018,118:768 – 777.

［47］Boersma LV, Schmidt B, Betts TR, et al. Implant success and safety of left atrial appendage closure with the WATCHMAN device: peri-procedural outcomes from the EWOLUTION registry［J］. Eur Heart J, 2016,37(31): 2465 – 2474.

［48］Plitt A, Zelniker TA, Park JG, et al. Patients with diabe-tes mellitus and atrial fibrillation treated with non-vitamin K antagonist oral anticoagulants: meta-analysis of eight outcomes in 58 634 patients across four randomized con-trolled trials［J］. Eur Heart J Cardiovasc Pharmacother, 2021,7(FI1):f40 – f49.

［49］Plitt A, Ruff CT, Goudev A, et al. Efficacy and safety of edoxaban in patients with diabetes mellitus in the ENGAGE AF-TIMI 48 trial［J］. Int J Cardiol, 2020,304:185 – 191.

［50］Lee SR, Lee HJ, Choi EK, et al. Direct oral anticoagu-lants in patients with atrial fibrillation and liver disease ［J］. J Am Coll Cardiol, 2019,73(25):3295 – 3308.

［51］Holmes DR Jr, Kar S, Price MJ, et al. Prospective ran-domized evaluation of the WATCHMAN left atrial append-age closure device in patients with atrial fibrillation versus long-term warfarin therapy: the PREVAIL trial［J］. J Am Coll Cardiol, 2014,64(1):1 – 12.

［52］Fauchier L, Cinaud A, Brigadeau F, et al. Device – relat-ed thrombosis after percutaneous left atrial appendage oc-clusion for atrial fibrillation［J］. J Am Coll Cardiol, 2018, 71(14):1528 – 1536.

第 **22** 章
导管消融治疗

谷云飞　刘彤

22.1　引言

　　心房颤动(简称房颤)的导管消融对于预防房颤的再次发生具有良好的治疗作用。相较于抗心律失常药物,在维持窦性心律及改善房颤症状方面,导管消融是一种安全且更加有效的选择。2020 ESC房颤管理指南[1]中对于导管消融的推荐级别相对较高,如对于症状性阵发性房颤,药物治疗无效时为Ⅰ类推荐,也可以不进行药物治疗直接选择导管消融治疗(Ⅱa类推荐)。对于持续性房颤而言,指南中分为合并房颤复发主要危险因素及不合并房颤的复发主要危险因素两类进行推荐,而糖尿病(DM)作为一种心血管危险因素是否为房颤的复发因素仍未完全定论。同时,导管消融的能量目前存在射频消融、冷冻消融、激光消融及新近出现的电脉冲消融。消融术式有肺静脉隔离、左心房及右心房的线性消融、碎裂电位消融、转子消融、神经节消融和纤维化指导的基质消融等。

　　因此,对于房颤合并DM患者的导管消融治疗仍有较多悬而未决的问题,如哪些患者更加适合接受导管消融治疗? 消融治疗的真实疗效如何? 采用何种能量及消融术式更佳? 本章将针对此类患者的导管消融治疗研究进展进行相关阐述。

22.2　糖尿病合并房颤患者导管消融治疗的安全性和有效性

　　由于糖尿病是公认的房颤发生和进展的危险因

素,且DM可以造成心房电学及解剖的重构,因此,合并DM的房颤患者与普通患者进行导管消融手术的安全性和有限性可能存在差异,但目前相关研究结果仍存在差异。

　　首先对于此类特殊患者,导管消融和药物治疗相比是否更加有效? 2009年一项意大利的多中心开放随机对照研究[2]比较了2型DM合并阵发性或持续性房颤患者接受导管射频消融及抗心律失常药物治疗的安全性和有效性。研究入选年龄为18～75岁阵发性或持续性房颤6个月以上,且对于1种以上抗心律失常药物治疗无效的患者,排除标准包括射血分数<30%、左心房内径>55mm、既往接受过心脏手术及消融。患者入选,随后被随机分配到射频消融治疗组及更换的抗心律失常药物治疗组。研究主要终点为随机化5周后至12个月内的首次房颤复发,次要终点包括血栓栓塞、出血、再入院及生活质量改变。在1年随访时,导管消融及药物治疗组中无房颤复发的比例分别为80%及42.9%,具有显著的统计学差异,且导管消融组患者生活质量评分改善更为明显,同时再入院率明显低于药物治疗组。该研究是首个关于糖尿病合并房颤患者接受导管消融和药物治疗的随机对照研究,其最终结果也证实了对于糖尿病合并房颤患者,导管消融的总体有效率仍然较高,相较于药物治疗预后更好。但该研究样本量较少,不足百例,可能会在一定程度影响其研究结论的可信度。

　　糖尿病合并房颤接受导管消融治疗优于药物治疗,但这类患者与普通房颤患者相比,导管消融是否同样有效呢? 2010年的一项研究[3]入选了阵发性房颤合并糖代谢异常（DM 或空腹血糖受损）并接受导管射频消融的 228 例患者。其中，合并糖代谢异常组 65 例（32 例被诊断为 2 型 DM，33 例被诊断为空腹血糖受损），所有患者均接受肺静脉隔离治疗，必要时给予补充线性消融。相较于对照组，糖代谢异常组患者年龄及左心房内径均更大。在接受导管消融术后，经过平均（18.8 ±6.4）个月的随访，共有 11% 的患者出现房颤复发，而在合并糖代谢异常组，患者复发率明显高于对照组（18.5% 对 8.1%，P = 0.022）。多元 Cox 回归分析在校正年龄、左心房内径、左心室射血分数及抗心律失常药物治疗后，合并糖代谢异常仍然是房颤消融复发的预测因素，其风险比为 3.247（95% CI，1.209 ~ 8.720，P = 0.019）。同时，作者通过腔内标测证实了合并糖代谢异常的患者左右心房基质更差，也就是其房颤复发比例更高的原因。

也有一些研究结论刚好相反。2015 年发表的一项关于糖尿病合并房颤患者接受导管射频消融治疗效果的荟萃分析[4] 纳入了 15 项研究共 1464 例患者。研究中术后平均随访 27（20 ~ 33）个月。总体并发症发病率为 3.5%（1.5% ~ 5.0%）。在随访结束时，维持窦性心律的患者比例为 66%（58% ~ 73%）。通过回归分析证实，高龄、体重指数较高和基线糖化血红蛋白水平较高与心律失常复发率升高相关。且对此类患者进行导管射频消融治疗使得需要抗心律失常药物（AAD）治疗的比例从基线时的 55%（46% ~ 74%）降低到随访结束时的 29%（17% ~ 41%）（P < 0.001）。该荟萃分析结果提示：糖尿病患者导管消融治疗房颤的安全性和有效性与一般人群相似，尤其是对于血糖控制良好的年轻患者。而在 2016 年，德国的一项多中心前瞻性注册研究[5] 也得出类似结论。研究入选来自德国 51 家中心接受导管消融的房颤患者，根据术前有无 DM 分为两组。研究发现，合并 DM 组患者年龄更高，并发症更多，且 CHA2DS2 - VASc 评分更高。在两组患者中，阵发性和持续性房颤的比例并无统计学差异。在整个消融手术过程中，DM 组的手术时间明显更长，X 线透视时间也更长［（38.6 ± 24.6）分钟对（34.9 ± 24.1）分钟，P = 0.002］，但两组接受消融治疗患者的并发症发生率没有统计学差异。对于所有接受房颤消融者，整体随访比例较高，其中，98.2% 的 DM 患者（333 例）和 97.7% 的非 DM 患者（3994 例）完成了中位数 460 天的随访。相较于非 DM 患者，DM 患者的主要不良心脏事件发生率没有增加（0.9% 对 0.5%，P = 0.38），且随访期间的死亡率也没有增加（0.6% 对 0.4%，P = 0.64）。同时在房颤消融术后的患者中，DM 和非 DM 患者在脑卒中或短暂性脑缺血发作（TIA）发生率方面没有显著差异（1.3% 对 0.9%，P = 0.49）。而在房颤消融术后一年随访中，46.4% 的 DM 患者和 46.8% 的非 DM 患者出现复发，两组复发比例也无明显统计学差异。该研究最终结论提示：与无 DM 相比，DM 患者的围术期风险没有增加，且房颤消融后心律失常复发也没有增加。这项研究涵盖了阵发性和持续性房颤，样本量也较多，最终结果较为振奋人心。

上述研究多针对 2 型 DM 合并房颤患者，那么对于 1 型 DM 患者这个特殊群体，房颤的导管射频消融治疗效果如何？2018 年的一项研究[6] 入选了 64 例 1 型 DM 合并房颤接受导管射频消融治疗的患者，患者被随机分为单纯肺静脉隔离消融组和肺静脉隔离 + 复杂碎裂电位消融组，同时选择 100 例非 DM 接受导管射频消融的房颤患者进行比较。最终经过 1 年随访，1 型 DM 组和非 DM 组患者维持窦律的比例分别为 83% 和 85%，无明显统计学差异。这个结果其实和前面的两个关于 2 型 DM 患者的研究结果类似，这在一定程度上说明，1 型 DM 和 2 型 DM 的房颤患者消融效果类似。

随着射频消融器械和技术的不断进步，近年来，房颤射频消融的成功率也在不断提升，同时，房颤消融例数不断攀升。那么随着普通房颤射频消融手术成功率的提高，且样本量的增大，糖尿病合并房颤患者导管消融的有效性与以前研究有无差别？2020 年发表在《美国心脏病学杂志》的一项大样本多中心观察性研究[7] 给出一些提示。该研究的入选患者来自欧洲 7 个手术例数较多的中心，共有 2504 名。其中包含有阵发性和持续性房颤，消融技术包括射频消融及冷冻消融，射频消融患者中如隔离肺静脉后仍为房颤，给予其复杂碎裂电位消融，有效性终点为消融空白期后房性心律失常复发比例。在所有患者中，234 例（9.3%）合并 DM，其余为非 DM 患者，

57.5%的患者为阵发性房颤,29.4%的患者接受冷冻球囊消融治疗。空白期时,DM患者心律失常复发率明显更高(24.3%对32.8%,$P = 0.012$)。同样,12个月时DM组患者的复发比例也更高(25.3%对32.0%,$P = 0.031$)。在校正房颤类型后,对于持续性房颤消融后,DM患者无房性心律失常比例低于非DM患者($P = 0.003$),而阵发性房颤消融后,有无DM患者的无房性心律失常比例类似($P = 0.554$)。多元Cox回归分析提示:DM、体重指数、房颤时间及左心房内径是房颤复发的独立预测因素。而对于安全性终点而言,围术期并发症发生率在DM和非DM患者中相似(3.8%对6.4%,$P = 0.128$)。心包压塞、其他出血、主要血管并发症、膈神经麻痹和脑卒中、短暂性脑缺血发作或全身栓塞的发生率较低,且两组患者无差异。该研究结果提示:DM患者接受房颤导管消融较为安全,合并DM患者房颤复发比例似乎更高,尤其是对于持续性房颤患者。作为一项大样本的研究,其研究结论再次证实了DM合并房颤患者接受导管消融治疗的安全性,不同的是根据房颤类型不同,有无DM对于房颤复发的影响不同。

新近一项关于冷冻消融对于糖尿病合并房颤患者临床疗效的研究[8]得出的结论似乎有所差异。研究共入选531例因阵发性或持续性房颤接受球囊冷冻消融的患者,其中,53%的患者为阵发性房颤,15%的患者合并DM。根据有无DM存在,将阵发性房颤患者和持续性房颤患者分为两组,在接受消融后,随访所有患者的房颤/房速复发比例。随访期间,140例患者(26%)发生了房颤/房速复发,持续性房颤患者的复发率明显高于阵发性房颤患者。而在阵发性房颤患者中,DM的存在与更高的房颤/房速复发率相关(有DM:61%,$n = 14$对无DM:26%,$n = 67$;$P < 0.001$),而这种复发比例的差异在持续性房颤患者中并未呈现出统计学差异。12个月随访结束时,持续性房颤有无DM患者的复发比例分别为27%和18%($P = 0.175$)。该研究结果也提示,对于不同房颤类型,有无DM存在对术后复发比例影响不同。对于阵发性房颤患者,合并DM可能在早期就可以导致心房出现电学及解剖的重构,从而出现心房纤维化,导致消融术后复发比例高于无DM患者。而对于持续性房颤患者,即使没有DM存在,也

合并更多其他危险因素,而且随着疾病时间的延长,房颤本身的进展就可以导致心房不断重构,有无DM存在对于基质的影响作用被大大弱化,因此,这类患者是否合并DM对于长期复发可能影响作用不大。

综上,首先对于糖尿病合并房颤的治疗而言,导管消融的临床效果优于药物治疗。其次,目前的研究基本可以得出一致结论,有无DM的存在对于房颤导管消融的安全性影响不大,无论是手术并发症,还是围术期的其他不良事件,均无明显统计学差异,提示此类患者可以安全地接受导管消融治疗。最后,关于此类患者导管消融的有效性,早期的一些研究的确得出合并DM对于房颤导管消融术后的复发存在影响,有DM组的复发比例更高,但随时间推移,伴随着消融技术的进步及样本量的不断增加,更多研究表明DM的存在并没有导致术后房颤复发比例增高。但在不同房颤类型,有些研究发现阵发性房颤可能影响复发,有些研究则发现持续性房颤消融会被有无DM影响,未来可能需要更多研究证实。

22.3 糖尿病合并房颤患者导管消融治疗术式选择

目前公认的所有类型房颤进行导管消融手术的基石仍然是完全的肺静脉隔离。对于阵发性房颤患者,目前的消融术式考虑可以仅行肺静脉隔离治疗,而对于持续性及长程持续性房颤患者的消融,指南推荐在肺静脉隔离完成后可以根据情况考虑心房低电压区消融、线性消融、碎裂电位消融、神经节消融及转子消融等,但并未有足够确定的临床研究结果证实额外消融可以降低房颤消融的复发率[1]。不同于普通房颤,伴有DM的房颤患者的心房可能存在更多基质改变,因此,是否需要在肺静脉隔离以外进行额外消融及选择何种额外消融方式改良基质需要引起关注。同时,在消融能量的选择方面,对于普通阵发性房颤而言,较多随机临床研究和观察性研究发现,射频消融和冷冻消融具有类似的成功率,而对于合并DM的房颤患者,冷冻消融及射频消融的长期复发率、手术并发症有无差异,同样需要引起关注。但目前关于上述问题的研究证据相对缺乏。

2018年的一项关于1型DM合并阵发性房颤接

受消融治疗的研究[6]随机将患者分为单纯肺静脉隔离组和肺静脉隔离+碎裂电位消融组,研究主要终点为1年房颤/房速的复发比例。在随访期间,两组患者的复发比率相似(肺静脉隔离组的27%对肺静脉隔离+碎裂电位消融组的21%,$P=NS$)。而对于复发风险比的研究发现:在糖化血红蛋白>7.5%(风险比=1.28,可信区间:1.11~1.45;$P<0.05$)、DM诊断超过25年(风险比=1.25;可信区间:1.09~1.50;$P<0.05$)及每年房颤发作超过5次(风险比=1.2,可信区间:1.03~1.55;$P<0.05$)的患者能观察到肺静脉隔离+碎裂电位消融对减少房颤复发的显著益处。这一结果提示对于所有1型DM的阵发性房颤患者,联合碎裂电位消融相较于单纯肺静脉隔离并未增加远期的成功率,而仅对于某些特定人群,如糖化血红蛋白更高、DM时间更久及房颤发作更为频繁者,其心房可能存在更多异常基质改变,或许能从额外的碎裂电位消融中获益。

而在消融能量选择方面,2020年的一项关于糖尿病合并房颤患者接受导管消融治疗的研究[7]共计入选2504例患者,其中,234例合并DM,57.5%的患者为阵发性房颤,所有消融患者中有29.4%的患者接受了冷冻消融治疗。冷冻球囊消融的有效性和安全性在有无DM组与射频消融相当(持续性房颤的log-rank $P=0.437$,阵发性房颤的log-rank $P=0.531$)。同样在回归分析中,无论哪种消融能量,均无法预测房颤消融的术后复发。该研究选择的既有阵发性房颤,也有持续性房颤,但无论房颤类型如何,选择冷冻和射频进行消融在有无DM的房颤患者中均未发现复发比例的统计学差异,提示消融能量的选择可能对于合并DM的房颤患者的消融成功率并无明显影响。

2021年关于冷冻消融对糖尿病合并房颤患者消融效果的研究[8]发现,无论房颤类型如何,合并DM可以导致心房基质情况更差。也就是说,即使患者为阵发性房颤,合并DM时也同样可以导致心房电学及结构重构。对于这类特殊类型患者,选择单纯肺静脉隔离或是肺静脉隔离加基质改良的术式,不应该仅取决于患者房颤的类型,而应取决于术前对于心房纤维化程度的判断(心房增强磁共振或高密度心房电压标测)。作者提出,术前采用增强磁共振

评估心房纤维化程度或是较好的方法,如果纤维化比例<20%,可以选择冷冻消融隔离肺静脉,而对于纤维化程度>20%的患者,应该选择射频消融隔离肺静脉,同时联合心房基质改良。

从上述有限的研究证据中可以看出,无论是射频消融还是冷冻消融,对于只需要肺静脉隔离的糖尿病合并房颤患者而言,都能取得较好的临床效果。而对于较轻的DM患者或者无明显心房基质改变的DM患者,可能并不需要在肺静脉隔离之外增加额外消融策略。但是只要存在DM,由于患者可能病史长短不同、血糖控制情况不同,也就有可能导致患者出现除肺静脉以外的致心律失常基质,此时可能需要进行额外的基质消融,如碎裂电位消融或者附加线消融。因此,对于消融术式的选择,如果要更加精准,需要对患者术前心房情况进行精确评估,比如行高密度标测和增强磁共振扫描。纤维化或低电压区较少的患者可以选择单纯肺静脉隔离治疗,选择射频隔离或冷冻隔离均可。反之,则需要选择射频消融,可以在肺静脉隔离基础上进行更多的心房基质干预,最大程度降低术后复发比例。

22.4 糖尿病合并房颤患者导管消融的腔内电生理发现

关于房颤合并DM患者的心房基质究竟如何,也有相关腔内标测研究。在前述研究中[3],作者同时进行了左右心房的基质标测研究来探讨房颤合并糖代谢异常患者消融复发比例较高的原因。最终发现,和对照组相比,糖代谢异常的房颤患者左心房和右心房的激动时间明显延长,同时,双极电压标测显示其心房电压更低。经过年龄校正后,合并糖代谢异常患者的左右心房激动时间仍然显著长于对照组,且心房低电压也低于对照组患者。合并DM房颤患者的左心房激动时间也长于空腹血糖受损患者[(117.1±24.1)ms对(100.1±17.0)ms,$P<0.001$]及正常对照组患者[(117.1±24.1)ms对(94.0±17.4)ms,$P<0.001$],但空腹血糖受损组和正常对照组患者激动时间无统计学差异。DM组的左心房电压低于空腹血糖受损组[(1.19±0.76)mV对(1.75±0.62)mV,$P=0.003$]或正常对照组[(1.19

±0.76)mV 对(2.04 ±0.78)mV,P < 0.001]。此外,空腹血糖受损组的左心房电压也低于正常组[(1.75 ±0.62)mV 对(2.04 ±0.78)mV,P = 0.043]。该研究是首个糖代谢异常与心房基质关系的研究,其结论提示,与糖代谢正常的患者相比,糖代谢异常患者,包括糖尿病患者和空腹血糖受损患者,其心房电压较低,心房激动时间较长,这些异常均代表糖代谢异常患者出现心房电学重构,且随着血糖代谢异常严重程度的改变,DM 患者的电学重构也较空腹血糖受损患者更加严重。这些研究结果可能支持葡萄糖代谢异常导致心房组织损伤的假设,随后电生理特性发生变化,这可能导致房颤的发生和进展。同时其研究结果也表明,空腹血糖受损可能导致阵发性房颤患者在结构重构之前出现电学重构。这些血糖异常导致的心房激动时间和电压的改变都可能会导致导管消融术后复发比例的增高。

22.5　糖尿病合并房颤患者导管消融的其他研究

关于合并 DM 的房颤患者,行导管消融治疗时应用额外药物干预是否能够降低复发比例也有少量研究报告。2011 年的一项前瞻观察性研究[9]共入选了 150 例合并 DM 且接受消融的阵发性房颤患者,根据消融术前是否应用吡格列酮分为两组。所有患者均接受射频消融的肺静脉隔离治疗,吡格列酮组(51 例,34%)患者在消融术后继续应用吡格列酮治疗。两组患者消融术后平均随访(22.9 + 5.1)个月,最终在未应用抗心律失常药物的情况下,无房性心律失常的患者比例在吡格列酮组为 86.3%(44例),而对照组为 70.7%(70 例),两组相比具有统计学差异(P = 0.034)。此外,吡格列酮组 5 例患者(9.8%)和对照组的 24 例患者(24.2%)接受了二次消融(P = 0.034)。多元逻辑回归分析显示左心房直径与房性快速性心律失常复发的风险增高相关,肾素 – 血管紧张素系统抑制剂和吡格列酮治疗与房性快速性心律失常复发率降低相关。作者推测,吡格列酮改善消融术后复发的机制可能在于其治疗应用可降低血浆 C 反应蛋白、基质金属蛋白酶 – 9和纤溶酶原激活抑制剂 – 1 及改善超氧化物歧化酶

并减少线粒体活性氧的产生,从而改善患者的炎症和氧化应激。同时,吡格列酮还可以抑制血管紧张素 Ⅱ,从而改善心房纤维化及重构。新近在 Circulation 杂志上发表的关于达格列净治疗可以降低 2 型 DM 患者 19% 新发房扑/房颤的研究[10]同样给我们很多启示,未来可能需要更多药物干预研究来进一步探索行导管消融的患者接受达格列净类药物治疗是否能够改善术后房颤复发。

另外还有一些关于如何术前预测房颤合并 DM患者导管消融复发比例的研究。2016 年,马长生教授团队的研究[11]探讨了术前校正的 QT 间期(QTc)能否预测房颤消融结局。在这项研究中,134 例 2型 DM 接受导管消融的阵发性房颤患者被回顾性纳入。术前获取患者 Bazett 公式校正的 QT 间期。构建Cox 风险比例模型,以评估 QTc 间期与房颤复发之间的关系。经过 29.1 个月的随访,61 例患者出现房性快速性心律失常复发。复发患者的 QTc 间期比无复发患者更长[(425.2 ±21.5)ms 对(414.1 ±13.4)ms,P = 0.002]。多元 Cox 回归分析显示,QTc间期(风险比 = 1.026;95% CI,1.012 ~ 1.040;P =0.005)和左心房直径(风险比 = 1.125;95% CI,1.062~ 1.192;P = 0.003)是房性心律失常复发的独立预测因素。ROC 曲线分析表明,QTc 的临界值(418ms)预测心律失常复发的敏感性为 55.7%,特异性为 69.9%。在预测术后心律失常复发方面,左心房直径联合 QTc 使用比单独的左心房直径(P <0.001)更为有效。该研究结果提示:QTc 间期作为一种简便的心电图指标,可以用作接受房颤消融的 2型 DM 患者心律失常复发的预测,从而可以帮助术者通过简单的方法来识别哪些患者可能消融治疗效果更佳。

22.6　结语

房颤导管消融治疗的进展日新月异,整体成功率和安全性不断提升,也成为房颤患者维持窦律的重要治疗方法。而对于糖尿病合并房颤患者,目前有限的研究证据表明,其消融围术期的并发症风险与普通患者相似。DM 是房颤人群血栓栓塞的危险因素,但研究结果发现,DM 患者和非 DM 患者发生

围术期血栓栓塞事件的数量没有差异。因此,对于此类特殊患者,可以安全地选择导管消融治疗。

　　心房纤维化的形成是消融术后无心律失常复发的有力预测因素,合并 DM 存在可能导致早期阶段的房颤患者也会出现细胞和结构的改变,也即更多心房房颤基质的存在,因此,会增加导管消融术后的复发比例。但目前,相关研究结果可能存在差异,部分研究发现合并 DM 增加复发比例,而另外研究则发现是否合并 DM 对于复发比例并无影响,还有一些研究发现仅对阵发性或持续性房颤的消融结果存在影响,结果的差异可能是由于选择的患者基线特征不同,也可能与合并 DM 的严重程度不同,未来可能需要更多研究证实。

　　此外,在选择消融术式方面,由于不同 DM 合并房颤患者存在不同的心房基质改变,对于部分存在严重基质改变的患者,单纯肺静脉隔离可能不足以针对所有心律失常基质。结合心房高密度标测或增强磁共振检查评估个体化心律失常基质的差异,选择不同消融方式可能更为合理。对于纤维化较轻的合并 DM 的阵发性房颤患者,可以选择射频消融或冷冻消融隔离肺静脉,而对于纤维化较重的合并 DM 的阵发性房颤或持续性房颤患者,则应该选择射频消融,在肺静脉隔离的基础上进行心房基质改良,以降低术后复发比例。

参考文献

[1] Hindricks G, Potpara T, Dagres N, et al. 2020 ESC Guidelines for the diagnosis and management of atrial fibrillation developed in collaboration with the European Association for Cardio – Thoracic Surgery (EACTS): The Task Force for the diagnosis and management of atrial fibrillation of the European Society of Cardiology (ESC) Developed with the special contribution of the European Heart Rhythm Association (EHRA) of the ESC[J]. Eur Heart J, 2021,42(5): 373 – 498.

[2] Forleo GB, Mantica M, De Luca L, et al. Catheter ablation of atrial fibrillation in patients with diabetes mellitus type 2: results from a randomized study comparing pulmonary vein isolation versus antiarrhythmic drug therapy[J]. J Cardiovasc Electrophysiol, 2009,20(1):22 – 28.

[3] Chao TF, Suenari K, Chang SL, et al. Atrial substrate properties and outcome of catheter ablation in patients with paroxysmal atrial fibrillation associated with diabetes mellitus or impaired fasting glucose[J]. Am J Cardiol, 2010, 106(11):1615 – 1620.

[4] Anselmino M, Matta M, D'ascenzo F, et al. Catheter ablation of atrial fibrillation in patients with diabetes mellitus: a systematic review and meta-analysis[J]. Europace, 2015, 17(10):1518 – 1525.

[5] Bogossian H, Frommeyer G, Brachmann J, et al. Catheter ablation of atrial fibrillation and atrial flutter in patients with diabetes mellitus: Who benefits and who does not? Data from the German ablation registry[J]. Int J Cardiol, 2016, 214:25 – 30.

[6] Grieco D, Palamà Z, Borrelli A, et al. Diabetes mellitus and atrial remodelling in patients with paroxysmal atrial fibrillation: Role of electroanatomical mapping and catheter ablation[J]. Diab Vasc Dis Res, 2018,15(3):185 – 195.

[7] Creta A, Providência R, Adragão P, et al. Impact of Type – 2 Diabetes Mellitus on the Outcomes of Catheter Ablation of Atrial Fibrillation (European Observational Multicentre Study)[J]. Am J Cardiol, 2020,125(6):901 – 906.

[8] Guckel D, Isgandarova K, Bergau L, et al. The Effect of Diabetes Mellitus on the Recurrence of Atrial Fibrillation after Ablation[J]. J Clin Med, 2021,10(21):4863.

[9] Gu J, Liu X, Wang X, et al. Beneficial effect of pioglitazone on the outcome of catheter ablation in patients with paroxysmal atrial fibrillation and type 2 diabetes mellitus[J]. Europace, 2011,13(9):1256 – 1261.

[10] Zelniker TA, Bonaca MP, Furtado RHM, et al. Effect of Dapagliflozin on Atrial Fibrillation in Patients With Type 2 Diabetes Mellitus: Insights From the DECLARE-TIMI 58 Trial[J]. Circulation, 2020,141(15):1227 – 1234.

[11] Ma N, Wu XY, Ma CS, et al. QTc interval predicts outcome of catheter ablation in paroxysmal atrial fibrillation patients with type 2 diabetes mellitus[J]. J Huazhong Univ Sci Technolog Med Sci, 2016,36(5):646 – 652.

索引